乳腺融合影像学

Multi-modality Fusion Imageology on Breast

主　编　张　海

副主编　马　捷　李　莹

编　委（以姓氏笔画为序）

马　捷　韦金喜　方　静　朱　进　刘俊茹
刘碧华　孙德胜　杜　牧　李　剑　李　莹
李　萌　李贵芹　吴一彬　何以敉　何光智
汪　娟　宋丹琳　张　海　张　嫣　邱大胜
周　南　郑　静　胡正明　胡丽霞　胡若凡
胡锦涛　袁家琳　贾桂静　黄　旋　黄　嵘
黄伟年　黄绍庭　曹满瑞　韩丽君

人民卫生出版社

图书在版编目（CIP）数据

乳腺融合影像学/张海主编.—北京:人民卫生出版社,2017
ISBN 978-7-117-24635-4

Ⅰ.①乳… Ⅱ.①张… Ⅲ.①乳房疾病-影象诊断
Ⅳ.①R655.804

中国版本图书馆 CIP 数据核字（2017）第 149576 号

人卫智网	**www.ipmph.com**	医学教育、学术、考试、健康，
		购书智慧智能综合服务平台
人卫官网	**www.pmph.com**	人卫官方资讯发布平台

乳腺融合影像学

主　　编：张　海
出版发行：人民卫生出版社（中继线 010-59780011）
地　　址：北京市朝阳区潘家园南里 19 号
邮　　编：100021
E - mail：pmph @ pmph.com
购书热线：010-59787592　010-59787584　010-65264830
印　　刷：北京铭成印刷有限公司
经　　销：新华书店
开　　本：889×1194　1/16　　印张：22　　插页：2
字　　数：697 千字
版　　次：2017 年 8 月第 1 版　2017 年 8 月第 1 版第 1 次印刷
标准书号：ISBN 978-7-117-24635-4/R·24636
定　　价：85.00 元

打击盗版举报电话：010-59787491　E-mail：WQ @ pmph.com
（凡属印装质量问题请与本社市场营销中心联系退换）

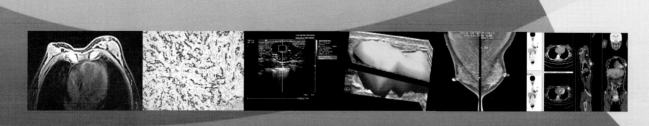

编者及单位（以章节顺序为序）

张　海　深圳市人民医院
李　莹　香港大学深圳医院
马　捷　深圳市人民医院
黄伟年　深圳市第九人民医院
李　剑　深圳市人民医院
胡丽霞　深圳市人民医院
朱　进　深圳市人民医院
胡锦涛　深圳市人民医院
刘俊茹　香港大学深圳医院
贾桂静　深圳市人民医院
曹满瑞　深圳市妇幼保健院
李贵芹　深圳市龙岗区第七人民医院
方　静　深圳市人民医院
周　南　株洲市中心医院
宋丹琳　深圳市人民医院
汪　娟　深圳市人民医院
韦金喜　深圳市人民医院

杜　牧　南方医科大学深圳医院
胡若凡　深圳市第二人民医院
郑　静　深圳市人民医院
袁家琳　深圳市人民医院
黄　嵘　北京大学深圳医院
刘碧华　东莞市人民医院
张　嫣　广东省妇幼保健院
黄绍庭　深圳市人民医院
黄　旋　福建医科大学附属协和医院
何以枚　福建医科大学附属协和医院
吴一彬　深圳市光明新区人民医院
何光智　深圳市光明新区人民医院
邱大胜　湖北省肿瘤医院
胡正明　北京大学深圳医院
孙德胜　北京大学深圳医院
李　萌　荆州市中心医院
韩丽君　深圳市保健委员会办公室

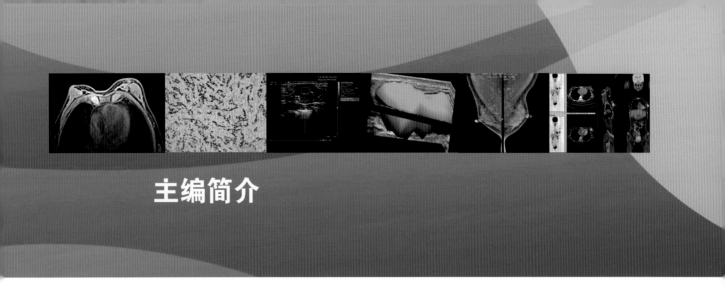

主编简介

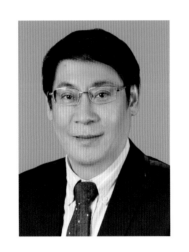

张海 深圳市人民医院超声科主任医师、暨南大学副教授、深圳继续教育中心教授、硕士生导师、深圳市出国留学人员。中华医学会、中国超声医学工程学会与中国医师协会超声医师分会会员，北美放射学会（RSNA）与美国超声医学研究会（AIUM）会员。中国医师协会腹部专业委员、广东省医疗行业协会医学影像管理分会委员。广东省自然基金、科技计划与科技咨询专家与职称评委。

1983年7月毕业于湖北民族学院，1984年在同济医院进修学习超声一年，1992年同济医科大学硕士研究生毕业，师从张青萍教授。1997年于原卫生部湖南英培中心进修英语半年，2000年在暨南大学二附院学习德语8个月。2005年作为深圳市政府与德国友好城市医师交流代表团成员在（西门子医疗系统集团总部所在地）爱尔兰根大学附属医院、纽伦堡医院交流访问半年。曾在德国、奥地利、英国的4个大学附属医院访问参观，学习超声诊疗（包括HIFU，粒子植入）新技术，进行过相关医学融合影像与乳腺癌影像研修与实践。2007年获邀作为美国堪萨斯大学堪萨斯医学中心访问学者，参加了放射影像超声学住院医师培训，后获堪萨斯大学堪萨斯医学中心肿瘤博士后研究职位。

近年来曾先后主持广东省自然科学基金项目、广东省科技计划超声项目、深圳市战略发展项目、市面上科研项目各1项，市科技计划重点项目2项。在本省率先开展了多项疾病诊断与介入治疗新技术，在腹部外周血管疾病诊断，声学造影与分子影像诊断，可降解纳米粒子超声靶向治疗领域有一定研究；有较丰富的超声诊断与操作技能与经验。在SCI、EI期刊各发表论文一篇，在《中华超声影像学》、《中国超声医学》、《中国医学影像技术》等专业期刊以第一作者发表论著、综述、三维超声、图像PACS、纳米材料研究与临床论文30余篇。国家自然基金有关超声微泡编程多能干细胞治疗糖尿病项目的第二负责人。《多普勒超声对门静脉高压症血流动力学研究》和《乳腺癌三维超声、钼靶多模Marks的研究》曾分别获得省级科技成果三等奖。多模乳腺Marks研发获发明专利与实用新型各1项。在国际会议宣读研究论文（英文）4次。独立培养研究生2名，在培硕士研究生3名。

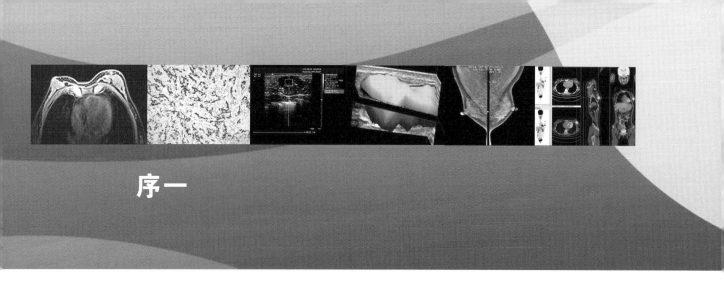

序一

进入 21 世纪以来，在诸多临床学科中，医学影像学进展最快。在疾病诊断、危险分层、治疗决策和预后监测方面发挥着越来越重要的作用。随着技术进步，医学影像技术包括超声、钼靶、MRI 乃至分子影像学等影像诊断方法各具特点、精彩纷呈、齐驱并进。因其安全、简便、早期发现；精准、可靠、可重复，在各专科领域应用方兴未艾。

乳腺癌是导致妇女死亡最常见的恶性肿瘤之一，早期诊断、精准诊断是早期治疗、改善预后的关键，医学影像技术在乳腺疾病领域因此获得了最为广泛的应用。在偏远地区，可用可移动 MRI 诊断多中心病灶；在高科技机房，可用磁共振 PET-CT 诊断乳腺癌体内转移；在手术室里，可用钼靶立体定向乳腺癌灶与判断手术的疗效；在实验室里，可用高场强 MRI 观察小鼠的表型；在乳腺病灶管理中，更常用超声引导 Markers 器械的置放；在急诊室里，用床旁超声做出快速决策；在乳腺病房，用钢丝定导及时治疗；在社区乃至居民家里，用超声和钼靶车筛查。

医学影像融合是信息融合技术在医学影像学领域的应用，以满足疾病"精准"诊断的需要。而乳腺融合影像学诊断是乳腺肿瘤早诊早治最有效的诊断方法，是降低乳腺癌病死率的重要措施之一，越来越得到乳腺临床与影像学界的认可。面对亚洲人群的高致密乳腺结构，如何提高乳腺肿瘤诊治水准，乳腺融合影像学技术的临床应用必定是重要的途径与手段。我很高兴地看到张海等专家把这一概念性的东西变为一本实用性很强的专著，用于指导临床乳腺癌的诊治，我相信这本书的出版，对提高乳腺疾病的诊疗水平起到促进作用，也将对我国融合影像学的发展产生积极影响。在此我乐意推荐张海主任编撰的《乳腺融合影像学》，是为序。

中国工程院院士、中华医学会超声分会主任委员　张　运

2017 年 4 月

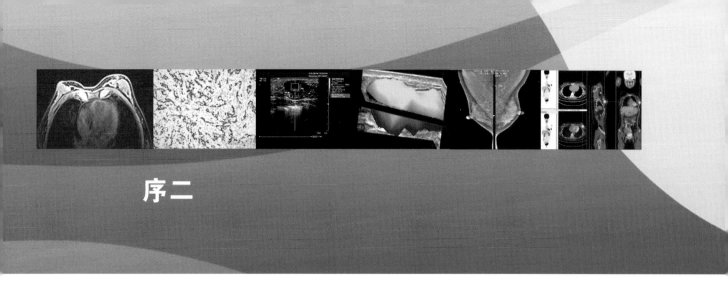

序二

乳腺癌是女性最常见的恶性肿瘤，严重危害着女性的生命健康。早诊早治是决定预后的关键，世界卫生组织（WHO）、国家发改委、国家卫生计生委等高度重视乳腺癌的诊治，均提出了乳腺癌筛查方案，以达到早诊、早治的目标。

过去的二十年，医学影像学已成为进展最快的临床学科之一，我们见证了影像医学高速发展的同时，乳腺癌的手术治疗方法，亦有里程碑式的变革。乳腺影像医学从高频超声到自动乳腺超声系统（ABUS），从光学动态乳腺成像（DOBI）到血氧功能成像系统（BOFIS），从钼靶到 MRI，从 CT 到 PET-CT，从光声成像到数字乳腺断层扫描（DBT），各个领域的进步，构成了繁荣的乳腺影像医学。借助现代医学科技、融合各影像分支学科优势，利用融合影像学（multimodality imaging）这个专门技术来对付妇女同胞最大的杀手——乳腺癌是各地学者共同的心愿，这只是一个开头，我们将继续努力，以尽我们仁者医师之职。

本书作者张海是我的学生，曾留学德、美，邀请相关领域的专家授课，举办了多个学习班，对融合影像诊断乳腺癌方法进行了有益尝试，获得了好评，现整理成册，希望对我国乳腺癌诊治有所帮助。

华中科技大学同济医学院　　张青萍　教授

2017 年 4 月

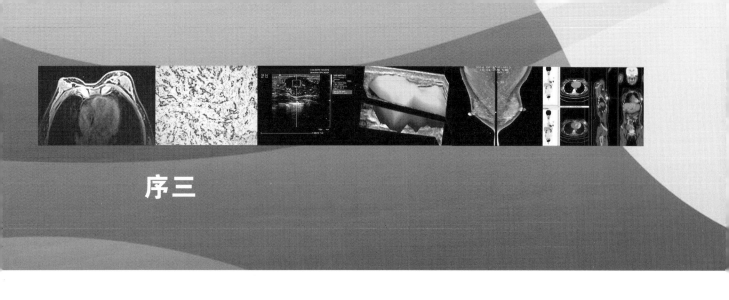

序三

　　医学影像技术已经成为现代医学不可或缺的一部分，其应用贯穿于整个临床工作的始终，不仅广泛应用于肿瘤疾病的诊断与治疗，而且在肿瘤病人的外科手术、放化疗的方案设计与实施，以及疗效评估等方面都发挥着极其重要的作用。目前，我国医学影像技术主要包括超声、X 线、CT、MRI、PET-CT，以及各种内镜获取的影像等。各种方法所提供的医学影像信息具有互补性，不同模态的医学影像可以提供人体相关脏器和组织的不同信息，为了综合使用多种医学影像技术以提供更全面的信息，常常要将有效信息进行整合。整合的第一步是配准。整合的第二步是将配准后的图像进行信息的整合显示，这一步骤称为"融合"，不同影像信息进行集成，已成为临床医生诊断和治疗疾病的迫切需要，是医学临床技术的创新与整合。

　　医学影像融合是信息融合技术在医学影像领域中的应用，以满足对疾病"精准"诊断的需要。而乳腺融合影像技术是乳腺肿瘤早期诊断与治疗最有效的方法，是降低乳腺癌病死率的重要措施之一，越来越得到乳腺临床与影像学界的认可。由深圳市人民医院张海教授主编的这本《乳腺融合影像学》专著，凝聚了国内 30 余位专家在这一领域的临床实践和创新研究成果，包括超声、钼靶与磁共振等成像信息融合技术和医学植入新材料在乳腺疾病特别是肿瘤诊治中的应用等，把这一前沿和概念性的技术，变成了一本实用性和指导性都很强的临床专著，必将对提高乳腺疾病的诊治水平，推动我国融合影像学的发展，产生积极而深远的影响。这也非常契合我国政府大力提倡的"大众创业、万众创新"的时代主题，或将推动现代医学临床技术的进步。

　　在此，我非常高兴地推荐张海教授主编的《乳腺融合影像学》。略撰此文，是为序。

中国科学院院士　**葛均波**

2017 年 6 月

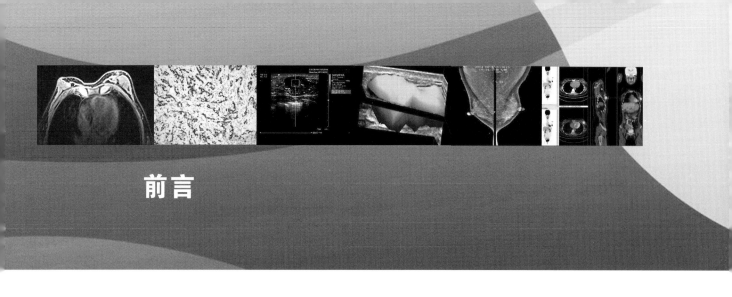

前言

　　医学影像已经成为临床医学发展最快的学科之一，越发呈现融合趋势。乳腺融合影像技术是乳腺肿瘤早期诊断与治疗最有效的方法，是降低乳腺癌病死率的重要措施之一。在临床诊断中，大影像融合概念越来越得到乳腺临床与影像学界的认可。我们选择乳腺疾病，特别是肿瘤，以国外教科书为蓝本，将超声、钼靶、磁共振、核医学及介入治疗等各个影像学科知识结合起来，以期实现在乳腺疾病诊疗中分工协作、互相补充、相互配合，共同促进乳腺融合影像医学学术水平的提高。这也是我们组织编写《乳腺融合影像学》一书的目的。

　　全书共计四篇八章，700余幅图，分融合影像基础、技术与方法、病理基础与各论、影像分期与介入诊治、靶标与融合影像应用及进展章节，在国内初步构建了乳腺融合影像学的框架与体系。这是融合影像在具体领域的一次有益尝试。开篇的肿瘤影像线条图帮助初学者掌握多种影像技术乳腺肿瘤基本影像征象；第四章中每种疾病有临床融合影像建议与述评；在多模靶标与淋巴结融合影像技术有创新。特别是介入诊疗也包括超声下微波、射频、激光消融乳腺肿瘤，这是乳腺病开创性治疗进展，代表着介入影像向着微创、精准、多模、融合诊疗方向发展。二维码、互联网的出现，也带来了全新的思维与信息交流方式。本书力求能与国际学科接轨，希望能使广大的医务工作者受到有益的启发。

　　本书主要读者对象既适应于超声医学、放射学、核医学（PET-CT/PET-MRI）、介入等影像学亚专业、乳腺外科、肿瘤学等广大临床工作者阅读参考，也可作为新教学体系下医学生、规培生、进修医师、专培医师、硕士、博士研究生培训教材。本书内容组织上旨在使大影像体系更加贴近临床、更加实用，全面地向读者们展示乳腺融合影像诊治思维模式，并力求去芜存精，希望能对临床工作有较大帮助。

　　由深圳市人民医院张海教授主编、数十位专家参编的这本《乳腺融合影像学》专著，凝聚了各专家在这一领域的创新实践和研究成果。感谢中国工程院张运院士、中国科学院葛均波院士、导师张青萍教授百忙作序。美国哈佛大学放射科 Raza 教授专门为本书题词，给予高度肯定，也是对全体编者的巨大鞭策。

　　由于编写时间有限，加之乳腺癌影像诊疗临床与研究进展迅速，本书内容难免有所疏漏或不尽完善之处，祈盼广大读者不吝指正，以共同进步。

张　海

2017 年 7 月

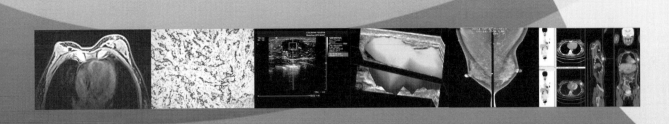

目录

第二篇　各　　论

第三篇　乳腺癌分期与影像下介入诊治

第四篇　乳腺影像应用及进展

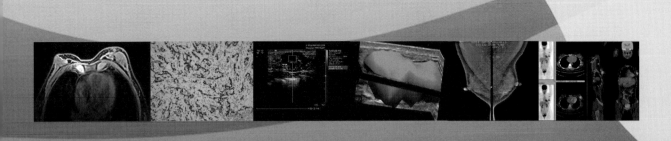

概论　乳腺融合影像诊断与技术进展

乳腺癌是导致妇女死亡最常见的恶性肿瘤之一。决定预后的关键是早期发现、诊断和治疗，这对延长病人生存期和提高她们的生活质量具有重要意义。医学影像学是现代医学进展中最引人瞩目的临床高科技学科。医学影像融合是信息融合技术在医学影像学领域的应用，指多种影像信息的融合。按图像融合对象的来源可分为同类图像融合（inner-modality，如 SPECT-SPECT，CT-CT），和异类图像融合（inter-modality，如 SPECT-CT，PET-MRI）以及为乳腺影像学不断带来新活力的分子影像学。超声、X 线、MRI、CT、PET-CT、血氧功能成像系统（BOFIS）、动态光学乳腺成像系统（DOBI）、PET-MRI、光声成像等多种影像诊断方法的影像融合，能提高乳腺癌诊断的敏感性及准确性，是早期诊断、准确分期、判断疗效、降低乳腺癌病死率的一个有效措施；特别是超声、X 线、MRI 的影像技术融合应用已成为国际上乳腺影像最常用、最有效、临床不可缺少的基本诊断方法。

本书能帮助影像专业技术人员了解其他亚专业影像的基本知识与临床技能，对乳腺癌常见的超声、X 线、MRI 征象归纳出十余项影像学特征，并作了重点图示及阐述；对乳腺疾病的超声、X 线、MRI 影像表现，作了条理式总结；最后对各种乳腺疾病总结出影像策略、临床乳腺融合影像述评，这是本书四大特点。该书的面世，希望能推动国内乳腺融合影像技术的普及与发展，也希望能促进临床其他领域融合影像应用与探索。

一、超声影像

超声影像始于 20 世纪 50 年代初，超声检查具有经济、简便、无痛苦、无损伤、病人容易接受等优点，在北美是 X 线检查的重要补充方法；在亚洲，特别是中国逐渐成为乳腺癌早期筛查的主要手段之一。高频超声筛查是青年女性、妊娠及哺乳期等不宜接受 X 线照射的女性的首选，诊断价值更大。此外，腋窝恶性淋巴结诊断，超声影像较具优势，若以长/横小于 2.0 为标准，恶性诊断正确率能达到 87.3%。

对于小于 40 岁致密性乳腺疾病判断有较高正确率，对各种囊肿、脓肿、血肿等液性肿块的判断，超声优于其他技术，但超声易受操作者技术、对征象判断经验、仪器分辨率的影响。

（一）B 型超声

B 型超声能反映乳腺癌的主要超声征象，且特异性高。病灶的角状边缘是恶性的可靠征象。在乳腺癌中，低回声肿块占 80% 以上、毛刺征出现 65% 以上、恶性晕征约占 70%、纵横比大于 1 约 70%、后方回声衰减 40%、微小钙化出现概率约 50%。灰阶超声诊断乳腺肿瘤的准确率大致为：良性 75%~85%，恶性为 83%~93%。具有很好的临床应用价值。

（二）彩色多普勒超声对乳腺癌检出率达 91.4%，SPV>20cm/s，以 RI>0.7 为诊断阈值，能达 80%。

（三）超声造影

2005 年以后，SonoVue、Option 等新一代造影剂应用于乳腺，结合脉冲反向谐波等技术，提供了更多的影像诊断信息，特别是血流动力学等功能信息。超声造影的价值如下：

1. 发现病灶，得出恶性小病灶的血管检出率从 22% 提高到 95%。

2. 估测实性肿瘤大小。

3. 判断乳腺病灶良、恶性。

4. 评价乳腺癌的预后。微血管密度（MVD）可较为精确地反映肿瘤内血管生成活性。

5. 应用造影评价乳腺癌的疗效。

（四）三维超声临床得到应用与深入研究

1. 根据形态学表现，提高鉴别诊断能力，特异性为 94.4%。

2. 通过血管走行，反映乳腺血管及肿瘤血管特点。

3. 在乳腺微创外科中的应用。在乳腺微创治疗中，应用三维超声来评价乳腺良性肿瘤的切除情况。

（五）MicroPure 辅助诊断技术

MicroPure 辅助诊断技术是通过提取孤立高回声微结构、弱化斑点、平滑组织连接，以增加微钙化可视度的影像方式。

（六）弹性成像

2001 年可用手持探头行静态成像，同年 Hiltawsky 等将应变值在图像上用红色至蓝色表示。2004 年 Itoh 等提出弹性成像 5 分法标准。后来，罗葆明教授对 5 分法进行了改良，提出新彩色分类法。2006 年，实现发射声脉冲辐射力成像（ARFI），通过声触诊组织量化技术（VRQ），用剪切波的传播速度来间接反映组织的硬度。2008 年实现实时剪切波弹性直接量化成像（SWE），2010 年获得了组织的客观弹性数值。结果显示：乳腺病灶整体弹性比值在 3.48 时，诊断的敏感性为 85.7%，特异性为 78.8%；乳腺病灶局部弹性比值在 32.05 时，诊断的敏感性为 97.1%，特异性为 81.8%；实时组织弹性成像定量分析乳腺病灶整体与局部弹性数值，对诊断乳腺良恶性病灶的 ROC 曲线下面积（AUC）分别为 0.853 和 0.919，二者的差异有统计学意义。2012 年采用法国 AixPlorer 实时剪切波弹性成像技术，采用声触诊法对病灶术前行 SWE 测定。

（七）超声指引下乳腺介入诊治

超声检查对鉴别囊性和实性肿块的诊断准确率达 98%～100%，也有助于鉴别良恶性肿块，更可在超声指引下作穿刺，取出细胞或组织，作细胞学甚至组织病理学诊断。

二、X 线影像

经研究证实：乳腺 X 线检查是目前最有效的、早期发现以钙化为主要表现的乳腺癌的方法，这是其他设备没法代替的。这类乳腺癌占 30%～40%，而仅表现为钙化的乳腺癌常常是早期乳腺癌，尤其是导管原位癌。乳腺 X 线亦有其局限性：假阴性率达 10%～15%。敏感性和特异性受乳腺组织密度及年龄影响，50 岁以下女性敏感度下降，放射损害亦为其弊端。

近年来出现了计算机辅助诊断系统（CAD），医生通过读片并结合 CAD，较以往单一读片诊断，可提高乳腺癌检出率达 5%～16%，尤其对于直径<1cm 的乳腺癌，检出率明显提高。CAD 在乳腺 X 线筛查和早期检测乳腺肿块是一个有价值的助手，但 CAD 亦有假阳性率高的缺点，因此仅能作为一种辅助方法。

X 线摄影筛查，乳腺癌阳性率约为 0.84%，远高于临床检查（约为 0.12%），X 线摄影的乳癌检出率约为 0.31%，是体检筛查（约为 0.12%）的近 3 倍，美国癌症协会及美国国家癌症研究所的研究结果显示，X 线摄影比最具有临床经验的医师早 2 年发现早期乳癌，普遍认为高清晰度 X 线是诊断小乳癌比较有价值的方法，1cm² 面积 5～10 枚以上钙化即可能为乳腺癌。①对其价值，人们争论的焦点是能不能提高生存率；②最激烈争论的是筛查年龄。

三、磁共振（MRI）

美国 NIH 研究项目评价：MRI 筛查乳腺癌最有价值，临床应用最引人注目。1982 年 Ross 等首次报道 MRI 检查乳腺病变的临床应用。MRI 在乳腺影像学检查中具有 X 线不可比拟的优越性，正日益受到临床重视。结合脂肪抑制技术和数字减影技术，其良好的软组织分辨率和无 X 射线辐射的优点，是非常适合乳腺的影像学检查方法。它对浸润性导管癌的检出率为 90%～100%，特异性可达 90% 以上，MRI 于 20 世纪 80 年代中期开始被用于乳腺癌的检查，1989 年有三位作者各自报道：MRI 能够发现 X 线摄影无法发现的乳腺癌，MRI 能检出隐匿性乳腺癌和微小乳腺癌（<1cm），对致密型乳腺内乳腺癌病灶的检出及乳腺癌的分期具有优势。MRI 增强不仅能提高敏感度，通过病灶的形态学表现和动态增强扫描的时间-信号强度曲线（DCE-MRI）量化分析，能大大提高 MRI 诊断的特异性，且对病灶范围、疗效、有无残留及复发均能提供较准确的信息。大多数专家赞成：以病变的形态特点和动态增强扫描特征，一同作为乳腺 MRI 的描述标准。2004 年国外一项多中心研究显示：MRI 对乳腺癌诊断的阳性预测值为 72.4%，高于 X 线检查的 52.8%，敏感性为 88%，其中对浸润性乳腺癌的敏感性为 90.9%，而对导管原位癌仅为 73%；而对伴有微钙化乳腺癌诊断的阳性预测值为 83.5%，这些乳腺癌大多数为导管原位癌或组织学成分混杂并伴有周围局部浸润的乳腺癌。

此外，乳腺 MRI 功能成像灌注成像（PWI），弥散成像（DWI）在肿瘤有较大意义。磁共振弥散加权成像能够早期检测出组织含水量改变有关的形态学和生理学的变化。恶性肿瘤细胞繁殖旺盛，细胞密度较高，细胞外容积减少，细胞生物膜的限制和大分子物质如蛋白质对水分子的吸附作用增强，这些因素的综合作用阻止了恶性肿瘤内水分子的有效运动，限制了弥散，因而表观弥散系数值降低。而通过动态增强的时间-信号曲线的分析能了解病灶的新生血管和血管通透性的情况，对形态学相似的肿瘤的鉴别，肿瘤恶性度的预测及疗效评估有重要价值。

磁共振波谱分析（magnetic resonance spectroscopy，MRS）是一种利用磁共振化学位移现象进行无创性观察活体组织代谢与生化变化的技术，包括 1H-MRS 和 31P-MRS，其临床应用广泛。研究发现：乳腺癌病人的磷酸胆碱峰水平明显高于良性肿瘤及正常乳腺组织，磷酸胆碱的含量还与肿瘤分级有关。在乳腺病变诊断和鉴别诊断中具有独特的应用价值。

四、CT

1977 年 Chang 等首次报道应用 CT 检查乳腺疾病，原理与 X 线摄影相似。检查的优势：CT 检查显示乳腺局部解剖结构、转移及癌肿强化后血供分布变化优于钼靶，尤其是行对比剂增强，对致密型乳腺病灶检出率要高于 X 线钼靶摄影；评价腋窝淋巴结转移、观察胸壁受侵情况优于 X 线钼靶检查。还可以薄层扫描，减少重叠干扰，随意调节窗宽窗位，提高软组织的分辨力，这有助于病灶的定性诊断，可以了解有无胸、腹部远处转移。鉴于 CT 有 X 线辐射，且软组织分辨力及微钙化的检出不及乳腺 X 线及 MRI，且因剂量大不宜行动态增强扫描，因此在乳腺的应用有限。国内近年也开始应用数字乳腺断层（Digital Breast Tomosynthesis，DBT）于临床。

五、PET-CT

PET 是一种能显示生物分子代谢活动的无创性、高分辨率的新型影像技术，根据肿瘤细胞糖代谢加速的特点设计而成。最成熟、应用最广的显像剂——葡萄糖示踪剂氟脱氧葡萄糖（18F-FDG）被注入机体后，由于恶性肿瘤细胞的葡萄糖利用率明显增高，18F-FDG 在肿瘤组织的积聚明显高于正常组织，提示高代谢病灶存在。除了可以评价判断化疗效果、预后、有无复发，定性和定量的综合性分析，还有助于发现肿瘤病灶并可鉴别肿瘤的良恶性。PET-CT 对乳腺原发病灶、区域淋巴结转移和全身转移的检测以及对治疗效果评估等具有一定意义。PET-CT 的更大优势是全身扫描，能早期发现淋巴结、肺、肝、骨等乳腺癌全身转移情况。然而，PET-CT 同样有一定的局限性：①18F-FDG 并非肿瘤特异性显像剂，创伤和炎性组织等亦可表现出阳性结果，即假阳性；②生长缓慢的肿瘤和微小肿瘤可表现为假阴性；③图像缺乏解剖结构；④PET-CT 价格昂贵。总体认为，PET-CT 的临床实用性和应用价值有待进一步研究。

六、动态光学乳腺成像系统（DOBI）

可以检测出乳腺组织内肿瘤血管与正常组织血管分布的差异，这一原理是基于仪器对乳腺组织血管内血液含量的动态变化和脱氧血红蛋白变化的高度敏感性。

七、血氧功能成像系统（BOFIS）

用近红外波段（波长 720~1100nm）于几厘米深度实现对乳腺组织成像，以减少光的吸收和散射对深部组织显示的影响，运用三算子技术增加图像中的特征性信息。

八、光声成像

光声成像作为一种混合型的成像方式，结合了光学成像的高对比度和超声成像在穿透深度下具备的较高分辨率，它在生物医学研究领域具有巨大应用潜力和重要价值，已成为生物医学成像领域发展最快的技术之一。

光声成像是利用短脉冲激光照射生物组织，当组织吸收光能量后受热膨胀，形成瞬时压力产生一个宽带的超声信号（通常带宽在几十甚至上百 MHz），即光声信号。光声信号经由重建算法反演得到组织光吸收图像，即光声图像。在激发光参数不变的情况下，光声信号的强度、频谱与生物组织的光吸收特性紧密相关。而不同的组织有不同的光吸收特性，因此光声成像可以针对组织中特定成分，选择特定波长进行高对比的结构成像。它不受乳腺组织致密度影响，无电离辐射，在乳腺癌早期诊断方面具有很好的应用前景。

根据现行国内医学管理模式体制，将临床影像分属几个临床学科，在习近平总书记提出关键技术交叉融合理念下，通过乳腺影像技术的融合实施，将提出了三个层次的目标，供给管理者新的思考：一是建立分属不同影像科室，在一种机制、一种情形下共同一起干事。二是建立网络平台，实现临床、影像、病理大融合。三是建议成立一个独立专科机构，即构建理想专科医院的模式：像美国哈佛大学或国内中山大学孙逸仙纪念医院一样，有临床、影像、病理、加速器等构成乳腺诊疗中心，或是像天津肿瘤医院乳腺影像中心（含有放射、超声、MRI）一样，形成一个融合影像新学科，共同诊断，取长补短。

本书在介绍各种影像学科乳腺诊断发展的同时，通过融合影像基础、诊断各论，影像下分期与介入诊治，融合影像应用及进展等章节，在国内初步构建了乳腺融合影像临床框架与体系，是一次在具体领域的有益的尝试。不管怎样，互联网为不同影像亚专业共同诊断提供了可能，为全面融合影像的来临提供了可能，"E+"时代带来了全新的信息与思维，所有的一切，都是序幕。

（张　海）

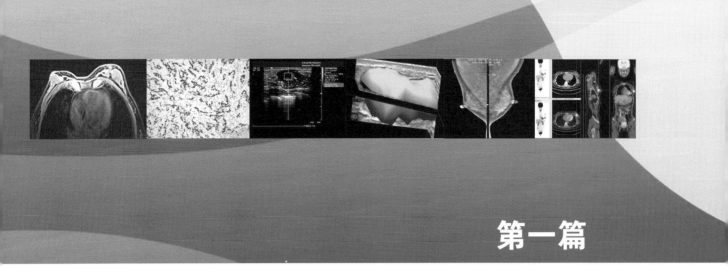

第一篇

乳腺融合影像基础

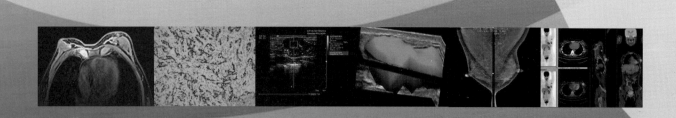

第一章　乳腺癌影像诊断方法

第一节　乳腺癌超声特征判断及十一征象

一、乳腺超声解剖

乳腺由乳管、腺小叶、腺泡及叶间结缔组织构成（图 1-1-1）。每侧乳腺由 15~20 个独立的导管系统组成。每个导管系统即为一个乳腺腺叶，包括乳腺导管（输乳管）、腺小叶及其腺泡。若干腺泡组成腺小叶，为乳腺组织解剖学的结构单元。

成人女性的乳房位于前胸壁第 2~6 肋间，内侧达胸骨旁，外侧至腋前线。薄层乳腺组织外上部分能延伸至腋窝，被称为乳腺的腋尾部或角部。

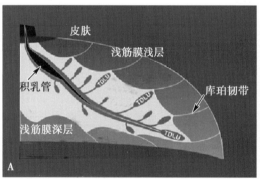
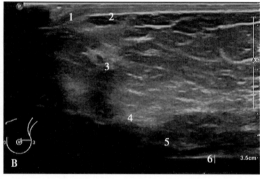

图 1-1-1　正常乳腺解剖示意图及超声图

A. 示意图：TDLU-终末乳腺导管单位；库珀韧带；下部深色胸壁肌肉。B. 超声图表现，
1. 皮肤；2. 浅筋膜浅层；3. 脂肪与腺体层；4. 浅筋膜深层；5. 深筋膜脂肪；6. 胸壁

正常乳腺的声像图由浅入深依次为皮肤层、皮下脂肪层、腺体层、乳房后间隙、肌肉层及肋骨（图 1-1-1B）。

皮肤：呈带状强回声，厚 2~3mm，边缘光滑整齐。

浅筋膜和皮下脂肪：浅筋膜呈线状高回声，脂肪组织呈低回声，由条索状高回声分隔，边界欠清。

腺体：因人而异，厚薄不一，老年人可萎缩为仅 3mm，腺体呈中强回声带夹杂有低回声，排列较整齐。腺体与皮肤间有三角形的中强回声韧带，称为库珀（Cooper）韧带，其后方回声可衰减。

深筋膜：筋膜呈线状高回声，光滑整齐，筋膜间脂肪呈低回声。

胸肌及肋骨：胸肌为棱形的均质低回声区，肋骨为弧形强回声，其后方衰减为声影。

二、乳腺实性肿块超声筛查方法

首先利用超声寻找恶性征象，如缺乏恶性征象再寻找良性征象。

（一）超声诊断的恶性征象（malignant sign）

1. 形态不规则。

2. 边缘不清晰。

3. 中央有声影。

4. 结构扭曲。

5. 不平行于皮肤。

6. 质地不均匀。

（二）超声诊断的良性征象（benign sign）

1. 边缘声影。

2. 起源平行于皮肤。

3. 远端扩张。

4. 不均匀的强回声。

5. 无前述任何恶性特征。

（三）超声筛查优点

1. 超声声像图是切面图像，对内部结构显示良好，即使腺体丰富，病灶仍清晰显示。

2. 高频超声对位于肿块内的钙化易检出，可以与乳腺 X 线相媲美。

（四）超声筛查技能

1. 首先寻找乳腺癌诊断硬指标，包括毛刺样回声、成角边缘、针尖样钙化。

2. 其次为非特异指标，包括起源于非平行于皮肤（高>宽）、微小分叶、低回声、边缘晕征。

3. 最后分析软指标，包括声影（acoustical shadowing）、导管扩伸与分枝样模式、多普勒血流、弹性特性（定性与定量分析）。

（五）乳癌筛查识别指标

1. 毛刺样（spiculation）回声　从肿块发出的线状突起征或突起形成的边缘，二维超声显示毛刺，是超声对乳腺癌诊断的硬指标。

（1）它显示为垂直于病变表面的低或强放线状回声线，低回声线表示对周围侵犯的指状突起（图1-1-2）。

（2）DCIS肿瘤成分侵犯周围组织；或强放线状代表毛刺与周围组织交界（图1-1-3）。

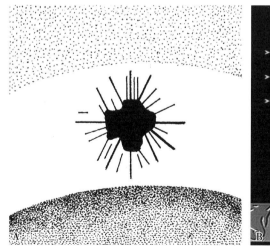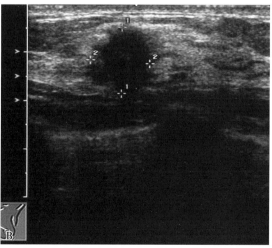

图 1-1-2　毛刺低回声示意图及超声图

A. 毛刺示意图，病灶周边等回声腺体中出现放线状低回声；

B. 超声图，病灶周边可见低回声突入腺体

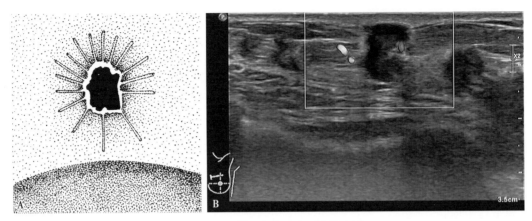

图 1-1-3　毛刺强回声示意图及超声图

A. 毛刺示意图，病灶周边等回声腺体中出现放线状强回声；B. 超声图，病灶周边可见强回声刺入腺体

三维超声冠状面成像显示"汇聚"征（retraction phenomenon on three-dimensional US）是目前公认的恶性超声征象。定义为病灶周边呈条索状中等或高回声、与条状低回声相互交错并向四周放射伸展的星芒状声像，称汇聚征。

边界的回声在乳腺良恶性肿块的诊断和鉴别诊断中最为重要，是诊断的关键所在。脂肪包围恶性结节，毛刺显示为强回声；强回声纤维组织包围恶性结节毛刺显示为低回声。但是通过病理及临床工作发现出现它并不是绝对的恶性影像学指征。

毛刺出现在下述情况：

（1）不规则或带毛刺肿块癌块；

（2）手术瘢痕；

（3）脂肪坏死；

（4）放疗瘢痕；

（5）脓肿；

（6）颗粒细胞肿瘤（图 1-1-4）。

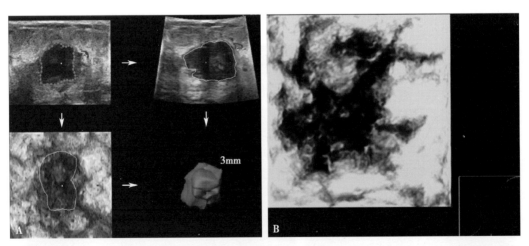

图 1-1-4　A. 乳腺癌灶三维超声；B. 超声虚拟三维重建"毛刺"图

A. 三维超声冠状面显示"太阳"征　B. 重建图，调节好 3D 脉冲重复频率，壁滤波与增益，帧频参数后，进行 US 重建，获得毛刺伸入腺体组织三维图像

资源1-1-4A

资源1-1-4B

2. 成角边缘（angular margin） 是指肿块边缘尖锐或成锐角。成角生长方式在影像上表现为锯齿样或不规则边界，2/3 恶性结节发生在库氏韧带浅表面，此影像表现由邻近乳腺浅筋膜的 TDLUs 病变侵犯产生（图 1-1-5）。

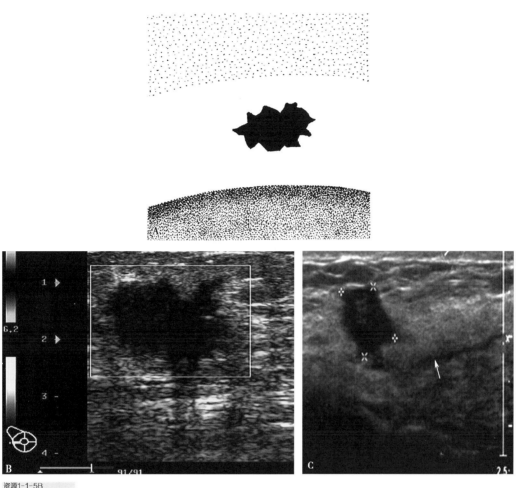

资源1-1-5B

图 1-1-5 成角边缘示意图及超声图

A. 成角边缘示意图；B. 成角边缘超声图；C. 超声图，腺体组织中一个纵横比（L/H>1）异常的病灶，周边边缘呈锐角刺入腺体组织

乳腺位于皮下组织内，依靠结缔组织来固定其位置。在真皮层深面的浅筋膜浅层和浅筋膜深层之间有贯穿乳腺组织并相互连成网状的结缔组织束，被称为 Cooper 韧带，亦称乳房悬韧带。患乳腺癌时，若癌灶侵犯 Cooper 韧带，使其挛缩变短，可牵拉病灶表面部分皮肤下凹，形成"酒窝征"，系乳腺癌的早期或中期表现。当癌组织堵塞乳腺淋巴回流，发生皮肤水肿时，毛囊与皮脂腺处皮肤及皮下紧密相连，该处不出现水肿，与淋巴水肿区相比，表现为点状凹陷，称为"橘皮样"或"猪皮样"皮肤，系晚期乳腺癌的一种表现。若癌灶侵犯 Cooper 韧带，影像学即形成"角征"。

"毛刺征""角征""蟹足样征"是乳腺癌的特异性声像表现。

3. 微钙化（microcalcification） 密集簇状或线性、节段分布微小钙化有诊断意义（图 1-1-6）。

乳腺癌钙化（calcification）形成的机制：多数人认为是由于肿瘤局部营养不良、坏死，坏死区内细胞溶解，核酸分解出大量磷酸根，同时局部钙离子增加，导致磷酸钙的钙盐沉着。10% 的微小钙化点成分是草酸钙盐，通常为良性病变；90% 的微小钙化点与磷酸钙盐有关且或是良性或是恶性。资料显示钙化组的 c-erbB-2 阳性率明显高于非钙化组，说明钙化型乳腺癌提示 c-erbB-2 的高表达和预后不良。

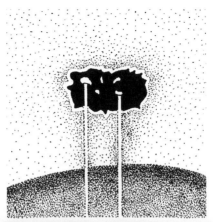

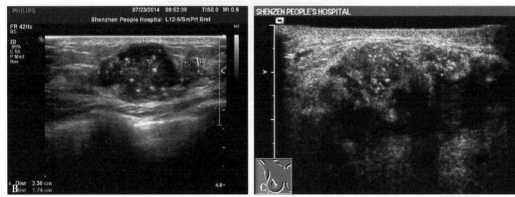

图 1-1-6 微钙化示意图及超声图
A. 示意图，低回声病灶内可见多个沙砾样强回声点，提示微钙化；
B. 超声图，超声示低回声病灶内多个钙化，部分后方伴声影；C. 微小钙化超声图

钙化分布：如区域性、线性、节段型，相当于 MRI 非肿块增强，节段型意味着病理是导管起源，也特别意味着是导管原位癌（ductal carcinoma in situ，DCIS）；钙化分布和形态不适宜用超声评价，如果超声检出了强回声钙化，应该进一步用乳腺 X 线评估。

良恶性肿块内均可出现钙化。良性钙化的产生与乳腺导管等分泌性疾病有关；恶性钙化为组织异常而产生的钙盐沉积，为营养不良性钙化。常表现为微钙化，多呈簇状分布。多数学者认为微钙化对乳腺癌的诊断具有重要的价值，其特异性达 94.23%。良性钙化常较恶性钙化灶粗大，多呈散在或短线状、弧形分布。

恶性肿瘤（乳腺癌）的钙化：钙化点边缘模糊，多呈泥沙样、细粒状，密集成簇，单位面积内数目较多，每平方厘米内常多于 15 枚，而且密度不一、浓淡不均，钙化粒微小，且大小不等。乳腺 X 线片上微小钙化每平方厘米 5 枚就可以定义为成簇，应疑为乳腺癌。结节影或不规则致密影伴簇状分布微小钙化，其钙化直径在 0.01~0.5mm 范围之内，钙化位于其内或边缘；钙化数目超过每平方厘米 20 枚，叫密集。

4. 非平行于皮肤（纵横比、L/T 比值） 即每一个切面中肿块的厚度与宽度之比。恶性肿瘤高大于宽，恶性肿瘤的生长常常脱离正常组织平面而导致前后径增大，故纵横比常>1（图 1-1-7），0.77 为临界值。

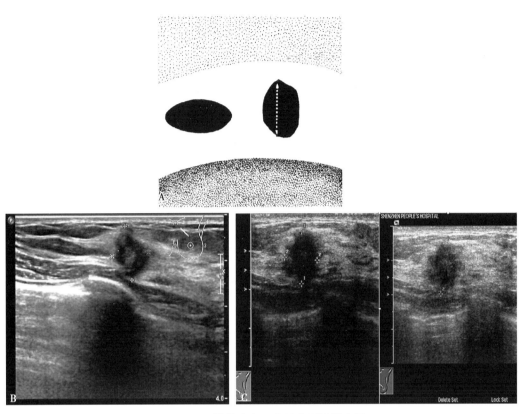

图 1-1-7 纵横比大于 1 示意图及超声图

A. 示意图，左侧示肿块平行生长方式，右侧示肿块纵行生长方式；即纵横比（L/T 比值）大于 1；
B. 超声图，左乳内侧示长度为 8.1mm，宽度为 2mm 的癌灶；C. 超声图，横切纵切均显示纵横比（L/T 比值）大于 1 的病灶

5. 微小分叶（microlobulation） 即多于三个小圆圈样边界，与腺泡有关（图 1-1-8）。

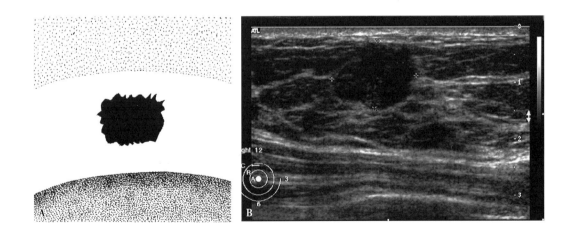

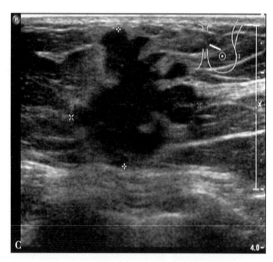

图 1-1-8　微小分叶示意图及超声图
A. 示意图；B. 微小分叶超声图，示病灶周边微小分叶结构；筋膜浅层与
腺体交界处的一个病灶，周边可见小圆圈样结构；C. 超声示蟹足样改变；
即微小分叶进一步侵犯乳腺组织

6. 晕圈（thick echogenic halo）　即肿块周围的厚回声晕（图 1-1-9）。

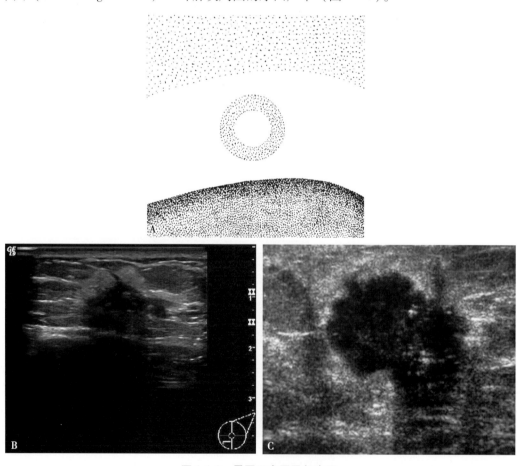

图 1-1-9　晕圈示意图及超声图
A. 晕圈示意图；B. 周围水肿组织形成等回声晕圈；C. 癌灶前方见厚的等回声晕

恶性肿块的前缘、侧缘有时可见不规则强回声晕（恶性晕），结节边缘晕较结节前后晕明显厚。恶性结节边缘晕圈明显，晕圈厚且有回声，其恶性敏感度约 72%。

7. 低回声（hypoechogenicity） 即病灶回声低于周围腺体组织（图1-1-10）。

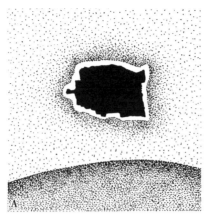

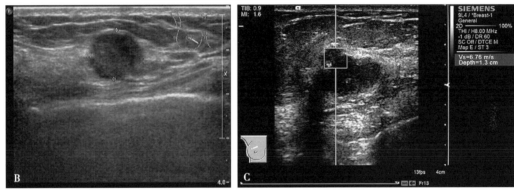

图 1-1-10 低回声示意图及超声图

A. 示意图；B、C. 超声图

病变含有脂肪，超声表现为高回声。高回声肿块的形成病理上包括脂肪坏死、脂肪瘤、错构瘤、血管瘤及局灶纤维化。髓样癌、黏液癌可表现为圆形、边缘光滑、内部均匀的明显低回声，可能后方回声增强，还有高分化癌或伴坏死的癌，也有类似囊肿表现。

8. 声影（acoustical shadowing） 即肿块后方低回声（图1-1-11）。

肿块分化越好、炎症反应越明显，与脂肪回声比较，肿块内部呈显著的低回声，而后方回声增强、声影越弱。

有声影的乳腺恶性肿瘤类型，按频率排列为：低至中分化浸润性导管癌、浸润性小叶癌、乳腺管状小叶癌、小管癌。

一些良性病变也可以具有不确定或恶性病变超声特征，如后方声影，在瘢痕、局灶性纤维化、透明变性的纤维瘤、糖尿病腺病等，由于致密的间质，可在病变后方出现明显的后方声影。

9. 导管扩张（duct extension） 即肿块具有多个呈放射状延伸的导管，走行方向背离乳头（图1-1-12）。

引起长的导管扩张与大量的分支模式的实性结节说明存在大量的导管内癌成分，这将增加局部复发的可能性。细小扩张即呈分支样。

10. 丰富血流及高阻力指数 主要通过多普勒波形分析，间接获知肿块血流动力学状态，阻力指数（resistance index，RI）是一项基于超声多普勒血流速度测定的反映动脉阻力的指标。由法国超声学先驱Poumelot 于 1974 年提出，测出收缩期峰速（PSV）和舒张末期血流速度（EDV），由阻力指数计算公式：RI＝PSV−EDV/PSV 计算得出，用于乳腺癌诊断。RI≥0.70 者占 78.3%；用 V_{max}≥12cm/s 对 2cm 以下的乳腺癌诊断的敏感性、特异性和准确性分别为 86.96%、82.61% 和 84.78%；认为当 V_{max}＜12cm/s 时提示良性可能性大，当 V_{max}≥12cm/s 时提示恶性可能性大（图1-1-13）。

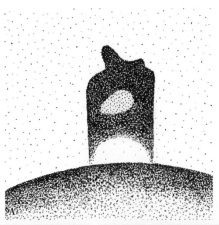

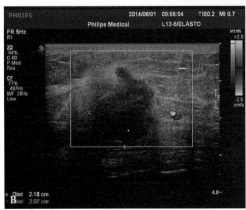

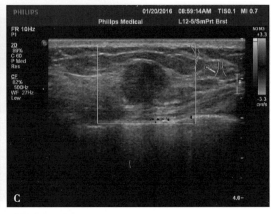

图 1-1-11　肿块声影示意图及超声图

A. 示意图；B. 超声图；C. 超声图，病灶后方伴声影，深层结构不清

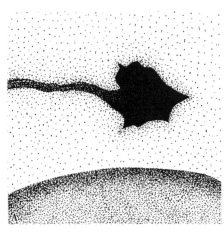

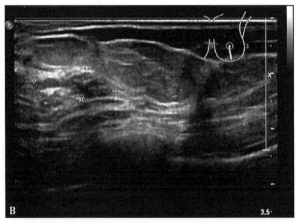

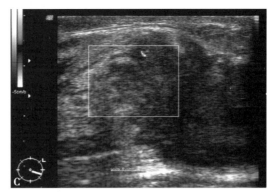

图 1-1-12 导管扩张示意图及超声图

A. 示意图，导管扩张中有癌肿组织沿着导管侵犯；B. 超声图，示乳腺导管扩张，
并有低回声肿块沿着细小导管侵犯；C. 超声图

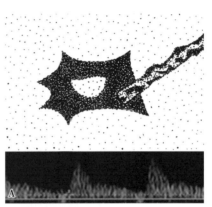

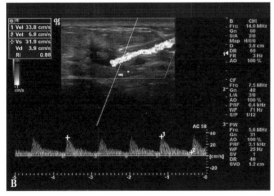
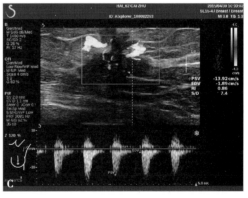

图 1-1-13 血流示意图及彩色多普勒超声图

A. 血流示意图；B. 彩色多普勒超声图，病灶内见丰富血流信号
及高阻血流；C. 彩色多普勒超声图

RI 改变机制：从组织形态学上来看，肿瘤血管缺乏正常的树状分支结构及完整的基底膜和弹力纤维，故血管缺乏弹性。病理学研究表明小乳癌血管细小狭窄，还没能形成大的动静脉短路，但常有静脉内癌栓，静脉回流受阻，故舒张期血流阻力较大，波幅下降明显，血流持续时间短；随着恶性肿瘤生长，血管床的重大变化就是从口径细小、较均一的毛细血管床，变为扩张、窦状隙不成熟的血管，不但数目多，管腔扩张具有丰富的吻合，而且形成动静脉瘘。这些特点可以解释一些小乳癌未显示血流、一

些小乳癌舒张期血流终止、一些大乳癌血供尤其丰富、一些大乳癌舒张期流速曲线降幅较小呈动静脉瘘的湍流频谱。

乳腺纤维腺瘤血管增生，扩张明显，血流峰值常较高，舒张末期血流也常较丰富。乳腺增生结节则相反，少量血流常出现于结节周边，血流峰值速度也较低，因为两者均存在正常的静脉回流系统，因而表现正常的血流动力学频谱。

彩色、脉冲多普勒：乳腺癌的肿块内血供丰富，高速高阻力，一般动脉的收缩期峰值流速（V_{max}）>15cm/s，阻力指数（RI）>0.75。

超声发现硬指标如成角边界的实质性低回声肿块，血流丰富，PSV≥0.15m/s，RI≥0.77。恶性病变外周频谱与良性相似，中央呈高阻（impedance），高收缩期峰值流速，高尖频谱波。以维持肿瘤中央的、薄壁窦状间隙小管外压的细胞外基质压力增加。

乳腺癌具有异形性，单凭某一个特征来诊断其敏感性很难达到98%及以上，而只能检出某一类型或部分混合型的肿瘤。

11. 弹性（elastic）定性与定量分析　利用超声波力学特性，弹性（elastic）指一个变量相对于另一个变量发生的一定比例的改变的属性，即各种组织的应变与应变率，测量硬度，叫弹性。新近发表的研究报道：乳腺浸润性导管癌病变的弹性及力学特性，与病理特性密切相关，对乳腺癌有重要的诊断作用。该技术历经弹性定性，剪切波，实时二维剪切波超声弹性成像（SWE）三个发展阶段（图1-1-14）。

乳腺癌瘤病灶表面质硬，表面硬度增加。参照黄炎等的研究，恶性病灶SWE弹性模量最大值、平均值分别为（113.18±47.48）kPa、（47.92±32.54）kPa。

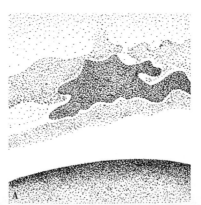

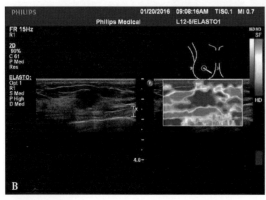
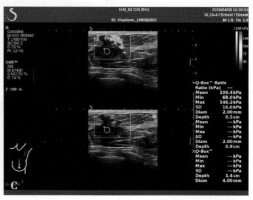

资源1-1-14B

资源1-1-14C

图1-1-14　肿块超声弹性示意图及超声图

A. 示意图；B. 超声图，团块的弹性指标呈蓝色，提示弹性偏硬，病例确诊为恶性病灶；C. 弹性图定量分析：病灶浅层组织弹性模量最大值109kPa、平均值均偏高，表明质地硬，病理为浸润导管癌，病灶深部测值为0

弹性图定量定性分析乳腺癌：恶性病变向周围组织浸润生长，及激活机体免疫机制的抗浸润动态过程，致使病变周边纤维增生、肿瘤细胞增殖、淋巴细胞浸润、血管新生，而形成一个混合浸润带导致：弹性定性偏硬，弹性定量值偏高改变。详见第八章第一节。

三、超声扫描时注意事项与分析技能

古人云：授人以鱼，不如授人以渔。授人以鱼，三餐享之；授人以渔，终身用之。掌握超声筛查技巧，在于正确认识肿块声像图以上十种识别指标改变、特别是二维基础声像图特征。

单个结节的癌肿可不均质，甚至边缘成角或有小分叶。因此不能只锁定在经结节的两个随机层面，必须扫描全部肿瘤容积与表面，良恶征象都存在时，忽略良性改变。

乳腺癌平均有5到6个可疑识别指标，所有指标综合起来，国外报道其敏感性可达到98%，甚至更高。

（张 海 邱大胜）

第二节 乳腺癌的X线诊断征象

X线摄影是乳腺最基本的检查手段，常用于中老年女性的乳腺癌筛查及病灶复查。乳腺癌可形成肿块，也容易在导管内形成钙化。钙化的形态和分布对鉴别良恶性肿瘤有重要意义，恶性钙化范围对决定是否采取保乳手术十分重要。而在所有影像检查中X线是唯一能发现细小钙化，显示其范围、形态及分布特点，从而进行定性和分类的影像手段。与超声相比，乳腺X线摄影覆盖范围广，且能两侧对比观察，可重复性高，可对疑似病变进行对比监测。乳腺X线诊断的关键是发现钙化、肿块及其他异常征象，根据病灶的形态、密度、伴随征象及进展速度综合分析、判断。

一、乳腺癌直接及间接X线征象

（一）直接征象

1. 不规则（irregular）和分叶（lobulated）肿块　肿块边缘突起≥3个，无论病灶主体形态呈圆形或类圆形时都为不规则形。BI-RADS 2013去除了分叶状肿块的影像术语，但分叶征对良、恶性肿块的鉴别仍然有价值，小分叶及深分叶多见于恶性肿瘤，浅分叶多见于良性肿瘤（图1-2-1）。

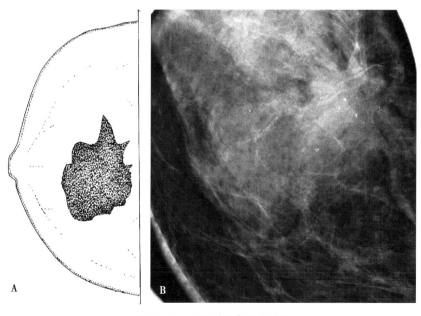

图 1-2-1　不规则形态和分叶征

乳腺肿块形态不规则，边缘可见角状突起；A. 线条图；B. X线图

2. 高密度（high density）肿块　肿块密度与周围腺体比较呈高密度，乳腺癌 80% 为高密度肿块（图 1-2-2）。

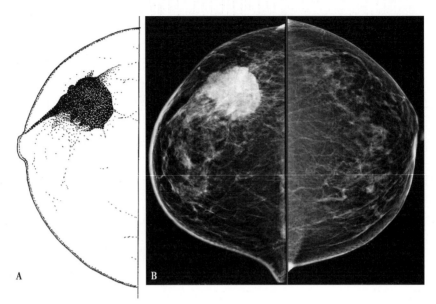

图 1-2-2　高密度肿块
乳腺肿块与周围腺体相比呈明显高密度；A. 线条图；B. X 线图

3. 肿块周围毛刺（spiculation）　肿块周围毛刺是肯定的恶性征象，当明显毛刺病灶中央缺乏肿块时可能是放射瘢痕，也可能是腺病（图 1-2-3）。

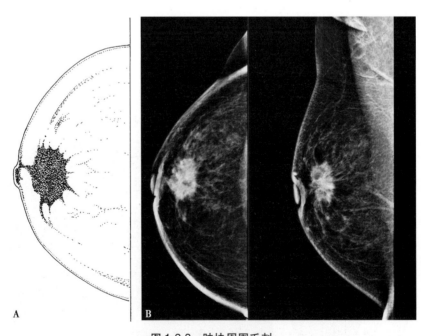

图 1-2-3　肿块周围毛刺
肿块周围可见放射状分布的毛刺；A. 线条图；B. X 线图

4. 模糊（indistinct or obscured）肿块　肿块周围边界不清，提示浸润性生长的恶性特征，有时受病灶周围腺体的遮盖，钼靶对肿块边缘评估有一定限度，不及超声及 MRI（图 1-2-4）。

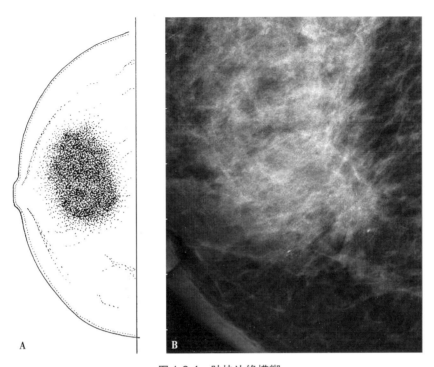

图 1-2-4　肿块边缘模糊

等密度肿块，大部分边缘模糊欠清；A. 线条图；B. X 线图

5. 肿块周围不规则透亮环（surrounding irregular lucency）　　肿块与周围组织之间有一层较厚的透亮环，与良性肿瘤边缘锐利的透亮线形成对比（图 1-2-5）。

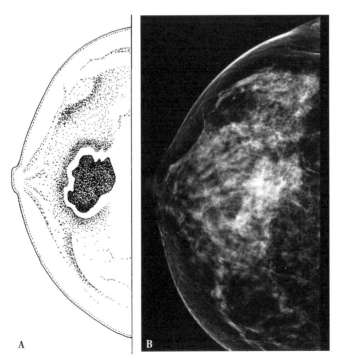

图 1-2-5　肿块周围透亮环

高密度不规则肿块周围可见宽窄不均的透亮环包绕；A. 线条图；B. X 线图

6. 肿块并钙化（masses and calcification）　无论是可疑还是恶性钙化，合并肿块时均高度提示乳腺癌（图 1-2-6）。

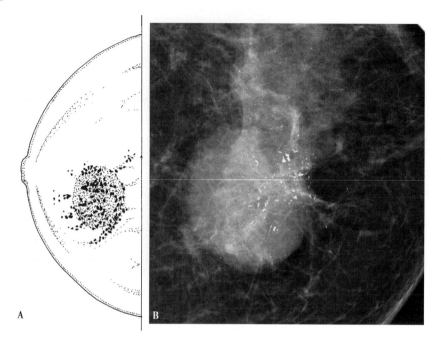

图 1-2-6　肿块并可疑或恶性钙化
肿块内及肿块周围可见区域分布的多形性恶性钙化；A. 线条图；B. X 线图

（二）间接征象

1. 腺体变形（architectural distortion）　肿块有一定占位效应和收缩效应，能造成周围腺体扭曲变形，腺体表面可膨隆或凹陷（图 1-2-7）。

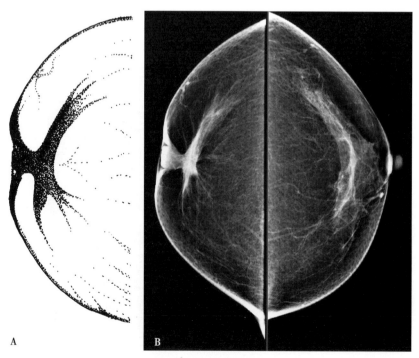

图 1-2-7　腺体变形
右乳晕后区乳腺癌，肿块显示欠清，乳晕后区腺体密度普遍增高，
腺体扭曲变形，乳头牵拉凹陷；A. 线条图；B. X 线图

2. 乳房变形（breast deformation）　　肿瘤累及乳房悬韧带、皮肤，淋巴管，或引起间质水肿时，患侧乳房会发生局部或整体形态改变（图 1-2-8）。

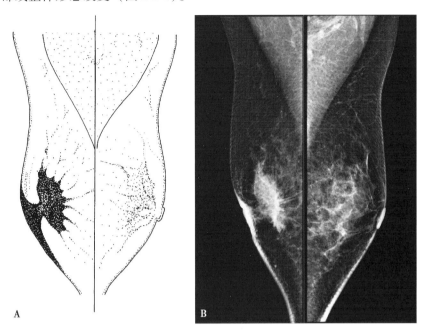

图 1-2-8　乳房变形
右侧乳晕后区较大不规则高密度肿块，右侧乳房缩小变形，
乳晕及周围皮肤增厚，乳头凹陷，A. 线条图；B. X 线图

3. 乳头凹陷（nipple retraction）及大导管征　　乳晕后区乳腺大导管受侵犯时常牵拉乳头造成乳头凹陷（图 1-2-9）。

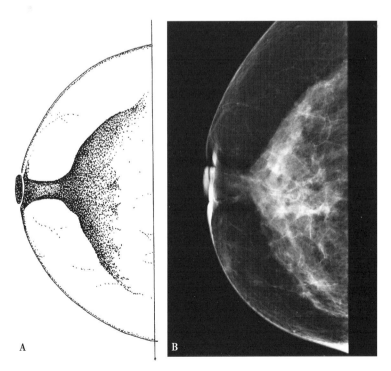

图 1-2-9　乳头凹陷及大导管征
乳头凹陷，乳晕后区可见增粗的导管；A. 线条图；B. X 线图

4. 乳晕及乳房皮肤增厚（skin thickening） 皮肤厚度超过 2mm 提示增厚（图 1-2-8）。当乳腺间质淋巴水肿或癌性淋巴管炎时常造成乳房密度普遍增高，皮下脂肪层浑浊及乳腺皮肤增厚。

5. 腋下淋巴结肿大（axillary adenopathy） 腋下淋巴结形态饱满，边缘模糊、密度增高、淋巴结门消失均提示异常，如同侧乳腺有恶性征象，则高度提示腋下淋巴结转移（图 1-2-10）。

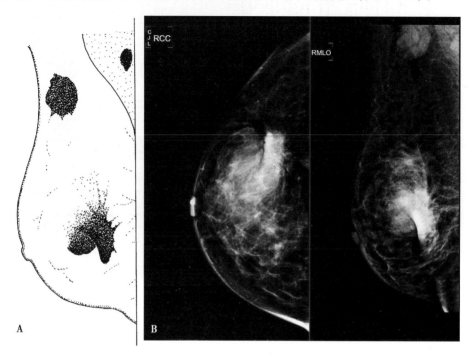

图 1-2-10 腋下淋巴结肿大

右乳中央区偏后部较大高密度肿块，MLO 位见右侧腋下明显肿大淋巴结，

提示淋巴结转移；A. 线条图；B. X 线图

二、钙化征象

钙化常常是乳腺癌的唯一早期征象，特别是对于致密腺体型乳腺、等密度肿块、模糊肿块、小肿块和仅有导管原位癌的患者。诊断上需区分典型良性钙化、可疑及恶性钙化（suspicious vs malignant calcification）。

观察钙化首先分析钙化形态（图 1-2-11、图 1-2-12），然后看钙化分布（图 1-2-13、图 1-2-14）。一般来说，分布表浅、双侧、弥漫、形态一致、较粗大、中空的钙化多为良性钙化。恶性钙化与腺体及导管相关，多一侧或局灶，细小，多形（pleomorphic），分布较集中，可沿导管分布，也可呈簇状（grouped）或区域（regional）分布。

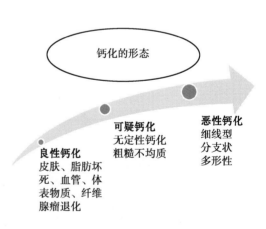

图 1-2-11 良性、可疑及恶性钙化的形态

钙化的形态和分布要综合考虑，如无定性钙化及粗糙不均质钙化，呈单发簇状分布时应考虑恶性可能，呈多灶或区域分布时考虑良性可能性大，如为双侧弥漫分布则考虑良性钙化。良性钙化长期随访稳定，可疑钙化动态观察有变化时应考虑恶性钙化可能。

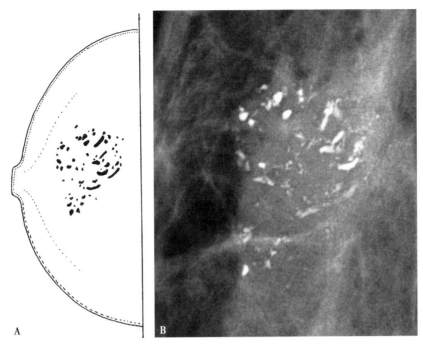

图 1-2-12　典型的恶性钙化形态

细线形、多形钙化；A. 线条图；B. X 线图

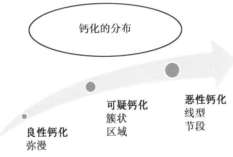

图 1-2-13　良性、可疑及恶性钙化的分布

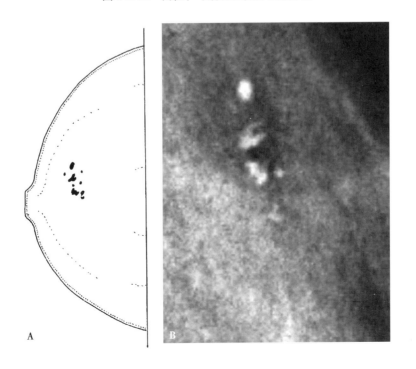

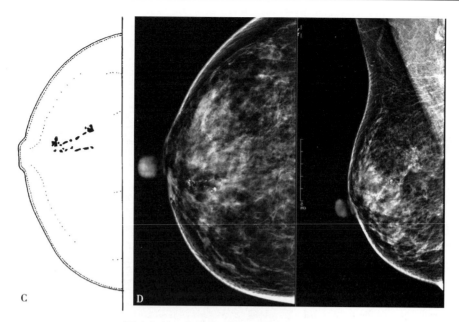

图 1-2-14　典型的可疑和恶性分布的钙化

簇状分布；A. 线条图；B. X 线图，节段分布；C. 线条图；D. X 线图

三、肿块征象

乳腺肿块重点观察肿块的形态、边缘、密度（表 1-2-1）。

（一）良性肿块

形态规则，边界清楚，密度较低的肿块多考虑良性。肿块内如果含低密度脂肪、爆米花样钙化则肯定为良性。

（二）恶性肿块

形态多不规则，边缘不清，可见毛刺，常呈高密度。有时受腺体遮盖肿块观察不清时需局部加压。肿块判断还应结合其他间接征象，如是否合并钙化（需判断钙化类型）、周围结构扭曲、腺体牵拉变形，皮肤凹陷，皮肤增厚，乳头及乳晕增厚、凹陷，皮下脂肪层浑浊，乳腺血管增多、腋下淋巴结肿大。

表 1-2-1　良恶性肿块鉴别的直接与间接征象

	良性肿块	恶性肿块
形状	卵圆形、圆形	卵圆形、圆形、不规则形
边缘	清楚	模糊、小分叶、毛刺
密度	脂肪、低、等	等、高
合并钙化	良性钙化	可疑和恶性钙化
皮肤增厚	合并炎症可有	累及皮肤可有
皮肤-乳头凹陷	无	累及皮肤/乳头可有
小梁增厚	心力衰竭、放疗史可有	广泛淋巴道浸润及间质水肿可有
腋窝淋巴结大	反应性增生可有	腋下淋巴结侵犯可有
周围结构扭曲	无	常合并

四、腺体不对称（global asymmetry）

两侧乳腺纤维腺体分布不对称时，应对比两个正交体位，只在一个投照位显示的不对称常由纤维腺体组织重叠形成。球形不对称一般两个投照位均显示，范围常超过一个象限，常为正常变异，可结合临床触诊，如触不到病灶则考虑随访复查（图 1-2-15）。局部不对称，应局部加压进一步明确病灶的存在，如仍可见则需超声进一步检查。新发不对称灶，或不对称较前片增大，均提示恶性可能，其阳性预测值约 15%，属于 BI-RADS 4B，需 X 线引导下活检（图 1-2-16）。

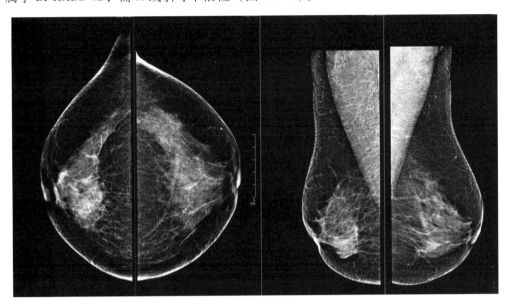

图 1-2-15　球形不对称

球形不对称：右乳内下象限较大范围团状稍高密度灶，手术病理为浸润型导管癌

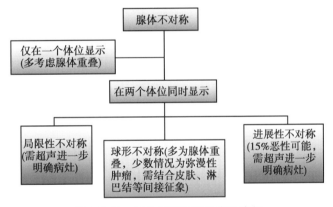

图 1-2-16　腺体不对称的分类及诊断

五、腺体结构扭曲（glandular architectural distortion）

乳腺实质扭曲，由一个中心向四周放射状分布的线性或毛刺，鉴别诊断包括继发于创伤和手术后的瘢痕、放射状瘢痕和癌，当一个肿块合并周围组织结构扭曲时则提示恶性肿瘤。因此排除创伤和手术后的结构扭曲应视为可疑恶性，需活检进一步明确（图 1-2-17，图 1-2-18）。

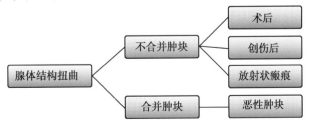

图 1-2-17　腺体结构扭曲的分类及诊断

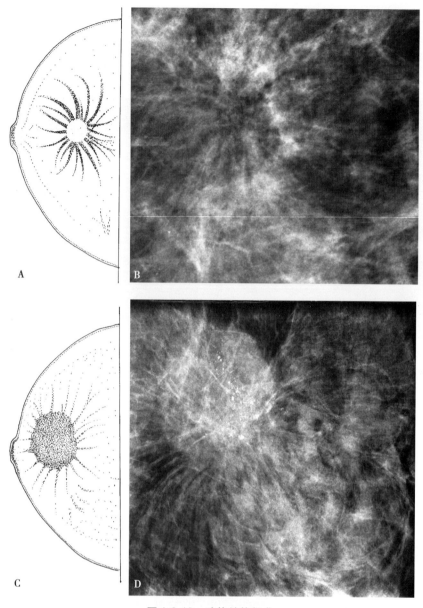

图 1-2-18　腺体结构扭曲

A. 腺病线条图；B. 腺病 X 线图；C. 乳腺癌线图；D. 乳腺癌 X 线图

乳腺癌常多个征象并存，合并征象能明显提高乳腺癌诊断的阳性率，并提示乳腺病灶的侵犯范围，如恶性钙化可合并肿块、结构扭曲和不对称致密，X 线显示病灶范围往往大于超声，但超声对引导侵袭性部分的活检优于 X 线。MRI 对肿瘤范围的评估则较 X 线和超声更准确，能同时显示肿块和导管内癌，并能全面评估淋巴结情况，因此对于临床分期、治疗决策及疗效评估 MRI 优于 X 线及超声检查。

（李　莹）

第三节　乳腺癌 MRI 诊断征象

MRI 对软组织具有良好分辨率，克服了乳腺 X 线的不足，对浸润性乳腺癌的敏感性 94%～100%，可及时发现隐匿性病变，并能明确癌灶的多灶性和多中心性，客观评价肿瘤的范围、腋窝淋巴结状态，而乳腺 X 线和超声常低估肿瘤的浸润范围和数目。乳腺动态增强 MRI 主要从病灶的形态和强化方式两方面鉴别乳腺良恶性病变，病变的形态学表现与乳腺 X 线表现基本一致，病变的范围、数目及周围浸润在强化后得以更好地显示，使 MRI 诊断敏感度大为提高。

1. MRI 额外检出病灶　MRI 对乳腺 X 线或超声怀疑的乳腺癌进一步评价时，另外检出病灶或对侧乳腺癌（图 1-3-1）。

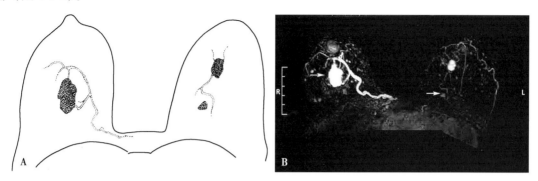

图 1-3-1　MRI 额外检出病灶

A. 线条图，三个病灶；B. 右侧乳腺不规则肿块，额外检出左侧乳腺两个肿块。病理：三个病变均是浸润性癌

2. 非肿块样强化（non-mass enhancement，NME）　指动态增强早期减影图像出现的异常强化，病灶不呈肿块，内夹杂正常腺体组织，无占位效应，没有明确的边缘，在 3D 图像，病灶强化的范围、分布与乳腺导管走行一致（图 1-3-2）。

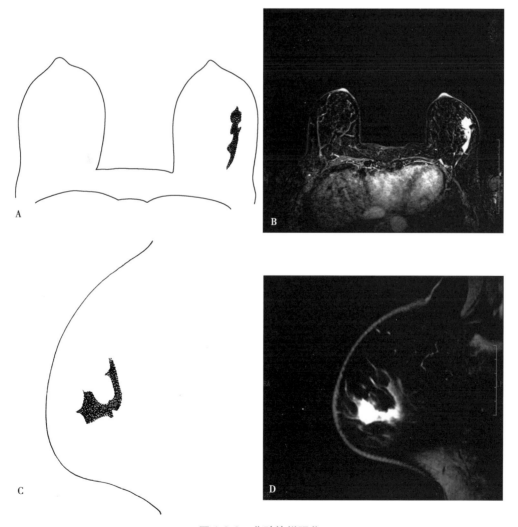

图 1-3-2　非肿块样强化

A、C. 提示异常高信号在腺体内分布与走行；B. 横轴位病变沿乳腺导管走行；
D. 矢状位病变走行方向与导管所属分支一致

3. 环形强化（rim enhancement，RE）　因为肿块内部坏死，出现边缘强化，内部不强化或轻度强化，内壁不光整（图1-3-3）。

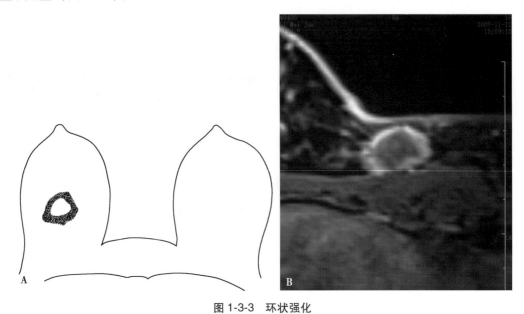

图 1-3-3　环状强化

A、B. 左侧乳腺肿块，靠近胸骨，边缘呈环形强化，内缘不规则

4. 环簇样强化　多发小环形强化病灶聚集，仅在动态增强早期减影图像显示，在增强后期，可被强化的腺体实质背景掩盖。代表肿瘤侵袭性强，瘤灶中央坏死伴周围丰富的肿瘤血管形成（图1-3-4）。

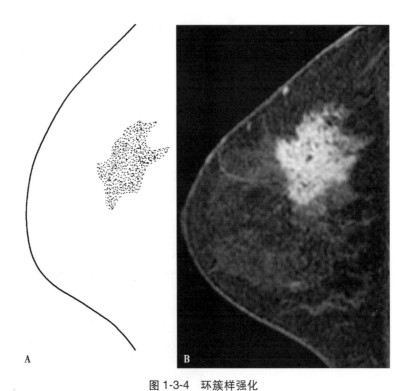

图 1-3-4　环簇样强化

A、B. 动态增强早期减影图像显示多发小环形强化病灶聚集

5. 边缘毛刺（spiculated margin，SM）　肿块边缘向周围腺体浸润性生长，形成多个尖角（图1-3-5）。

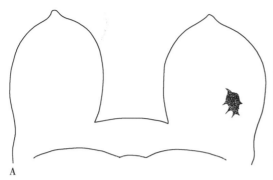
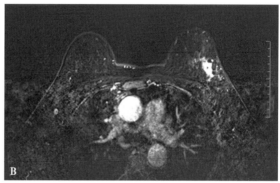

图 1-3-5　边缘毛刺

A、B. 左侧乳腺不规则肿块，边缘可见长短不一毛刺

6. 动态增强呈廓清型　信号强度在起始 90 秒后或曲线走向开始变化时出现下降，即信号强度在起始上升后随即下降，是乳腺癌动态增强的主要血流动力学特征，病变对 Gd-DTPA 的快速廓清是由于肿瘤血管网中动静脉瘘造成的（图 1-3-6）。

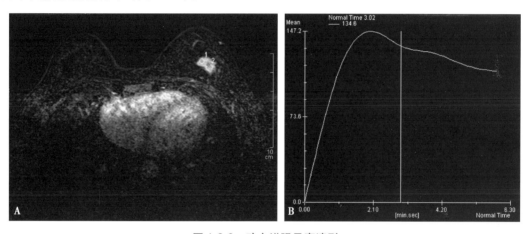

图 1-3-6　动态增强呈廓清型

A. 左侧乳腺肿块 MRI 横断面图；

B. 动态增强曲线示增强早期迅速强化达到峰值，随即强化程度明显下降

7. 中心强化　注射造影剂后，肿块内部出现强化（图 1-3-7）。

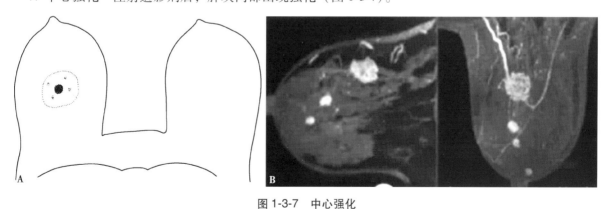

图 1-3-7　中心强化

A、B. 肿块不均匀强化，内部信号高于周边

8. 分叶状肿块（lobulated mass，LM）　肿块表面呈波浪状，良、恶性病变均可出现边缘分叶，但乳腺癌边缘分叶会连续出现两个或更多，而且分叶的凹陷会呈锐角（图 1-3-8）。

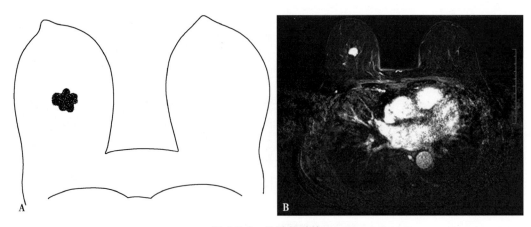

图 1-3-8　分叶状肿块

A、B. 右侧乳腺肿块，边缘呈多个波浪状改变

9. 不均匀强化（heterogeneous enhancement，HE）　肿块内呈颗粒样混合强化，可以相互融合或彼此孤立存在（图 1-3-9）。

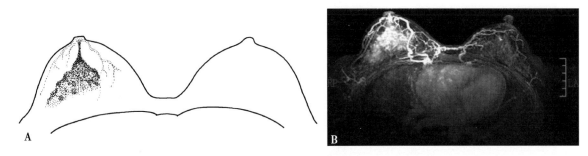

图 1-3-9　不均匀强化

A、B. 右侧乳腺最大信号投影 MIP：内部信号不均匀，部分异常强化结节相互融合

10. ADC 值低　弥散加权成像（diffusion weighted imaging，DWI）是利用水分子不规则随机运动（即布朗运动）成像的一种功能学影像检查方法，其可以从分子水平检测并反映活体组织的空间组成信号、病理生理状态下组成成分之间水分子交换的功能状态，是目前唯一可以检测活体组织含水量改变形态学及病理学早期改变的功能成像方法。在活体生物组织内，生物组织的 ADC 值主要受水分子扩散和血液灌注两种因素影响，而影响水分子扩散的因素为细胞间隙、生物膜结构的限制和大分子对水分子的吸附作用。由于肿瘤细胞生长旺盛，密度升高，细胞间隙减少，细胞核/液比例的增高，因此肿瘤组织对水分子扩散的限制增强，在扩散加权成像图像上乳腺恶性病变组均呈明亮高信号，明显高于良性病变组，在 ADC 图上乳腺癌呈低信号，良性病变呈高信号（图 1-3-10）。

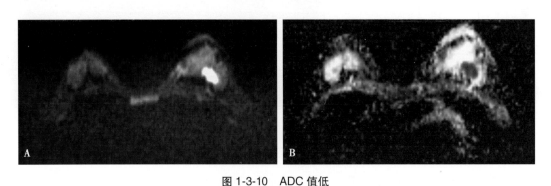

图 1-3-10　ADC 值低

A. 右侧乳腺胸壁前方肿块，DWI 显示弥散受限，呈高信号；B. ADC 值明显降低

11. 线样强化（linear enhancement，LE） 指在增强减影图像病灶呈线样排列，自乳头后方向胸壁走向，在横轴位和矢状位均呈线样走行，线样强化提示导管所属分支的病变异常强化（图1-3-11）。

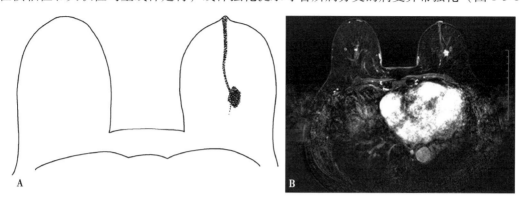

图 1-3-11　线样强化

A、B. 乳头后方见线样强化，强化程度高于周围腺体

（马　捷）

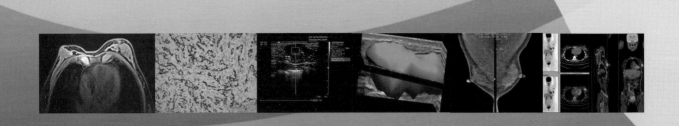

第二章　乳腺的影像技术与查体方法

第一节　乳房的自我检查方法

乳房自我检查是指女性自己对乳房的定期或不定期的自我检查，它有时能及时发现乳房的异常情况，是乳腺体检及定期影像筛查的重要补充。本节就美国癌症协会推荐的三种乳房自我检查方法进行阐述。

一、最佳检查时间

一般乳房的自我检查每月 1 次，检查方法适用于 20 岁以上的女性。有月经的女性的最佳检查时间应在月经来潮后的第 7~10 天（此时雌激素对乳腺的影响最小，生理性乳腺肿胀消退最完全，乳房比较松软，乳腺的轻微异常最容易被发现，病灶的性质也最容易判断准确）；已停经的女性可随意选择一个月的任何一天，定期检查。

二、乳房检查的正确范围

乳腺检查的范围应包括乳腺组织分布的所有区域，还要包括腋窝和锁骨上窝（上到锁骨下，下至第六肋，外侧达腋前线，内侧近胸骨旁）。同时应注意在任何时候都要进行双侧乳房的对比。

三、乳房检查的正确手法

指压循环按摩法：手掌平伸，四指并拢，用最敏感的示指、中指、无名指的末端指腹轻轻触摸，滑动，从乳房上方 12 点（将乳房比作 1 个时钟）开始，用手指指腹按顺时针方向紧贴皮肤作循环按摩检查，每检查完一圈回到 12 点，下移 2cm 做第二圈，第三圈检查，要检查整个乳房直至乳头（检查时手指不能脱离皮肤，用力要均匀，掌握力度为以手指能触压到肋骨为宜，此法被称为指压循环按摩法），如图 2-1-1。

四、美国癌症协会推荐的三种乳房自我检查方法

方法一：淋浴检查法

洗澡时先抹擦沐浴露（沐浴露可使皮肤滑润，这样更容易发现异常）。在沐浴露尚未洗去前，手在湿润的皮肤上移动，将摊平的手轻柔地移动，用一手指指端掌面慢慢滑动，右手检查左乳，左手检查右乳。仔细检查乳房的各个部位及腋窝有无肿块、硬结或增厚。

方法二：对镜自照法

1. 首先面对镜子，双手叉腰，检查时充分暴露两侧乳房，观察乳房的外形。然后将双臂举过头顶，仔细观察两侧乳房的形状、轮廓有无变化；乳房皮肤有无红肿、皮疹、浅静脉怒张、皮肤皱褶、橘皮样改变等异常；观察乳头是否在同一水平线上，是否有抬高、回缩、凹陷，有无异常分泌物自乳头溢出，乳晕颜色是否有改变，如图 2-1-2A。

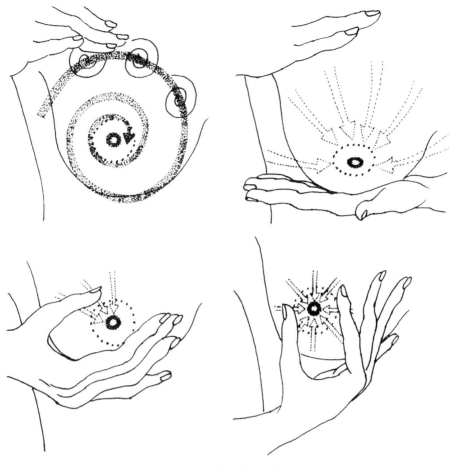

图 2-1-1　指压循环按摩法

2. 立位或坐位检查　首先，将您的左手举起放在头后，再用右手检查左侧乳房（采用指压循环按摩法），如图 2-1-2B。检查完左侧乳房后，将您的右手举起放在头后，用左手检查右侧乳房，检查方法

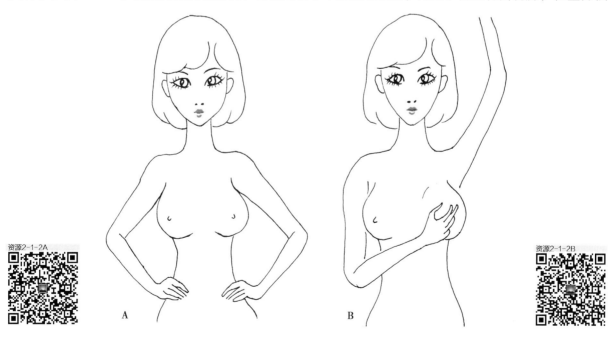

图 2-1-2　立位检查图

同上。但切不可以用手抓捏乳房，因为用手抓捏会将肿块与正常腺体混淆，无法做出正确的判断。常常见有的妇女用手抓捏乳房后，触到有类似肿块的感觉而忧心忡忡增加许多心理负担，因此正确的手法是十分重要的。在您检查完整个乳房后，用示指、中指和拇指轻轻地提起乳头并挤压一下，仔细查看有无分泌物，如果发现有分泌物，则应去医院作进一步检查。

方法三：平卧触摸法

躺下平卧，检查左侧乳房则在左侧肩背部垫一个小薄枕头，将左手枕在头下，可使乳腺组织比较均匀地暴露，便于检查，检查左乳时，右手四指靠拢，放平，轻轻触按乳房，并按一定方向，顺序检查，检查的范围和手法同坐位或立位检查，如图2-1-3。

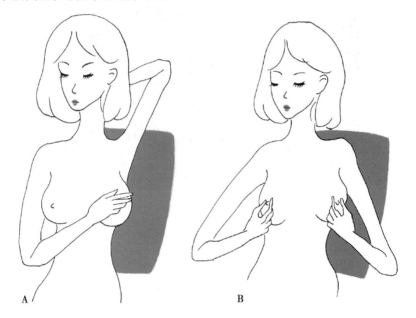

资源2-1-3A　　　　A　　　　　　　　　B　　　　资源2-1-3B

图2-1-3　卧位检查图

五、乳房自我检查需要注意观察的事项

1. 乳房内是否有肿块，如发现乳房肿块，应注意肿块的部位、大小、形状、硬度、表面是否光滑、边界是否清楚以及活动度。轻轻捻起肿块表面皮肤明确肿块是否与皮肤粘连。同时还应检查肿块与深部组织的关系，使胸肌保持紧张状态，若肿块活动受限，则表示肿瘤已侵犯深部组织。

2. 乳头的活动度，应两侧对比检查。了解乳头是否与深部组织或病灶有粘连或固定。

3. 乳头是否溢液，如有乳头溢液，观察溢液性质、颜色，单个乳孔或多个乳孔溢液，并依次挤压乳晕四周，观察溢液来自哪一方向的乳管。

4. 腋窝和锁骨上窝是否有肿大的淋巴结，注意其位置、数量、大小、质地、界限、有无触痛和融合，并确定其活动度。

乳腺癌常见临床表现：无痛性乳房肿块，乳头溢液，乳头凹陷、牵拉向一侧，橘皮征、酒窝征，腋窝或锁骨上淋巴结肿大。如在自查中发现上述问题，须及时就医。

（黄伟年）

第二节　超声技术与伪像

超声检查在乳腺疾病筛查中变得越来越重要，它不仅用于致密型乳腺的疾病筛查、区分囊肿与实质性团块、鉴别乳腺的良恶性病灶，还能引导介入穿刺，已成为乳腺诊断的最常用及有效的工具之一。但是超声影像常伴随着伪像，认识和减少超声伪像的干扰对提高超声诊断的准确性和敏感性有较大意义。

　　理论上任何声像图上都会存在一定的伪像，先进的现代超声诊断仪也无法完全避免，只是伪像的表现形式和程度有所差别。乳腺超声检查中的伪像主要来源于对乳腺正常解剖结构超声表现认识不足，设备仪器调节不当，对超声波物理特性的不了解，以及乳腺内部气体和异物产生的干扰。

　　下面就乳腺声像图中几类常见伪像的特点、鉴别方法加以具体说明。

一、正常解剖组织伪像

（一）肋骨

　　初学者可能会将肋骨误认成实质性的团块。在肋骨的横切面上，肋骨的软骨部分可以被误认为乳腺实质性团块（图 2-2-1A）。鉴别要点在于肋软骨位于胸肌后方，其纵切面细长，而乳腺肿块位于胸肌前方，多个切面均呈团块状（图 2-2-1B）。

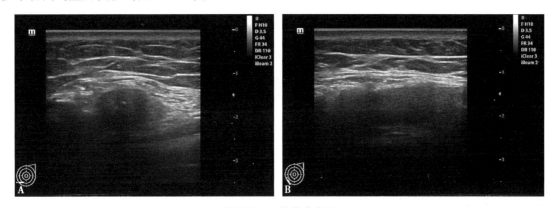

图 2-2-1　肋骨声像图
A. 肋骨横切面声像图；B. 肋骨纵切面声像图

（二）乳头

　　尽管乳头超声图像在实时超声中鉴别并不困难，但在静止图像中，乳头声像图可表现为皮下的低回声实质性团块，并伴有薄包膜和后方回声衰减（图 2-2-2）。乳头在探头下方与否是鉴别此伪像的重要线索。乳头下方组织的超声成像图像，应该成角度或是冠状位去观察，因为乳头内旋转的平滑的肌束，会使后方产生明显的声影，也有助于将它与肿块鉴别。

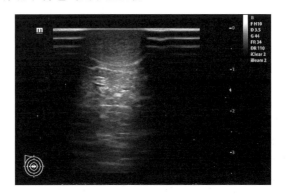

图 2-2-2　乳头声像图

（三）脂肪小叶

　　正常乳腺是由大量的脂肪小叶和致密的纤维导管组织组合而成的。脂肪小叶的横切面上，易被误认为与其他脂肪组织不同的高回声团块（图 2-2-3A）。旋转探头观察，高回声团块与周边正常脂肪组织融合，可以鉴别此伪像（图 2-2-3B）。偶尔，小的脂肪小叶可以呈纤维腺体样回声而与周边的脂肪组织完全独立（图 2-2-3C），这种形态下，很难将其与乳腺内病灶相鉴别，往往需要穿刺活检来确定它的良性来源。

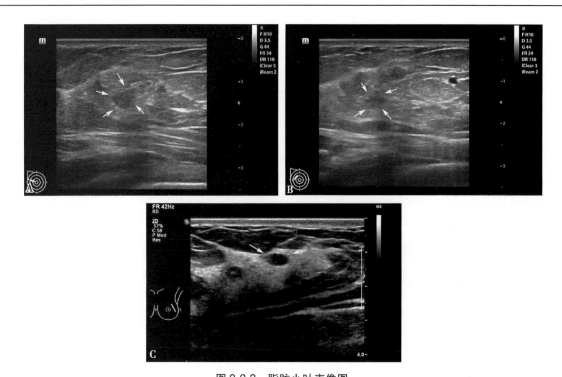

图 2-2-3 脂肪小叶声像图

A. 脂肪小叶横切面声像图；B. 脂肪小叶纵切面声像图；C. 独立脂肪小叶声像图

（四）输乳管

正常乳腺的乳头处汇集 15～20 根输乳管，正常的输乳管直径在 3mm 左右，而扩张的输乳管直径可明显增加。即使在高频率、高分辨率的超声仪器下观察，正常直径的导管在横切面下观察也常常表现为小囊肿回声（图 2-2-4），为避免将其误认为管状的、细长的结构，一定要旋转探头通过乳腺相交平面显示图像。

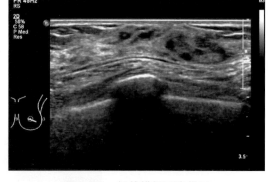

图 2-2-4 导管横切面声像图

二、声影伪像

浸润性乳腺癌经常表现为低回声团块，而团块后方的回声衰减或声影常常是其唯一的特征性表现（图 2-2-5）。正常乳腺内偶然发现的不伴团块的束状声影，通常是正常乳腺内的纤维悬吊韧带——库珀韧带。虽然库珀韧带的后方声影通常是暗淡和狭窄的（图 2-2-6），但有时也很难与低回声恶性肿瘤的后方声影相鉴别，此时可以通过探头缓慢加压和（或）改变探头角度来加以鉴别。

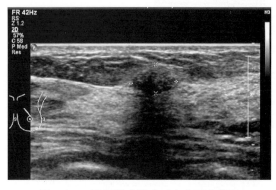

图 2-2-5 浸润性乳腺癌后方声影声像图

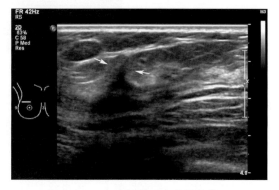

图 2-2-6 库珀韧带后方声影声像图

另外，乳腺皮肤与探头间接触不紧密，可以产生自皮肤处向下的短线样、具有固定间距的特征样声影（图 2-2-7）。手术后的瘢痕也可以产生无固定边界的大量声影（图 2-2-8），有时很难鉴别在手术区域的异常声影，是由术后残留或是复发引起。

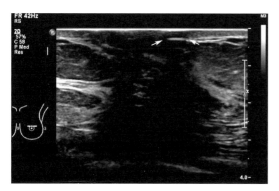

图 2-2-7　乳腺皮肤与探头间接触不紧密声像图

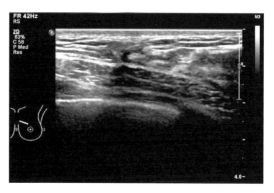

图 2-2-8　手术后瘢痕声像图

三、超声物理特性和仪器调节伪像

（一）侧边声影

尽管团块后方声影是恶性肿瘤的特征表现之一，但切勿把团块两边的细线样声影误认可疑征象。这种侧边声影是由团块边界对周边声束的复杂的吸收和折射联合作用产生的，在囊肿、良性团块和恶性实质性肿块中都可以被观察到，没有诊断意义。通过加压或改变超声束入射角度可以减低或去除此种伪像。

（二）混响伪像

混响伪像通常在超声声束与组织界面垂直时出现，由探头与组织界面之间反射回来的超声波束与前向的超声波束，形成平行线状反射波，呈等距离多条回声，回声强度依深度递减。混响伪像会在囊肿的表层面形成实质性或混合伪像，典型的混响伪像很容易辨认，不典型的混响伪像可以通过以下方法来加以鉴别：①加压探测，可见多次反射的间距缩小，减压探测又可见间距加宽；②适当侧动探头，变换超声入射角度，可减少混响伪像；③将探头适当侧动，并适当加压，可观察到反射的变化。

（三）厚度伪像

厚度伪像亦称部分容积效应伪像，是因超声束较宽，即断层扫描时厚度较大引起。这种伪像会使断层厚度（通常为 1~1.5mm）内的回声图像叠加显示在一幅超声图像上，厚度伪像可以在单纯囊肿的无回声中出现低回声，呈混合回声图像。也可使超声引导下穿刺时，出现穿刺针头假入病变团块的情况。此时可以旋转探头通过正交平面显示图像或侧动探头改变超声入射角度来加以鉴别。

（四）旁瓣伪像

旁瓣伪像是由主声束以外的旁瓣反射造成，在钙化等强回声两侧出现"批纱征"或"狗耳样"图形，就是旁瓣伪像。旁瓣伪像在有些低档的超声仪器和探头的使用中出现较多，主要使图像的清晰度变差。

（五）后方声影

超声扫描成像中，当声束遇到强反射或衰减程度很高的物质（如瘢痕、钙化）时，在其后方出现条带状无回声区即声影。乳腺内瘢痕或钙化通常出现边界清晰的声影，乳腺内气体或胶质沉着的彗星尾征多伴随边缘模糊的声影。相应的在彩色多普勒超声图像中，其会表现为典型的"闪烁样"彩色血流信号。

（六）后方回声增强

超声声束通过对其吸收较少的组织或病变时，后方回声超过同深度的邻近组织的回声，即后方回声增强。利用后方回声增强，通常可以鉴别液性与实性病变。一些内部回声较均匀一致的低回声病变后方回声也可表现为增强回声，但其增强幅度较囊性回声为小，此时可以通过加强增益观察内部回声和（或）利用多普勒超声寻找病变内血流信号来加以鉴别。

（七）灰阶增益

灰阶增益的设置决定了反射声波信号的强度。如果增益过高，单纯的囊肿可以表现成混合回声或是实质性团块，周边组织也会表现为不适当的回声。灰阶增益是依据不同的组织类型和超声仪器，通过测算分贝来调节的，适当的灰阶增益下，囊肿内的液性回声应表现为黑或无回声，乳腺组织内的脂肪小叶应能从黑灰与亮灰之间鉴别出来。

（八）动态范围

动态范围的设置决定了超声系统能探查到的回声信号强度范围。回声信号强度是指超声仪器显示屏所能显示的灰阶数，其直接影响对比分辨率。动态范围设置过低而致对比度增加，会使实质性团块回声信号强度过低，显示为黑或无回声，表现为单纯囊肿回声。动态范围设置过高而致对比度过低，会无法分辨微小团块与周边脂肪小叶回声。

（九）焦点位置

超声声束在一个窄小的范围中有着最好的分辨率，可任意设定深度的焦点位置决定了超声声束最好分辨率的位置。因为超声声束的扩散，在焦点位置外的声像图分辨率会减低，所以焦点位置应设定在观察组织处，如果设定不适当，可能致使微小团块显示不清，边界模糊，或是单纯囊肿内出现容积效应而显示为内部有实质性回声。

（十）多普勒震动伪像

由于乳腺与探头之间的相对运动而产生的血流信号，即为彩色多普勒震动伪像。此现象可以在正常乳腺组织或病变组织内显示弥漫丰富的血流信号。典型图像较容易鉴别，因为病变团块的震动较正常乳腺组织幅度小，因此团块内可无震动伪像，而周边正常乳腺组织充满彩色多普勒震动伪像，该征象有助于辨别乳腺组织中的团块回声，并嘱病人固定体位并停止讲话，必要时配合屏气可消除此伪像。

（十一）多普勒增益

多普勒增益的设置决定了血流信号的丰富程度。彩色增益过高，血流信号会过强，血流溢出血管壁外，产生血流信号过于丰富伪像。彩色增益过低，血流信号受抑制，原本有血流的病变组织会表现为无血流信号。适当的彩色增益下，病变内的血液流动可以显示为相应的血流信号（流速的快慢可以被血流信号的明暗所反映），血流信号的范围不超过血管的范围。

四、空气和异物伪像

（一）异物

异物在乳腺超声图像中可以有多种不同的表现。例如埋藏在乳腺处的中心静脉导管的涤纶材料，可以表现为实质性团块样致密回声并伴后方声影。超声声像中的异物图像可以通过联合乳腺 X 线成像加以鉴别。少数情况下由于乳腺内植入物包膜的破裂，外露的硅树脂可以表现为囊肿样回声或是伴后方回声增强的实质性低回声团块。此现象可以通过辨认声像后壁后方的平行短线样回声而加以鉴别。

（二）气体

经皮穿刺过程中，因气体会被引入到乳腺实质内，从而造成一些伪像，尤其是在超声引导下的活检穿刺时，可能沿针道引入相当量的气体进入乳腺，这些气体可大幅遮挡针头回声。实际上，当针头因为气体的遮挡而几乎不能被观察到时，针头不得不从乳腺组织中抽出而从避开空气的第二点重新穿入，达到在超声引导下组织活检过程中同时观察团块和针头回声的目的。可以通过局部麻醉前，清除所有管道和针头内的气体而使导入气体的影响最小化。

活检结束抽出活检针后，残留在内的气体表现为细线样回声，这样的声像图表现很像针头仍保留在乳腺组织内。当抽出针头后需要再次穿刺活检时，很难将实际的穿刺针声像与之前的针道气体声像区分开。快速的前后移动针头可以将两者相鉴别。

五、结论

为避免不必要的活检和减少对乳腺癌的漏诊，超声医生需正确识别超声伪像。相对静态超声图像而言，实时超声下伪像更容易被鉴别，有些正常解剖结构能产生特有的超声伪像。了解正常乳腺结构的超声表现，懂得适当调节仪器设备，在常规乳腺检查中使用正交两平面进行声像图辨识，都有助于减少伪像造成的干扰。

（李 剑）

第三节 乳腺X线摄影检查技术

乳腺X线摄影检查（mammography，MG）是临床最常用的乳腺影像学检查方法。随着妇女乳腺癌发病率的不断增高，X线摄影检查作为乳腺癌筛查的主要手段已得到广泛的认可，乳腺X线摄影成为临床应用最广泛的软X线摄影技术，是目前早期发现、诊断乳腺癌的最有效和可靠的方法，尤其对于临床不可能触及的、以微小钙化为唯一表现的早期乳腺癌具有特征性的诊断价值；对于彩超无法辨别的乳腺钙化进行准确的判断与鉴别。本节主要阐述乳腺X线摄影检查的技术和方法。

乳腺X线摄影作为一种相对无创性的检查方法，可以观察各种生理因素（如月经周期、妊娠、哺乳、经产情况及内分泌改变等）对乳腺结构的影响，并作动态观察；比较可靠地鉴别出乳腺的良性病变和恶性肿瘤；可发现某些癌前期病变，并进行随访摄片观察；对于乳腺癌病人放疗、化疗后的病变情况进行随访检查，观察疗效，并对健侧乳房进行定期监测。

一、乳腺X线摄影检查技术常见适应证与禁忌证

（一）适应证

1. 各年龄段妇女各种乳腺良、恶性疾病诊断和鉴别诊断，包括早期乳腺癌的诊断和癌前病变的检出。

2. 健康妇女人群乳腺体检及乳腺癌筛查，是乳腺癌筛查的首选检查方法。

3. 乳房出现各种疼痛不适、乳头溢液、肿块等表现时，均应进行乳腺X线摄影检查。

4. 乳腺良、恶性肿瘤的术前诊断和术后追踪观察。

5. 妇女乳房外科整形手术（包括隆乳手术、不对称乳房的整形术、乳房紧实术等）的术前检查，尤其是年龄在35岁以上妇女。

6. 乳腺发育情况及妇女各个生理阶段腺体变化情况的判断。

7. 绝经期后，妇女激素替代治疗后乳腺变化情况的追踪。

（二）禁忌证

数字化乳腺钼靶检查基本上没有禁忌证，年轻女性及孕妇通常不建议行乳腺X线摄影检查，除非怀疑恶性钙化且不能用其他检查方式替代。6个月内准备妊娠的妇女也不宜行此检查。

二、检查前准备

1. 检查前的准备工作 检查前认真阅读临床医生提出的申请内容和目的，详细询问病人的病史和临床表现。去除胸前的金属异物，如项链等。不要在胸前涂抹外用的药液及护肤品，以避免出现伪影。

2. 医患交流 主动与病人沟通，详细说明检查方法及流程，告知摄片压迫可能带来的疼痛与不适，消除病人的恐惧心理，用舒适的语言，轻便的动作，让病人解除心理顾虑，消除紧张情绪，使之能更好地配合检查。

3. 检查过程 摆位时需病人配合完成一些摄片动作，如在操作中为减少盲区，病人需双肩尽量放松；下颌部稍抬高后仰，避免头部伪影；当病人对侧乳腺组织有遮挡时，嘱其用手将对侧乳腺移出投照

区；摆好摄片体位后叮嘱病人尽量不要移动身体。

4. 重视个人隐私的保护。

三、乳腺 X 线摄影检查技术的压迫成像技术

正确的压迫是保证乳腺摄影质量的重要因素，是乳腺摄影所特有的技术。压迫成像技术可以减小乳腺厚度，降低曝光剂量，减少散射线，提高影像分辨率及图片对比度。同时适当加压固定乳腺，可使乳腺各解剖结构充分分离，减少产生运动模糊的概率，提高影像清晰度和病灶的检出率。一般将被检者乳腺被压迫的最大程度和被检者可以耐受的压力作为适当压力。压迫时应缓慢渐进，以病人能够忍受不致疼痛为限度；压迫后的乳房皮肤紧张但不会出现凹陷。

四、乳腺 X 线摄影检查技术的标准体位和方法

标准的乳腺 X 线摄影检查体位包括双侧乳房的内外侧斜位，首尾位的 X 光摄片，共 4 次曝光。

（一）内外侧斜位

内外侧斜位（medio-lateral oblique，MLO）是显示一侧乳腺组织最佳的体位（图 2-3-1A、图 2-3-1B）。

1. 摄影方法

（1）机架倾斜 30°~60°，一般 45°，肥胖者或乳房较大者可选小角度，而瘦小者或乳房较小者可选大角度。使摄影平台与胸大肌平行，以利于乳腺组织最大限度地显示于成像区域。X 线束方向从乳腺的上内侧射向下外侧。

（2）病人受检侧上臂抬高并尽可能向前伸，手放在机器手柄上，使腋窝部充分暴露（显示腋下淋巴结）。照片应包括乳腺、胸大肌和腋窝前部。

（3）向上向外牵拉乳腺，使乳腺离开胸壁并平展于摄影平台上，以避免组织影像的相互重叠。

（4）用手承托拉伸乳腺，并使其展平，乳头要成切线位。脚踩压迫控制器，压迫板接触乳腺后开始缓慢地压迫，直至有足够的压力使乳腺压至扁平。从乳腺下皱褶到腋窝的整个乳腺都应该位于照射野内。中心线：经乳腺内侧垂直入射探测器中心，并嘱被检者不动，为防止呼吸导致体位移动，一般都采用屏气曝光。

（5）曝光条件：依乳腺各发育期的特点而定。

1）青春期乳腺组织间对比度低，一般用 35~40kV、80~90mAs；

2）发育期（包括妊娠期）乳腺变化较大，一般用 35kV、120~150mAs；

3）哺乳期乳腺发育完全，有乳汁积存，密度增高，摄影时尽量将乳汁排空，选择较大曝光条件；

4）有哺乳史，乳腺处于静止稳定状态，一般用 28~32kV、40~50mAs；

5）老年妇女一般适用 25~30kV、30~40mAs；

6）曝光结束后，压迫器缓慢地自动离开。

2. MLO 体位乳腺摄影检查照片的标准（图 2-3-1）

（1）胸大肌显示充分，且延伸至或低于后乳头线，乳腺后脂肪间隙显示清晰；

（2）乳头无下垂，呈切线位显示（应在保证尽可能多地显示乳房组织的前提下，必要时可额外补摄一体位来显示乳头）；

（3）乳房被推向前上，乳房下皱褶打开没有重叠，乳腺实质充分展开且没有运动模糊及伪影，绝大部分乳腺实质显示在片中；

（4）乳腺尾叶区及腋下充分包括且显示清晰；

（5）压迫适当，使得纤维腺体组织完全分离，充分显示腺体后脂肪组织；

（6）无皮肤皱褶。

（二）首尾位

首尾位（cranio-caudal，CC）又称轴位或上下位，首尾位对显示乳腺内侧组织十分必要，同时应尽可能多地包含乳腺外侧组织。

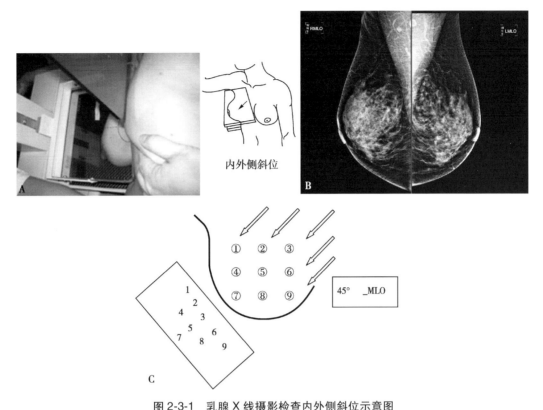

图 2-3-1　乳腺 X 线摄影检查内外侧斜位示意图

A. 乳腺内外侧斜位（MLO）摄影示意图；B. 乳腺内外侧斜位（MLO）

照片示意图；C. 乳腺内外侧斜位（MLO）摄影示意图

1. 摄影方法

（1）调整平台高度，使之与乳腺下皱褶平齐。

（2）操作者轻轻将乳腺组织牵拉远离胸壁，且将乳头放在摄影平台中线。

（3）病人头转向对侧，身体靠向摄影平台。对侧手握住乳腺机的手柄，嘱受检者肩部放松，使乳腺组织最大限度暴露在摄影平台上。

（4）脚踩压迫控制器，压迫板接触乳腺后开始缓慢地压迫，直至有足够的压力使乳腺压至扁平。在压迫乳腺的同时用手向前平展外侧乳腺组织，以减少皮肤皱褶，尽量使乳腺拉伸展平。中心线：自上而下，经乳腺的上方垂直入射探测器中心。为防止呼吸导致体位移动，一般都采用屏气曝光。

（5）曝光条件：同内外侧斜位（MLO）。

（6）曝光结束后，压迫器缓慢地自动离开。

2. CC 体位乳腺摄影检查照片的标准（图 2-3-2）

（1）乳房在片子中央，乳头位于切线位并位于整个影像中心，与乳腺组织无重叠；

（2）乳腺实质充分展开，没有乳房皮肤皱褶、运动模糊及伪影；

（3）乳腺内侧组织显示充分，同时尽可能多地包含外侧组织；

（4）压迫适当，使得纤维腺体组织完全分离，充分显示腺体后脂肪组织；

（5）CC 位与 MLO 位的后乳头线差距在 1cm 内。

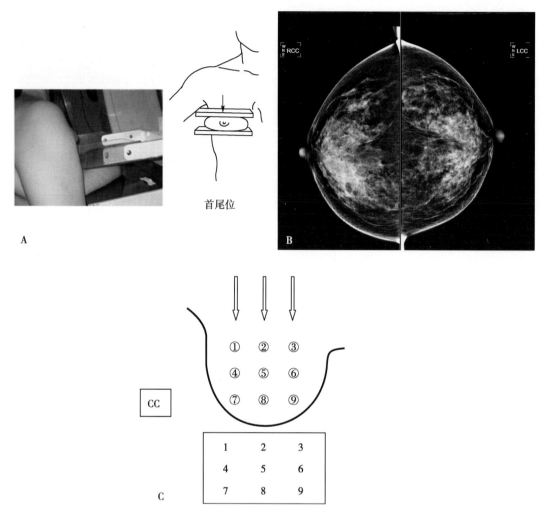

图 2-3-2 乳腺 X 线摄影检查首尾位示意图

A. 乳腺首尾位（CC）摄影示意图；B. 乳腺首尾位（CC）照片示意图；C. 乳腺首尾位（CC）摄影示意图

五、乳腺 X 线摄影检查的补充体位

乳腺 X 线摄影检查除常规标准体位（MLO 和 CC）外，有时还需投照 90°侧位等补充体位，需要根据病变的所在部位来确定相应的摄影体位。

1. 90°侧位 90°侧位是最常用的附加体位（图 2-3-3），根据 X 线穿透方向的不同分为内外方向侧位（ML）和外内方向侧位（LM）。在常规 MLO 和 CC 位检查中发现异常时，90°侧位作为补充摄影检查使用。90°侧位与标准体位结合成三角形来确定乳腺病变的定位。90°侧位也可用来证实重力依赖性钙化（如含钙化奶块、奶粒）或液体。

摄影方法：将摄影架转成 90°，使被检者的手臂抬高 90°并放在摄影支架上，将乳腺组织和胸大肌拉向前方内侧，向上托起乳腺，固定在摄影平台上，调整支架与摄影平台，使乳腺在曝光区中心，然后进行加压。确认位置正确后曝光。

2. 定点压迫位 定点或锥形压迫是一种较多应用的简单技术，通常结合小焦点放大摄影来提高乳腺细节的分辨率，有助于发现病变，更好地观察病变组织与正常组织之间的关系。

3. 放大位（M） 放大位可精确地观察病灶密度或团块的边缘和其他结构，有利于对良恶性病变进行区分，更好地显示钙化点的数目、分布和形态。所用的 X 线管焦点不超过 0.2mm，以消除物体、胶片距离增加导致的几何模糊的影响。

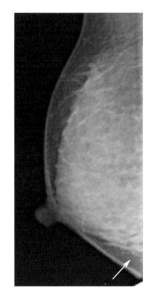
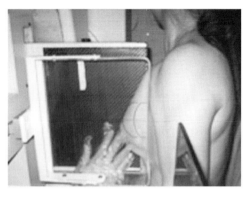
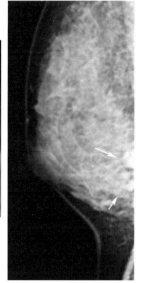

内侧旋片

外内侧位(LM)

图 2-3-3　乳腺 90°侧位示意图

4. 夸大头尾位（XCCL）　夸大头尾位能显示乳腺外侧部分的深部病变。病人的起始体位如同常规的 CC 位，在提升完乳腺下皱褶后，转动病人直至乳腺的外侧位于摄影平台上。如果肩部稍微挡住了压迫器，可使支架向外侧旋转 5°角，以保证压迫器越过肱骨头。

5. 乳沟位（CV）　乳沟位（双乳腺压迫位）是用于显示乳腺后内深部病变的体位。病人的头转向对侧，操作者站在受检者背后，弯曲双臂环抱病人，双手承托受检者双侧乳腺，提升乳腺下皱褶，且将双乳腺放在摄影平台上。向前牵拉双侧乳腺的所有内侧组织，以便乳沟成像。

6. 切线位（TAN）　此技术用于明确显示乳腺照片中被高密度腺体组织包围而模糊不清的明显病变。通过 C 形臂的旋转和病人的转动，使 X 线束与明显的肿块呈切线。用于直接位于皮下脂肪之上的明显肿块，通常能明确显示病变。

7. 人工（植入物）乳腺成像　人工乳腺的成像常规采取头尾位和内外斜位，需要手动设置曝光参数，一般为 28~34kV，80~90mAs。压迫程度受植入物的可压迫性限制，压力控制在 5~15 磅，以病人最大耐受程度为准。

六、乳腺 X 线摄影检查的注意事项

1. 在病情允许的情况下，病人应根据月经周期的变化选择适当的摄片时间。检查最佳时间是月经来潮后的 1 周左右。

2. 为了确保图片清晰，检查当天不要在身上擦爽身粉，以免造成伪影。

3. 乳腺照片的所有标记尽量远离被摄取的乳房。摄片时应注意两侧同时投照，每一侧均进行内外侧斜位及首尾位投照，以便读片时两侧进行比较，准确判断病变性质及病变部位，同时也有利于隐匿性乳癌的检出。

4. 乳腺摄影要加压，适当的压迫位于组织紧张和不致疼痛的范围内，这对于保证高质量的乳腺摄影检查是很重要的。哺乳期的乳房投照前要用吸奶器将乳汁吸尽，有利于均匀投照。

5. 乳腺 X 线摄影检查要求病变部位明确包括在胶片内，且病变部位尽可能贴近胶片，要注意压迫板边缘应贴着胸壁向下压迫，尽量包全乳腺基底部组织。

6. 乳腺 X 线摄影检查应根据病人的生理特点采用相应的摄影体位、曝光条件，方能投照出高质量的乳腺组织图像。

7. 妇女早期乳腺癌普查是非常重要的。35 岁以上，尤其是对于高危人群，要定期进行乳腺体检和筛查。

（胡丽霞）

第四节　乳腺 MRI 检查技术

优质的乳腺 MRI 图像要求能够清晰地显示解剖和病理结构，提供足够的诊断信息，如形态特征、动态增强曲线（time intensity curve，TIC）、ADC 值、总胆碱值等，合理的乳腺 MRI 成像扫描序列和参数非常重要。目前尚无国际公认的 MRI 检查技术规范化扫描操作规程，而检查技术的程序化能够以最短的扫描时间提供最优的诊断信息以满足临床的需要。以下主要阐述乳腺检查技术的程序化，即多种序列结合的程序化扫描方案。

乳腺 MRI 诊断的准确性很大程度上有赖于检查方法是否恰当，所用的扫描成像序列及技术参数是否合理。目前，由于各医疗机构所用的设备及磁场强度不同，乳腺 MRI 检查方法亦不尽相同，所以难以制定统一的方法。本节就乳腺 MRI 检查的主要技术及方法进行阐述。

（一）检查前准备

1. 最佳检查时间，即在病情允许的情况下，对乳腺磁共振的检查尽量安排在月经周期第 7~14 天进行。

2. 仔细阅读申请单，即接诊时核对病人一般资料，明确检查目的和要求。

3. 体外金属物，即在进入检查室之前，除去病人身上一切能除去的金属物品，以免引起伪影及对物品的损坏。

4. 告知病人检查时需注意的事项，即嘱咐病人认真阅读检查注意事项，告诉病人扫描时不得随意运动，平静呼吸，若有不适，可通过话筒或报警器和工作人员联系；并为病人提供耳机或降噪耳塞，保护病人听力。

5. 对有焦躁不安及幽闭恐惧症病人，应给适量的镇静剂或麻醉药物。

（二）常见适应证与禁忌证

【适应证】

1. 诊断与筛查，对 X 线摄影或超声影像诊断困难，不能确定性质的乳腺病变，可考虑磁共振检查。

2. 术前评估

（1）确定乳腺病灶的范围；

（2）排查单乳多发、双乳多发病灶；

（3）显示病灶对周围组织的侵犯。

3. 治疗评估

（1）保乳术后评价：乳腺癌保乳手术及放疗后的随访，鉴别瘢痕、肿瘤残留、复发；

（2）新辅助化疗评价：可以监测新辅助化疗的乳腺癌病灶，对其在化疗前，化疗中及化疗后对化疗反应性的进行评估；

（3）假体植入术后评价：有助于评价假体植入的完整性并鉴别触诊肿块来源。

4. 高危人群的筛查，即有明显的乳腺癌家族史或 *BRCA1/2* 基因携带者。

5. MRI 引导下的乳腺活检。

【禁忌证】

1. 妊娠期妇女，妊娠期妇女（特别是妊娠三个月内）不适宜行乳腺 MRI 检查。

2. 金属植入物，了解体内是否有金属异物，如心脏装置有起搏器，人工心脏瓣膜，外科动脉瘤夹等。

3. 药物过敏史，了解病人是否有特殊药物过敏史。

4. 检查时间，月经前后一周左右不宜进行 MRI 检查。

5. 体外金属物，嘱病人去除所有金属物品，包括乳罩及金属裤口的裤带等。

6. 幽闭恐惧症，患有幽闭恐惧症的病人不适宜行乳腺 MRI 检查。

（三）磁场和线圈

【磁场】

乳腺 MRI 检查必须采用专门的乳腺相控阵线圈。推荐采用磁场非常均匀的高场强（1.5T 及以上）MRI 机上进行，同时采用并行采集技术，可以实现双侧乳腺同时成像。

【线圈选择】

乳腺专用表面线圈：乳腺线圈的主要功能是提高 MRI 成像的信噪比（signal to noise，SNR）。由于乳腺位置表浅，应用表面线圈将比体线圈具更高的信噪比。双侧乳腺表面线圈应用较为广泛，其最大的优点是可以同时观察双侧乳腺，提高了工作效率。近年问世的双侧乳腺相控表面线圈，可以获得较好的信噪比和脂肪抑制效果，在行双侧乳腺扫描时，可采用512×512 高分辨率矩阵，显示病变更为清晰。乳腺专用表面线圈如图 2-4-1。

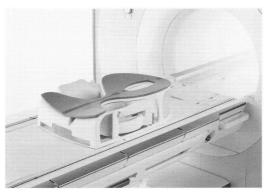

资源2-4-1

图 2-4-1　乳腺专用表面线圈

（四）MRI 造影剂的应用

目前临床上最广泛的顺磁性造影剂是 Gd-DTPA，其结构为化学的稀土元素钆（Gadolinium，Gd）与二乙烯三胺五乙酸（DTPA）螯合成相对稳定、无毒性的化合物。作用机制是通过缩短其周围的 T_1 和 T_2 值，从而改变了局部组织的磁环境而产生间接增强效应，临床上常用 T_1 加权像进行增强扫描。Gd-DTPA 在乳腺 MRI 检查中，极大地提高了检测乳腺良恶性病变的特异性和敏感度，特别对乳腺良恶性的病变的鉴别有重要价值。乳腺 MRI 增强扫描剂量于头、颈及其他部位增强扫描不同，造影剂用量较大。目前多采用 0.2mmol/kg 左右剂量的 Gd-DTPA，经外周静脉团注的方式进行乳腺增强 MR 扫描。

（五）检查体位及扫描范围

【体位设计】

检查体位：摆位是影响图像质量的关键因素，被检者应着宽松的衣装，乳腺 MRI 扫描一般采用俯卧位，双乳自然悬垂入线圈中心的孔洞内，双上肢自然放在身体两侧或伸直过头舒适的放在头的两侧，前额低至线圈之下以保证上胸部贴紧线圈。手探或视线观察胸骨位于线圈中线上；侧面观察双乳头与水平面垂直；手探及乳房周围，确保所有腺体组织位于线圈内，皮肤与线圈之间没有皱褶。病人的背部可考虑用外固定带固定，减少呼吸运动影响，嘱病人保持一个舒适的姿势降低运动伪影的可能性，并提供耳机或降噪耳塞，保护病人听力；由于乳腺扫描时间比较长，嘱病人保持耐心（图 2-4-2）。

【扫描范围】

扫描范围应该包括双侧乳腺及腋窝区。因横断面能进行双侧乳腺同时成像，为扫描基本体位。矢状面有利于 Cooper 韧带、乳腺导管走行、腋窝淋巴结等的显示，是横断面扫描的重要补充。因此，至少需 2 个体位，可取长补短且更准确定位病变，尤其是矢状面和横断面相结合。

横断面及矢状位扫描定位方法如图 2-4-3、图 2-4-4。

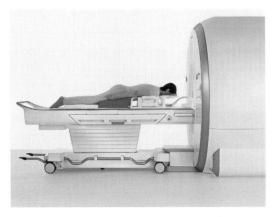

资源 2-4-2

图 2-4-2　检查体位照片示意图

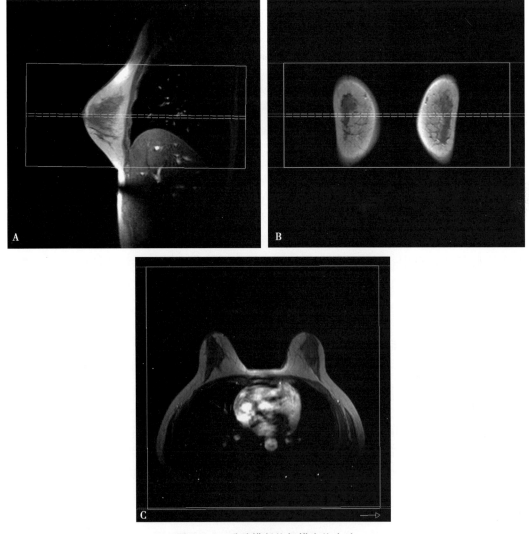

图 2-4-3　乳腺横断位扫描定位方法

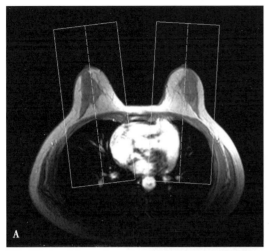
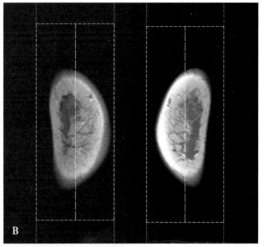
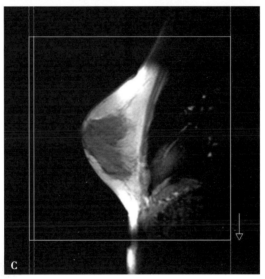

图 2-4-4 双侧乳腺矢状位扫描定位方法

（六）推荐脉冲序列及推荐选择使用的原则提要

【原则提要】

由于设备的硬件和软件条件不同，尚无进行乳腺 MRI 检查的标准序列。但是在制定标准化扫描序列时，应遵循以下主要原则：①T$_1$WI 和 T$_2$WI 序列提供组织信息特征；②DWI 序列提供水分子弥散信息，了解细胞密度；③动态增强序列提供形态学特征及血流动力学特征；④MRS 序列提供代谢特征。

【推荐的脉冲序列】

1. 非脂肪抑制的 T$_1$WI 序列有利于观察乳腺脂肪和腺体的解剖分布，了解病变组织 T$_1$ 值及与正常腺体组织之间的关系，非脂肪抑制的 T$_1$WI 序列扫描可作为选项（图 2-4-5A）。

2. T$_2$WI 序列 有助于囊肿、导管扩张及含黏液的纤维腺瘤和黏液腺癌的显示，并可以了解病变组织的 T$_2$ 值（图 2-4-5B、图 2-4-5C）。

3. 高空间分辨率快速动态增强序列 乳腺动态扫描序列最好包括平扫一次及注射含钆对比剂后五次扫描，总扫描延迟时间以 6~7 分钟左右为宜。为了进行病变的形态学评估，需要获得高空间分辨率图像，动态增强序列图像采集时层面内空间分辨率应达到亚毫米（小于 1mm）；为了评估动态增强特性，获取病灶血流动力学方面信息，也需要合适的时间分辨率，动态扫描单次时间应在 1 分钟左右比较合适。

4. DWI 序列 为获取水分子弥散信息，了解病灶细胞密度。弥散加权通常同时进行低 b 值和高 b

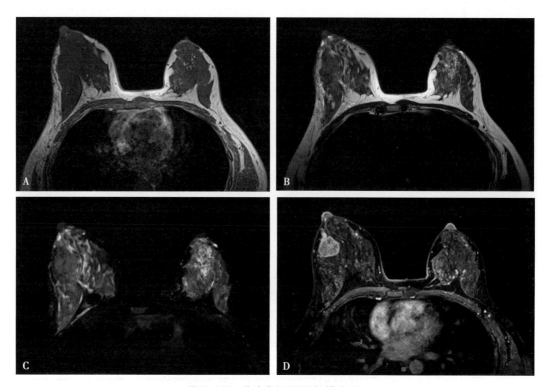

图 2-4-5 乳腺常规 MRI 扫描序列
A. 抑脂的 T_1WI；B. T_2WI；C. 脂肪抑脂 STIR；D. 增强后抑脂 T_1WI

值扫描，由于设备不同难以统一，在获得足够的图像质量（空间分辨率、信噪比等）的情况下，综合考虑弥散加权高 b 值取 $800\sim1000s/mm^2$ 比较合适（图 2-4-6）。

5. 氢质子磁共振波谱成像（^{1}H-MRS）序列 获取乳腺病灶内部的生化信息（图 2-4-7）。

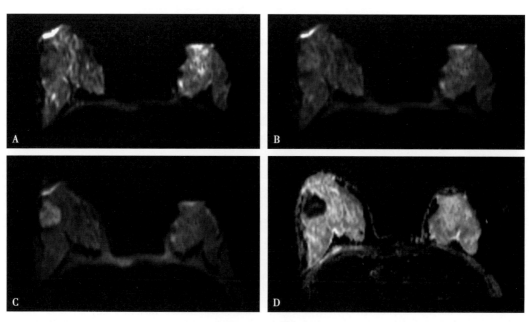

图 2-4-6 弥散加权
A. b 值 = 50；B. b 值 = 400；C. b 值 = 800；D. ADC 图

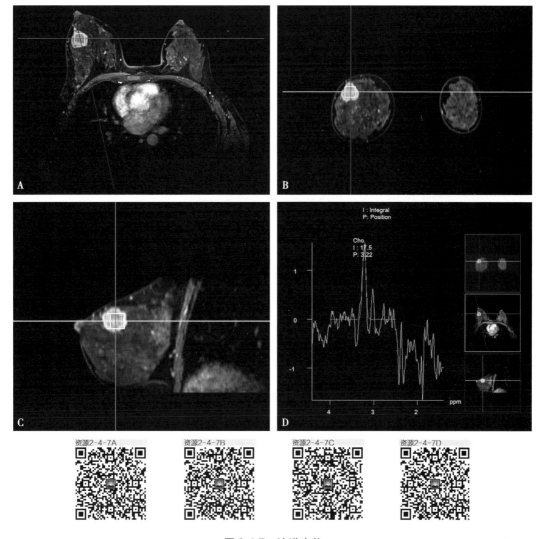

图 2-4-7　波谱定位

A. MRS 轴位；B. MRS 冠状位；C. MRS 矢状位；D. 乳腺^{1}H-MRS 谱线

（七）乳腺常规扫描序列与参数（表 2-4-1）

表 2-4-1　乳腺常规扫描序列与参数

序列	方位	TR（ms）	TE（ms）	层厚（mm）	层间距（mm）	NEX	相位编码方向
定位	三平面						
T_2_STIR	轴位	4000	54	4	1	2	左右
T_2WI	轴位	4800	107	4	1	1	左右
T_1WI	轴位	6.0	2.4	4	1	1	左右
弥散加权	轴位	5700	59	4	1	2	前后
三维动态增强	轴位	4.6	1.6	1	0	1	左右
三维延迟	矢状	5.2	2	1	0	1	头足
MRS		1500	100	（三维像素体积 15mm×15mm×15mm）			

（八）乳腺 MRI 的标准程序化扫描方案

【平扫】

1. 三平面定位扫描。

2. 横断位脂肪抑脂 STIR 序列或横断位 T_2 加权抑脂扫描序列扫描。

3. 横断位 T_2 加权序列扫描。

4. 横断位非抑脂的 T_1 加权序列扫描。

5. 横断位弥散加权序列扫描。

【增强】

6. 动态增强扫描采用横断三维抑脂成像 T_1 加权序列扫描。

动态增强扫描的具体过程：

扫描前的准备：预先在病人上臂建立静脉通道，留置带三通的长导管，三通的另两端分别接 20ml 生理盐水和 0.2mmol/kg 剂量的造影剂，对比剂采用 Gd-DTPA；同时设置好动态扫描序列，扫描范围包括整个乳腺。采用三维横断位 T_1 抑脂成像序列进行动态增强扫描。

具体方法：共扫描 6 次，注射对比剂前先扫描蒙片（第一次扫描），嘱病人保持原体位不变，扫描蒙片后，中间暂停 20 秒，暂停开始后立即采用高压注射器团注造影剂（对比剂注射速度为 3ml/s，然后用 20ml 生理盐水冲洗导管内残留造影剂）。20 秒暂停结束后，连续扫描 5 次，每次三维动态序列扫描时间为 1 分钟左右，动态增强总时间为 6~7 分钟。扫描结束后所有序列图像均传至工作站，根据需要绘制时间-信号强度曲线或进行减影、MIP（最大强度投影）及 VR（容积）重建（图 2-4-8）。

7. 增强后的横断位抑脂 T_1 加权扫描（图 2-4-5D）。

8. 矢状位三维抑脂 T_1 加权双侧乳腺扫描。

9. 自旋回波法的单体素点分辨波谱分析（PRESS），选择使用。

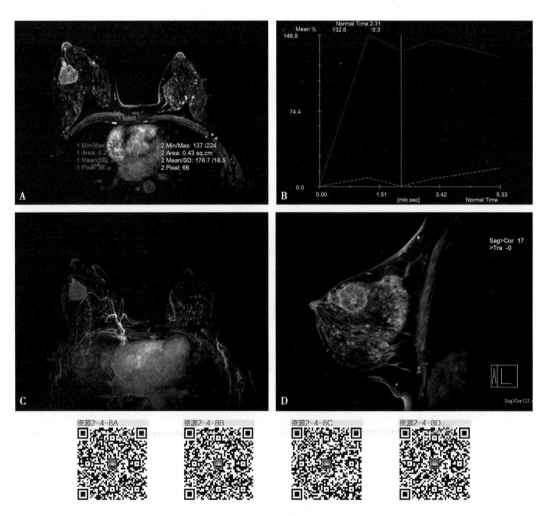

图 2-4-8　乳腺 MRI 增强后处理技术

A. 可见肿瘤明显早期强化；B. 时间-信号强度曲线；C. MIP（最大强度投影）；D. VR（容积）重建

（九）乳腺扫描技术的注意事项

1. 扫描时除应用乳腺表面线圈外，最好用外固定带固定，来减少序列采集过程中病人的呼吸运动伪影。

2. 值得强调的是乳腺 MRI 的各扫描脉冲序列，特别是平扫及增强前后采集的图像均需注意扫描参数位置的一致性，以利于在图像诊断时对可疑病变处，能够在同一层面上进行对比分析，这一点非常重要。

3. 脂肪抑脂　脂肪抑脂的效果关键在于匀场的过程中脂肪峰是否充分饱和。对于过小和过大的乳房，自动匀场常不能达到理想的效果。这种情况需要技师手动匀场。为了在临床工作中保证脂肪抑制的效果，操作技师需要接受一定的技术培训和具有高度的责任心。

4. 平扫图像质量确认　平扫序列图像有时可能存在抑脂不良、摆位不当等问题，如果不及时发现会直接影响到动态增强图像的质量，对诊断造成无法弥补的损失。因此需要在增强扫描启动前认真观察平扫图像，是否存在脂肪抑制明显偏差，双乳摆位是否正确，扫描范围是否完全等等，以便有机会在对比剂注入之前采取措施进行修正以获得满意的增强图像。

5. 增强效果的保证　高压注射器工作时由于速度快或压力大偶尔出现对比剂外渗或针头脱出，如不能及时发现会造成无有效对比剂进入体内而检查失败。护士在留置针头时需要用 10ml 生理盐水冲管确保安全注入无渗漏，启动增强后护士应在对比剂全部注入后才离开扫描室；如注射过程中发现渗漏要及时告知技师终止扫描，以避免强化效果弱影响诊断敏感性。

6. DWI 扫描　缺乏空间分辨力，解剖图像质量远不如增强扫描。影响 DWI 图像因素众多，扫描时应综合考虑，以求最好的影响质量和适当的信噪比。乳腺 DWI 成像时，除高级匀场外，手动选择频率校正也十分重要，除了大小合适 b 值的选择之外，还可通过提高磁场均匀度、使用斜坡采样、增大采样带宽、增加激发次数、加快梯度转换速度并降低频率编码步数等方法获得优质 DWI 图像。

7. MRS 扫描　非常规扫描，可在平扫时做，也可在增强后做。对机器性能方面以磁场均匀性显得尤为重要，波谱扫描前要进行自动或手动的匀场。^{1}H-MRS 分析的最低组织容积为 1cm，因此病灶体积太小不适合进行波谱检查。太靠近体表或是胸壁的病灶，由于空气、皮下脂肪或胸壁肌肉信号的影响，波谱检查也不适合。

（朱　进）

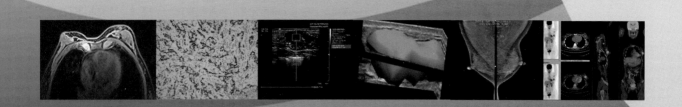

第三章　乳腺肿瘤病理及融合影像基础

第一节　正常乳腺组织胚胎学及解剖学

一、乳腺胚胎学

乳腺起源于乳嵴（mammary ridges），表现为4~6周胚胎腹侧表皮增厚区域，从腹侧延伸至股部中上区（图3-1-1）。胚胎第5周时，乳嵴胸段的外胚层细胞局部增生，并向深部间充质生长，形成初级乳芽。在人类，至第8周时除胸段以外的乳嵴不再继续生长，并随着胚胎的发育而消失。第4个月时，初级乳芽向真皮下方增生并伸出许多突起，称为次级乳芽。第6个月时，次级乳芽可达15~25条，成为输乳管的原基。第7月时，乳芽由实性细胞条索逐渐演变成管腔结构。第8个月时，乳腺表面上皮下陷形成乳凹，乳腺导管开口于乳凹。胎儿出生后，乳凹处深层间充质局部增生使乳凹向上隆起逐步形成乳头。胚胎发育的最后两个月乳腺导管诱导周围间质发育成乳腺小叶内特化型间质（图3-1-2）。乳腺上述的发生过程无性别差异，直至青春期。

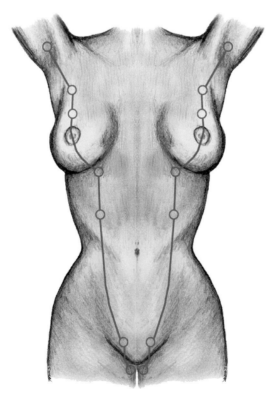

资源3-1-1

图3-1-1　乳嵴示意图

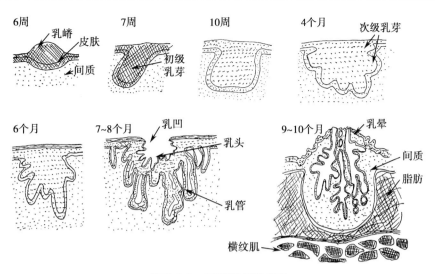

图 3-1-2　乳腺发育模式图

　　随着青春期雌激素及孕激素周期性分泌的开始，静止期乳腺（图 3-1-3）出现了青春期乳腺发育。乳腺导管和导管周间质的生长具有了雌激素依赖性。乳腺导管逐步发育为乳腺终末小叶单位（图 3-1-4）。尽管乳腺的发育主要发生在青春期，但这一过程可持续到 20 多岁，并随着妊娠进一步加强。

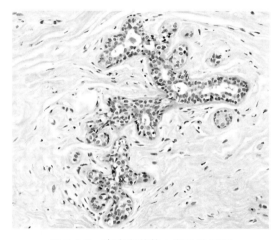

图 3-1-3　青春期前静止期乳腺组织

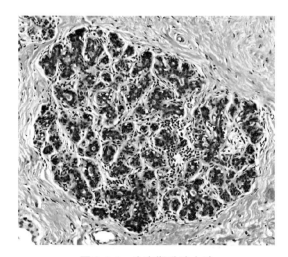

图 3-1-4　生育期乳腺小叶

人类胚胎时期乳嵴发育，如图所示从腋下经胸腹壁一直延伸至腹股沟区。异位的副乳腺及副乳头可以出现在乳线分布的区域。

乳嵴处皮下陷生长，形成初级乳芽。初级乳芽继续向真皮内生长并伸出许多突起，形成次级乳芽。实性乳芽逐步发育成中空导管结构，形成青春期前乳腺小叶，并诱导形成小叶间特化间质和脂肪组织。

青春期前乳腺组织无性别差异，乳腺导管数量稀少、闭塞，小叶间特化性间质与普通型间质分界不清。

生育期乳腺小叶，腺泡上皮呈立方状，随月经周期发生轻度的增生、分泌和复旧。

二、解剖学和组织学

（一）乳腺解剖学与大体病理改变

女性乳房位于胸壁两边的前外侧部位，平对 2～7 肋骨，外观上呈椭圆形球体或不规则的圆锥体，并有一部分乳腺组织向腋下延伸。从外表看，分乳头、乳晕和皮肤，乳晕的皮肤较厚，其上有突起的小结节，称为蒙氏结节。正常成熟女性的乳房，从最表层的皮肤到胸壁依次分为：皮肤、皮下脂肪、浅层的浅层筋膜、库珀韧带、乳房组织、乳房后脂肪、深层的浅筋膜层、胸肌、肋骨、胸膜（图 3-1-5，图 3-1-6）。绝经后老年女性乳腺由于卵巢雌孕激素的消退，乳腺小叶萎缩间质脂肪化，解剖学肉眼观多呈现脂肪样外观（图 3-1-6），影像学上呈典型的低密度脂肪型乳腺。在乳腺癌早期，当癌组织侵犯乳房库珀韧带时，此韧带挛缩变短，肿瘤表面的皮肤下陷呈酒窝状，临床称为"酒窝征"。在乳腺癌晚期，癌组织侵犯乳腺淋巴管，淋巴液回流受阻而出现皮肤水肿，由于毛囊与皮脂腺处皮肤与皮下组织紧密相连，皮肤水肿不明显，乳腺表面出现点状凹陷，称为"橘皮征"（orange peel sign）。了解正常乳房的解剖结构，有助于清楚判读不同影像学下各种相关乳房组织的特点，更好地做好乳腺疾病融合影像学诊断。

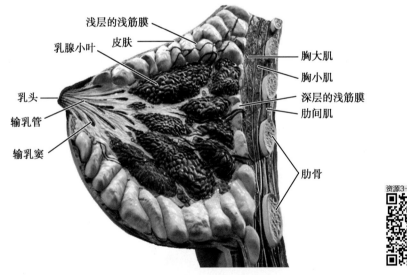

图 3-1-5　乳腺矢状位解剖模式图

（二）正常乳腺组织学结构

从组织学角度上，人体有汗腺、乳腺、唾液腺、耵聍腺等，这些腺体称为同源性腺体，均由大汗腺衍生而来，所以乳腺具有大汗腺的组织学特点，又称为多管泡状腺。每一个乳管分支及其所属的腺泡构成乳腺分叶，解剖学上也称为乳腺的区段，发育成熟单侧乳腺约有 15～20 个乳腺分叶，以乳头为中心呈辐射状排列。每个乳腺分叶又由若干乳腺小叶组成，其数目和大小因年龄而有较大变化（图 3-1-7，图 3-1-8）。

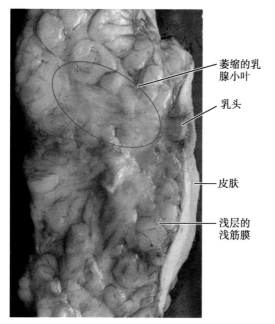

图 3-1-6　乳腺大体解剖图

老年脂肪型乳腺矢状位解剖图，
蓝圈内为萎缩的乳腺小叶及导管

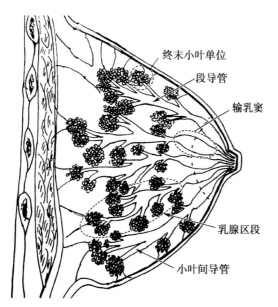

图 3-1-7　乳腺导管、小叶及区段模式图

　　1. 乳头及乳晕　乳头被覆复层鳞状上皮，其内开口有 15～20 条乳腺输乳管，乳腺产生的乳汁由此排出，输乳管被覆复层鳞状上皮与乳头表面上皮相连续。乳头周围圆形区域为乳晕区，直径约 2.5cm，其真皮内含有丰富的皮脂腺和汗腺而呈小结节状隆起于乳晕表面，即蒙氏结节。乳头鳞状上皮内为乳头 Paget 病的发生处，乳晕区可发生皮肤附属器肿瘤（图 3-1-9）。

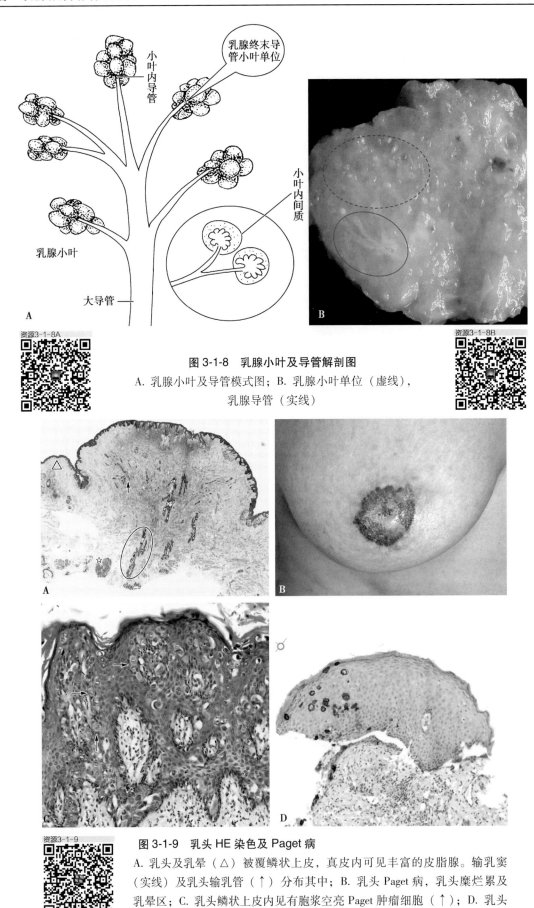

图 3-1-8　乳腺小叶及导管解剖图
A. 乳腺小叶及导管模式图；B. 乳腺小叶单位（虚线），
乳腺导管（实线）

图 3-1-9　乳头 HE 染色及 Paget 病
A. 乳头及乳晕（△）被覆鳞状上皮，真皮内可见丰富的皮脂腺。输乳窦
（实线）及乳头输乳管（↑）分布其中；B. 乳头 Paget 病，乳头糜烂累及
乳晕区；C. 乳头鳞状上皮内见有胞浆空亮 Paget 肿瘤细胞（↑）；D. 乳头
鳞状上皮内见有 HER-2 免疫组化染色强阳性 Paget 肿瘤细胞浸润

2. 输乳窦及乳腺导管　乳头及乳晕后方为输乳窦区，为乳腺大导管的膨大，哺乳期可以储积乳汁。乳腺大导管乳头方膨大为输乳窦，小叶方分支为乳腺中导管。乳腺大导管、中导管及输乳窦均为双层上皮，表层为腺上皮，基底层为肌上皮；乳腺大导管的分支为乳腺中导管。输乳窦及乳腺大导管是乳腺中央型乳头状瘤高发部位，中导管为乳腺周围型乳头状瘤及导管扩张症的常发部位（图 3-1-10）。

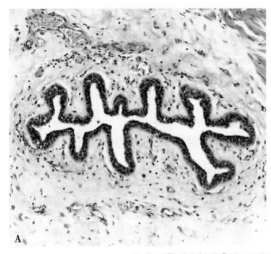
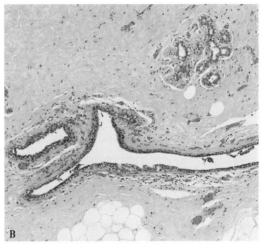
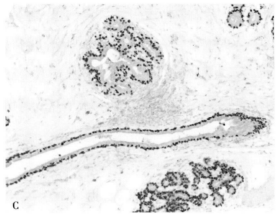

资源3-1-10

图 3-1-10　乳腺输乳窦及导管
A. 乳腺输乳窦 HE 染色，其皱襞样特点伴发乳头状瘤时，容易膨胀呈囊状；B. 乳腺大导管，影像学上 DCIS 有沿导管分布的趋势；C. 乳腺大导管 P63 肌上皮染色，可显示基底层染为棕黄色为肌上皮细胞和腔缘腺细胞

3. 乳腺终末导管小叶单位（terminal duct lobular unit，TDLU）　乳腺中导管分支为乳腺终末导管，终末导管分支为乳腺腺泡。性成熟期未妊娠女性乳腺伴随月经周期，乳腺腺泡会发生增生、分泌及复旧周期性改变。但这种随月经周期性增生与分泌并不能产生乳汁的分泌，却成为乳腺上皮增生性病变及乳腺上皮源性肿瘤的诱因。由乳腺小叶外及小叶内终末导管、小叶腺泡三者组成的小叶终末导管单位，是组成乳腺及发挥功能的基本单位，也是乳腺上皮增生及肿瘤形成的主要发生部位（图 3-1-11）。

4. 乳腺的间质　乳腺间质除脂肪组织外，还存在乳腺小叶间的普通性间质和小叶内的特化性间质（图 3-1-12）。小叶间普通间质为一般性间质，为成纤维细胞及成肌纤维细胞胶原化形成，与真皮网状层相互延续，细胞成分少而纤维粗大，构成乳腺小叶的分割；此种间质成分为乳腺软组织肿瘤的组织学起源。小叶内特化间质为疏松的结缔组织，内含较多的成纤维细胞，胶原成分少，具有支持和旁分泌作用，雌、孕激素受体阳性。该种小叶内特化性间质是乳腺纤维上皮性肿瘤的组织学起源。

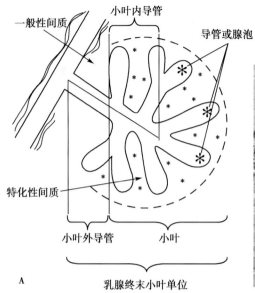

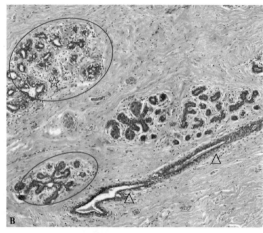

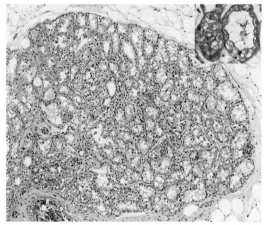

图 3-1-11　乳腺 TDLU

A. 乳腺 TDLU 示意图；B. 乳腺 TDLU 小叶单位，HE 染色示静止期乳腺小叶（实线），乳腺导管（△）及小叶内特化型间质（☆）；C. 泌乳期乳腺小叶，小叶腺泡胞浆空亮，含有丰富的乳汁，放大为组织化学 PAS 染色示泌乳期乳腺细胞内丰富乳糖颗粒

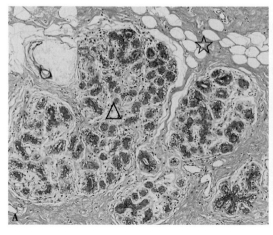

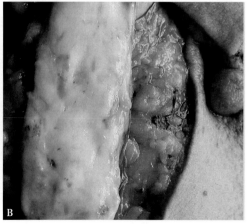

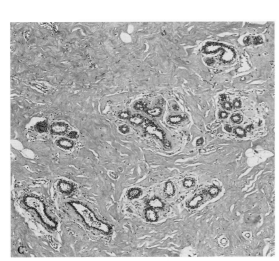

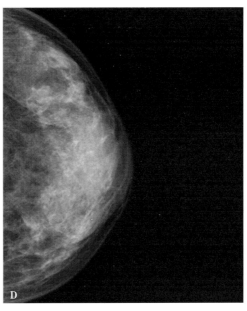

图 3-1-12 乳腺的间质

A. 乳腺小叶内疏松的小叶内特化性间质（△），雌孕激素受体阳性；乳腺内一般性间质（☆），对雌孕激素没有反应，在脂肪型乳腺可以完全脂肪化，在致密型乳腺一般性间质以胶原纤维为主；B. 致密型乳腺解剖大体图；C. 致密型乳腺可见乳腺小叶一般性间质为胶原纤维，脂肪较少；D. 致密型乳腺钼靶图

5. 乳腺的双层上皮　乳腺输乳窦、各级导管及终末小叶单位均为双层上皮结构，即腔缘腺上皮及基底层肌上皮，均由乳腺导管上皮干细胞发育分化而来（图 3-1-13）。非妊娠期乳腺腺泡尚未充分发育，可能仅为乳腺终末导管的盲端，绝大多数的乳腺癌均起源于乳腺导管上皮，乳腺浸润性导管癌命名由此而来。除微腺体腺病，腺样囊性癌及恶性腺肌上皮瘤以外，乳腺导管肌上皮的消失是病理诊断乳腺癌的金标准。

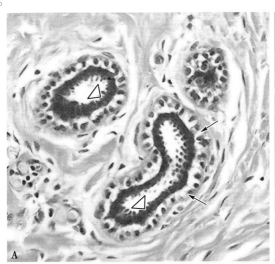

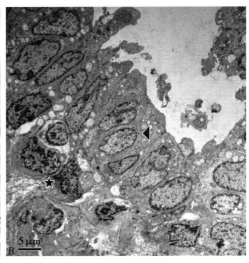

图 3-1-13 乳腺双层上皮

A. 乳腺的 TDLU 及大导管均由腔缘腺上皮（△）及基底层肌上皮、双层上皮构成（↑）；B. 乳腺双层上皮电镜图，乳腺腔缘腺上皮（△），乳腺基底层肌上皮（☆）

三、乳腺解剖学和组织学与乳腺病变的对应关系

乳腺病变与乳腺的解剖结构大体有相互对应的关系。Paget 病常发生于乳头；乳晕及输乳窦是中央型乳头状瘤、乳晕下脓肿等病变发生的部位；乳腺大导管及小叶内导管多发生周围型乳头状瘤及乳腺导管癌；乳腺终末小叶单位是纤维腺瘤及小叶性肿瘤发生的部位（图 3-1-14）。熟知乳腺的解剖及组织学结构对乳腺融合影像诊断及诊断思维的建立具有重要意义。

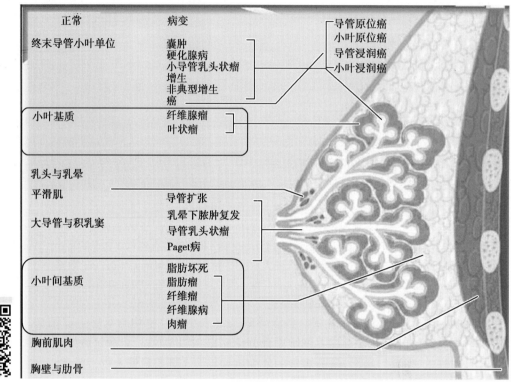

资源3-1-14

图 3-1-14　乳腺病变与解剖关系图

第二节　乳腺导管内增生性病变

一、乳腺导管内增生性病变的分类

乳腺导管内增生性病变（intraductal proliferative lesions）主要是发生于乳腺终末导管小叶单位的一组病变，此类病变具有不同程度发生浸润性癌的危险度，对这组病变的研究还不十分明确。不同学者或不同的乳腺专著对该组病变的分类也存在差异。表 3-2-1 列举了世界卫生组织及美国军事病理研究所乳腺肿瘤病理分册对导管内增生性病变分类对比。

二、乳腺导管上皮普通型增生

1. 定义　普通型导管增生（usual ductal hyperplasia，UDH）由能够向腺上皮和肌上皮双向分化的乳腺多能干细胞增生构成，但其分化紊乱，增生细胞形态温和具有黏附性，但缺乏极性，不排列成腺腔结构。有轻度发生乳腺癌的风险（相对危险度 1.5~2.0）。在穿刺标本中诊断导管普通型增生，不需要接受手术切除（图 3-2-1）。

表 3-2-1　乳腺增生性病变分类

WHO（2003）	AFIP（2009）	WHO（2012）
普通型导管增生	DIN 低危型	普通型导管增生
		柱状细胞变、增生
平坦上皮不典型增生（DIN1A）	DIN1 平坦型	平坦上皮不典型增生
不典型导管增生（DIN1B）	DIN1≤2mm	不典型导管增生
低级别 DCIS 1 级（DIN1C）	DIN1>2mm	低级别 DCIS（低级核）
中级别 DCIS 2 级（DIN2）	DIN2 注明范围	中级别 DCIS（中级核）
高级别 DCIS 3 级（DIN3）	DIN3 注明范围	高级别 DCIS（高级核）

* WHO，World Health Organization

* AFIP，Armed Forces Institute of Pathology

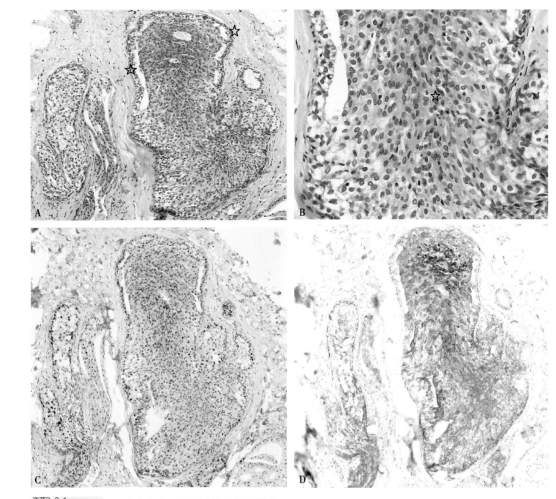

图 3-2-1　乳腺导管普通型增生

A. 增生细胞占据大部分导管，细胞缺乏极性，增生团块内及周边可见不规则开窗
（☆）；B. UDH 细胞核稍呈梭型，呈流水状排列（☆）；C. UDH 增生细胞具有中间
型肌上皮及中间型腺上皮细胞免疫表型，CK5/6 染色阳性；D. UDH 增生细胞 ER 阳
性不均一，显示多克隆性增生

　　2. 病理特征　增生细胞位于膨胀扩张导管的中央并围以新月形边窗或细胞群内不规则开窗，细胞
呈流水状排列，细胞形态温和具有成熟现象。免疫组化显示 ER 不均一阳性，提示增生可能是反应性增

生而非激素依赖性。高分子量角蛋白如：CK5/6 阳性，提示增生细胞为中间肌上皮及中间腺上皮混合存在。

3. 柱状细胞病变

（1）定义：是发生于乳腺终末导管小叶单位（TDLU）的病变，其特征是被覆柱状上皮的乳腺导管腺泡增大伴不同程度扩张。盲管型腺病、柱状上皮化生等均是柱状细胞病变的同名词。

（2）组织学特征：柱状细胞病变包括柱状细胞变和柱状细胞增生，是发生于 TDLU 的病变（图 3-2-2）。乳腺腺泡增大伴不同程度扩张，腺上皮呈柱状，常有顶浆分泌突起。细胞核卵圆形，垂直于基底膜排列，染色质分布均匀。被覆上皮为一层或两层时称为柱状细胞改变，超过两次形成分层和局部的突起时诊断为柱状上皮增生。病变上皮细胞无非典型性。柱状细胞病变的管腔中常发生微钙化，随着乳腺筛查的普及，该病变也越发常见。柱状细胞病变表现为弥漫而均一的 ER 强阳性，CK5/6 阴性，无 HER2 的过表达。最新的分子生物学研究显示，柱状细胞病变可能为乳腺癌最早期的可辨识形态学改变。但随访研究发现柱状细胞病变发生乳腺癌的危险性很低，穿刺诊断为乳腺柱状细胞病变的病人，无需行手术切除术。

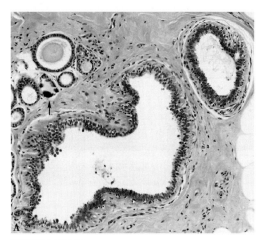
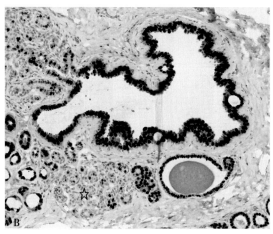

资源3-2-2

图 3-2-2　柱状细胞病变

A. 乳腺柱状细胞病变细胞呈柱状，形态温和，具有胞浆顶突，常见管腔内钙化（↑）；B. 乳腺柱状细胞病变细胞 ER 弥漫均一阳性，呈现出单克隆生长趋势，☆标正常乳腺组织 ER 呈非肿瘤性差异表达（☆）

4. 平坦上皮非典型增生

（1）定义：平坦上皮非典型增生（flat epithelial atypia，FEA）是一种发生于终末导管小叶单位的肿瘤性病变，其本质是柱状细胞病变的上皮出现了细胞的非典型性（图 3-2-3）。其同名词为伴非典型性的柱状细胞改变，伴非典型性的柱状细胞增生。

（2）组织学特点：FEA 的组织学特征正如定义中提到的，柱状细胞病变的细胞具有了不典型性，而没有明显的拱桥，微乳头等结构复杂性时诊断为平坦上皮的不典型增生。该病变细胞的不典型性类似于低级别导管原位癌的细胞。从日常实践工作中来看，该病变的诊断受客观因素的影响较大，主要由于轻度细胞的非典型性没有确切的形态学诊断标准。因该病变常共存于非典型导管增生、小叶内瘤变、低级别导管原位癌、低级别浸润性导管癌如小管癌等乳腺低级别 ER 阳性的管腔型肿瘤，常作为该些低级别管腔型乳腺肿瘤的共诊断病变。穿刺标本中诊断为 FEA，因病灶区域可能存在更高级别的病变，需手术切除全面评价。最新文献研究表明，麦默通切除标本诊断为 FEA，未发现更高级别病变的病人且钼靶证实病灶区域钙化灶全部切除者，可随访观察，免于二次手术。

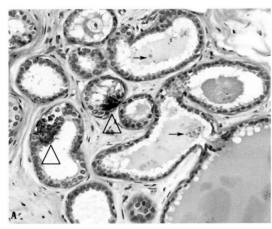
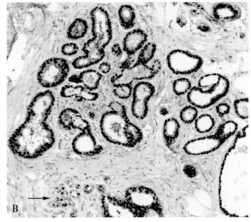

图 3-2-3　平坦上皮不典型增生

A. FEA 病变乳腺腺泡扩张，细胞具有轻度异型性，细胞核卵圆形或柱状可见小核仁，管腔内钙化常见（△）；B. FEA 病变区域 ER 免疫组化染色弥漫阳性，显示肿瘤性增生，正常乳腺呈不均一性 ER 阳性（↑）

5. 非典型导管增生与低级别导管原位癌

（1）定义：非典型导管增生（atypical ductal hyperplasia，ADH）是一种累及终末小叶单位的、以分布均匀、形态单一的上皮细胞增生为特点的病变。ADH 与低级别导管原位癌（low grade ductal carcinoma in situ，LG-DCIS）没有细胞形态学的差异，最为常用的量化标准是 ADH 累及两个乳腺导管或同一病灶受累导管直径合计大于 2mm 时，便诊断为低级别 DCIS。这种诊断标准其实没有流行病学的统计依据，但目前缺乏 ADH 与低级别 DCIS 科学的鉴别诊断依据（图 3-2-4）。

（2）组织学特征：除非病变不考虑诊断为低级别导管原位癌，则不应作出 ADH 的诊断。ADH 与低级别导管原位癌的细胞形态单一，分布均匀，缺乏流水样、漩涡状等 UDH 的形态学表现。细胞核大小一致，染色质均匀，核仁不明显，核分裂象罕见。与 FEA 的区别在于具有了形态学的复杂性，出现了拱桥、微乳头、筛状或实性等复杂的结构形态。ADH 与低级别导管原位癌常出现砂粒体型钙化和微钙化，此种钙化与柱状细胞病变的钙化影像学上难以区分。

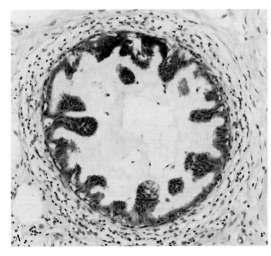
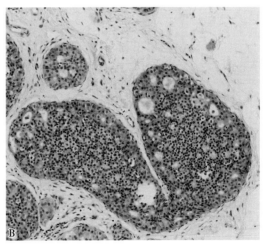

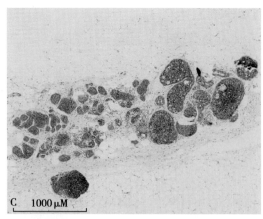
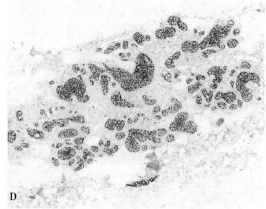

资源3-2-4

图 3-2-4　乳腺 ADH（A、B），DCIS（C、D）

A. 乳腺 ADH 乳头型，细胞形态温和，乳头内无纤维脉管成分；B. ADH 实体型，细胞均一，肿瘤细胞形成的管腔圆滑，规则；C. 低级别 DCIS，与 ADH 形态一致，当 ADH 病灶累及两个导管，或病灶直径大于 2mm，便可诊断为 DCIS；D. 低级别 DCIS 肿瘤细胞 ER 弥漫阳性

6. 中级别及高级别导管原位癌

（1）定义：高级别导管内癌（high grade ductal carcinoma in situ，HG-DCIS）是发生于终末小叶单位的导管上皮的高级别导管原位癌（图 3-2-5），中级别导管内癌（intermediate grade ductal carcinoma in situ），细胞异型性介于高级别与低级别之间。

（2）组织学特征：肿瘤细胞具有高度的非典型性，细胞核明显多形性，极向紊乱，核仁明显，核分裂象易见。常形成实性、筛状或微乳头结构，粉刺样坏死是其特征性改变，无定形微钙化常沿导管或乳腺区段性分布。中级别导管内癌，肿瘤细胞的异型性介于高级别和低级别之间，该种级别的 DCIS 的诊断具有主观性，常用于同时呈现低级别和高级别 DCIS。

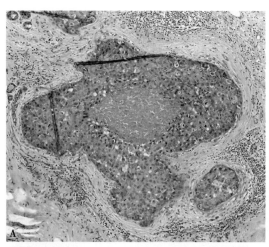
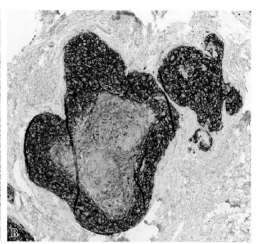

资源3-2-5

图 3-2-5　乳腺高级别 DCIS

A. 乳腺高级别 DCIS 一般为粉刺型导管内癌，细胞核大，异形性显著；

B. 粉刺型高级别 DCIS 免疫组化 HER-2 强阳性

7. 不典型小叶增生及小叶原位癌

（1）定义：不典型小叶增生（atypical lobular hyperplasia，ALH）是指发生于终末小叶单位的上皮非典型增生病变的统称，以非黏附性小细胞增生为特点，伴或不伴有终末导管的派杰氏样受累。不典型小叶增生与小叶原位癌的区别在于单个小叶受累的范围，目前最常用的标准为：当大于50%的乳腺小叶受累时称为小叶原位癌（图3-2-6）。

（2）组织学特点：经典型小叶原位癌由排列疏松而形态一致的细胞组成，细胞核圆形，核仁不明显，染色质均匀，肿瘤细胞呈现轻度至中度的异形性。当小叶原位癌的细胞呈现多形性，伴有或不伴有大汗腺形态特点和粉刺样坏死时，称为多形性小叶原位癌。小叶原位癌85%的病人为多中心性病变，一半以上的病人出现双侧病变。

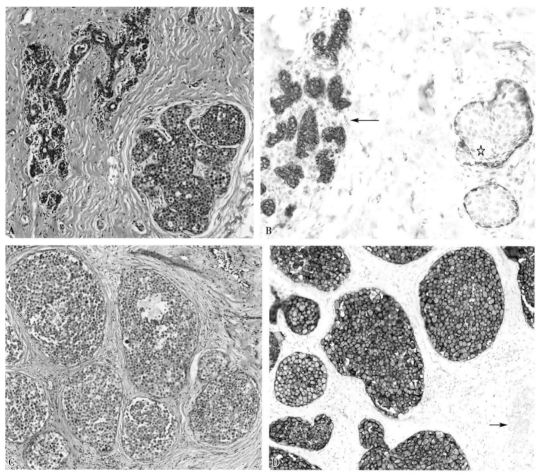

图 3-2-6　乳腺不典型小叶增生（A、B）及小叶原位癌（C、D）

A. 乳腺 ALH 细胞形态温和，黏附性差，呈小叶分布趋势；B. 乳腺不典型小叶增生钙黏附蛋白染色阴性（☆），正常乳腺小叶钙黏附蛋白染色阳性（↑）；C、D. 乳腺多形性小叶原位癌，肿瘤细胞核异形性大，多伴有 HER-2 蛋白强阳性表达

8. 乳腺导管内乳头状增生性病变

（1）导管内乳头状瘤：乳腺导管内乳头状瘤（intraductalpapillary adenoma，IPA）是良性病变，以上皮和肌上皮细胞层被覆于指状纤维血管轴为特征（图3-2-7）。主要分为两型，中央型（单发）和外周型（多发）。中央型乳头状瘤起源于大导管，常位于乳晕下，不累及乳腺的终末小叶单位，临床上常有乳头溢液和囊肿形成。外周型发生于乳腺终末小叶单位，通常临床隐匿可出现外周型微钙化。乳头状瘤的腺上皮可发生 UDH 及癌性增生，当伴有类似低级别 DCIS、肿瘤细胞增生直径超过 3mm，称为乳头状瘤伴导管原位癌，当伴有类似中高级别的 DCIS 肿瘤细胞增生时，诊断没有量的要求。

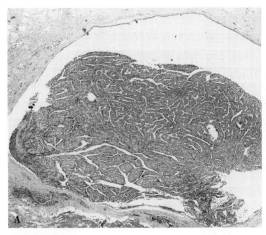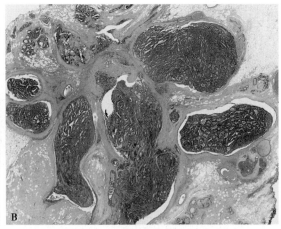

资源3-2-7

图 3-2-7　导管内乳头状瘤
A. 导管内乳头状瘤位于乳腺大导管内，呈膨胀性生长，乳腺导管扩张呈囊状；B. 周围性乳头状瘤在乳腺导管内蔓延生长，累及多个导管

（2）导管内乳头状癌：导管内乳头状癌（intraductalpapillary carcinoma，IPC）是一种恶性、非浸润性、肿瘤性上皮增生，具有乳头状结构特征，常出现临床乳头溢液和病理性微钙化，其预后和治疗与导管原位癌相似（图 3-2-8）。

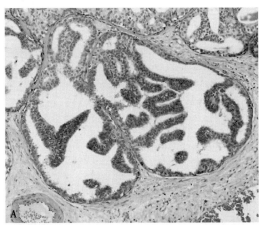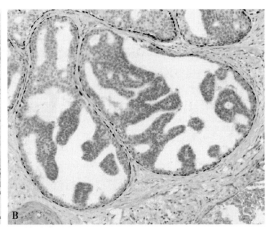

资源3-2-8

图 3-2-8　乳腺导管内乳头状癌
A. 导管内乳头状癌镜下肿瘤呈乳头状生长，细胞形态较均一伴导管扩张；B. 免疫组化显示：肿瘤性乳头免疫组化肌上皮 P63 染色阴性，扩张导管周边肌上皮染色阳性

（3）包裹性乳头状癌：包裹性乳头状癌（encapsulated papillary carcinoma，EPC）为乳头状癌的变异型，多为单发性肿物，特征性表现为境界清楚的圆形包块，显微镜下可见纤维性厚包膜，伴有或不伴有乳头溢液，影像学与其他乳头状病变不宜区分。包裹性乳头状癌其囊腔内壁可以缺乏肌上皮的存在，提示其可能是一种最低程度的浸润性癌，但是该病变预后非常好，临床按原位癌处理（图 3-2-9）。

（4）实性乳头状癌：实性乳头状癌（solid papillary carcinoma，SPC）是一种特殊类型的乳头状癌，细胞卵圆形或梭形紧密排列，膨胀性生长、结节状拼图状为特征。肿瘤内乳头轴心为纤细的血管，缺乏纤维组织，低倍镜下看似实性结构（图 3-2-10）。常伴有神经内分泌分化和黏液分泌，目前来说 SPC 临床按照导管原位癌处理。

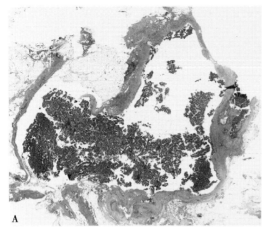
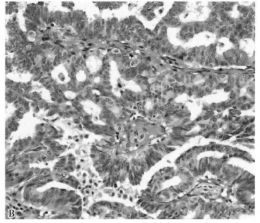

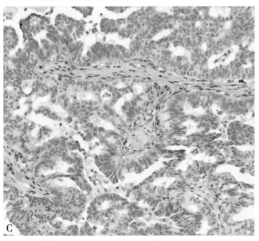

图 3-2-9　包裹性乳头状癌

A. EPC 多为单发肿物，膨胀性生长，外周可见较厚的纤维性囊壁；B. EPC 呈乳头状生长方式，细胞轻度或中度异形性；C. 肿瘤肌上皮 P63 免疫组化染色阴性

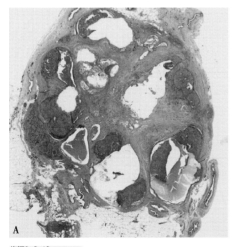
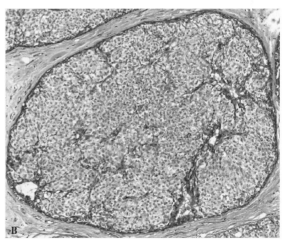

图 3-2-10　实性乳头状癌

A. SPC 呈导管内实体性生长，导管结构模糊，部分病例易发生囊性变；B. SPC 实行乳头内管轴心可以是纤维薄壁样，此时形态学十分类似实体型导管原位癌。

（胡锦涛　刘俊茹）

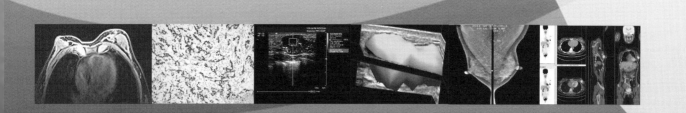

第二篇

各　　论

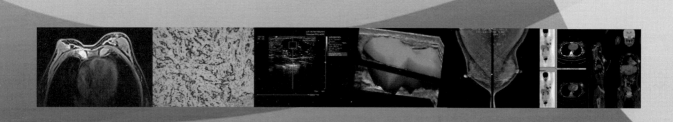

第四章 乳腺常见疾病融合影像诊断

第一节 乳腺炎性疾病与感染

乳腺炎性病变依据有无病原体分为感染性与非感染性，根据病程可分为急性乳腺炎和慢性乳腺炎。

急性乳腺炎病因很多，可有异物刺激所致反应性炎症，如囊肿或假体破裂周围的炎性反应，不过临床上急性乳腺炎大多数为感染性的，感染性乳腺炎又分为哺乳期和非哺乳期乳腺炎，二者均可为化脓性。哺乳期乳腺炎，又称产褥期乳腺炎，通常发生在哺乳期开始2~3周，病因有乳汁淤积与细菌侵入两方面，最常见致病菌为金黄色葡萄球菌，其次为链球菌，随着产褥期防护工作的深入，发病率明显下降。非哺乳期乳腺炎根据部位分为乳晕周围感染及乳房周围感染两类，前者在年轻女性中多见，可能与吸烟有关，病原菌多为厌氧菌；后者少见，可能与基础疾病如糖尿病、类风湿等有关。其他特殊病原菌如结核、真菌、寄生虫等感染非常少见。慢性乳腺炎最常见为浆细胞乳腺炎和肉芽肿性乳腺炎，为非感染性炎症。

一、急性乳腺炎

（一）定义与概括

急性乳腺炎（acute-mastitis）：本章急性乳腺炎特指急性感染性乳腺炎，是乳腺管内和周围结缔组织炎症，临床上可有乳腺红、肿、热、痛等急性炎症的表现，并可化脓形成脓肿、皮肤破溃，随炎症发展，可有全身症状如食欲减退、高热，常有患侧淋巴结肿大、压痛，白细胞计数明显升高，肿块处按之有波动感，说明脓肿已成，结合超声及穿刺检查可明确诊断。

（二）病理基础

在乳腺组织中可见大量中性粒细胞浸润同时可伴有脓肿形成。有时炎症仅累及1个或几个相邻的乳腺小叶（图4-1-1）。

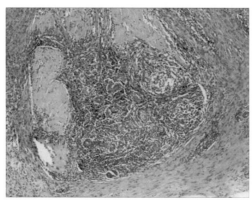

资源4-1-1

图 4-1-1　急性乳腺炎病理（镜下观）

纤维组织内见有乳腺导管，腺上皮及肌上皮结构清晰，间质中见大量中性粒细胞浸润，病变为乳腺化脓性炎伴脓肿形成

（三）影像特征

1. 超声特征　大多数病人检查时能够忍受超声探头的轻度压迫，为急性乳腺炎的首选影像方法（图 4-1-2）。

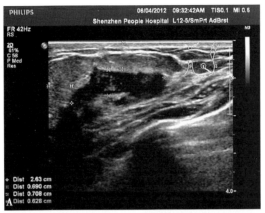

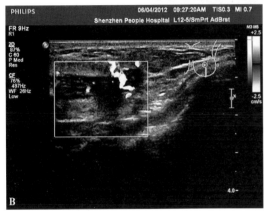

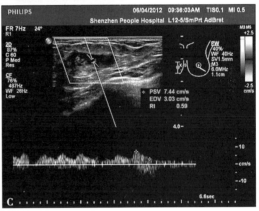

图 4-1-2　急性乳腺炎超声图像

A~C. 左侧乳房外下象限 5 点，距乳头 6mm，距皮下约 7mm 处可见一个团块，大小约 26mm×6mm，L/T 值小于 1，形状呈不规则形，边界不清，可见成角，内部为极低回声，分布不均匀，并可见多个点状强回声，后方回声衰减不明显。CDFI：肿块周边及内部可见丰富的血流信号，血管走行弯曲，血流速度较快，RI：0.59

（1）可见乳晕、皮肤增厚和乳腺水肿；

（2）脓肿通常表现为乳晕区周围不规整低回声或无回声肿块，边界清楚，脓腔内可见液体或碎屑，通常伴后方回声增强，偶尔脓肿内可见明显高回声的气体影；

（3）CDFI：肿块周边及内部可见丰富的血流信号，血管走行弯曲，中央液化处无血流，RI 一般小于 0.70；完全液化时为无血流低回声团块。

2. X 线特征　由于病人疼痛无法承受乳腺的压迫以获得满意图像，因此急性乳腺炎不推荐 MG 检查。

（1）急性乳腺炎最常见表现为皮肤及乳腺小梁增厚、水肿；

（2）腺体局部或弥漫性增高致密，小梁结构模糊不清；

（3）当 MG 可见水肿时，通常同时会见到脓肿形成，表现为边界清楚或模糊的圆形肿块，有时也可表现为毛刺肿块，脓肿内偶尔见到积气影；

（4）病变内可见钙化，钙化形态为典型良性或中间型；

（5）病程迁延不愈时，还可见瘘管形成，表现为皮下条形密影与病变相连（图 4-1-3）。

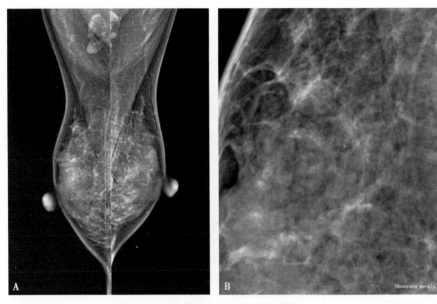

图 4-1-3　急性乳腺炎 X 线图像
A、B. 女性，33 岁。右乳外上象限局限性致密，内见多枚细小密集钙化，钙化形态较单一

3. MRI 特征

（1）乳晕、皮肤增厚，皮下水肿，病变区多位于乳晕周围，压脂 T_2WI 呈片状高信号，DWI 不受限或轻微受限，尤其多 b 值 DWI 扫描病变随 b 值增高而信号明显衰减，动态增强为非肿块强化，TIC 曲线多为 1 型；

（2）脓肿形成时于 T_1WI 表现为等信号肿块伴周围低信号（相对于脓肿而言）水肿带，T_2WI 为高信号，信号明亮与脓肿内水分多少有关；

（3）增强扫描脓肿边缘环形强化，有时候周围组织也会出现强化，强化曲线可以为 1 型或 2 型；

（4）DWI 图像：脓肿腔弥散受限呈高信号，ADC 图也呈高信号改变，据此与乳腺恶性肿瘤鉴别（图 4-1-4）。

4. 综合影像特征　乳腺皮肤增厚、腺体水肿，腺体近乳晕区低回声肿块，伴病人感染症状。

（四）鉴别诊断

急性乳腺炎最重要的鉴别诊断是炎性乳腺癌，炎性乳腺癌多发生在绝经后，也有 20% 为妊娠期或哺乳期病人，病情发展快，常短期侵犯整个乳房，并在早期发生转移，病人预后差。二者临床与影像表现有重叠，尤其是在哺乳期发病，据报道误诊率可达 50%；炎性乳癌一般没有发热、白细胞增高等全身感染症状，乳腺水肿范围广泛，可累及整个乳房；炎性乳腺癌 MG 除可见乳晕皮肤增厚、皮下水肿、腺体密度增高外，部分病例可见到肿块及恶性钙化征象；B 超可见皮下脂肪层内特征性的卵石样回声，病变内血流丰富、走行不规则，RI>0.7；MRI 上炎性乳癌非肿块强化多位于背侧、可累及胸大肌，动态增强于早期即快速强化，TIC 曲线多为 2 型或 3 型，同时可见皮肤异常强化。

当急性乳腺炎表现为无症状肿块时，需与肿块型的乳腺癌鉴别，当肿块内出现气体影提示脓肿诊断，MRI 可见脓肿压脂 T_2WI 明显高信号，DWI 弥散受限呈高信号，此为脓肿特点，乳腺癌肿块实质部分 T_2WI 为等、低信号、DWI 受限呈明显高信号，肿块中心坏死区 T_2WI 为高信号、DWI 不受限为低信号，与脓肿不同；增强后二者均可环形强化，脓肿壁较光滑，中心坏死区无明显强化，而乳腺癌壁不光整，可见壁结节，且中心区可见强化。

（五）融合影像的建议

首选检查方法为 B 超，MRI 可以全面评估乳腺炎的范围，当脓肿边缘模糊或表现为毛刺时，MRI 可以提供更多鉴别诊断依据。急性乳腺炎病人由于乳腺水肿、疼痛，不能耐受 MG 的压迫，且乳腺由于充血水肿而透过度减低，腺体结构模糊而使观察受限。

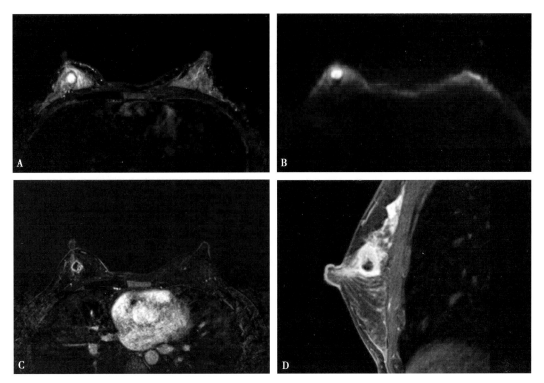

图 4-1-4　急性乳腺炎 MRI 图像

A～D 与图 4-1-3 为同一病人，右乳外上象限见脓肿形成，压脂 T_2WI 脓壁为等信号、脓腔为高信号，脓肿周围见片状高信号水肿，DWI 脓腔呈高信号，动态增强脓肿边缘强化，注意内壁光滑，TIC 曲线为 2 型

（六）述评

急性乳腺炎有典型的红、肿、热、痛等局部症状和发热、白细胞升高等全身症状，影像表现早期为非特异性，如皮肤增厚、皮下脂肪层水肿，腺体密度增高等，脓肿形成后于 MG 上可见圆形、椭圆形高密度肿块，在 US 或 MRI 呈典型脓肿改变，由于病人疼痛无法耐受压迫，所以急性乳腺炎诊断不推荐 MG，其检查的目的为观察病变有无可疑钙化，从而与炎性乳腺癌鉴别；首选检查方法为 B 超，MRI 可以全面评估乳腺炎的范围，当脓肿边缘模糊或表现为毛刺时，MRI 可以提供更多鉴别诊断依据。

二、浆细胞性乳腺炎

（一）定义与概括

浆细胞性乳腺炎（plasma cell mastitis，PCM）是一种少见的非细菌性乳腺炎，以导管周围大量浆细胞浸润为特征，有文献称为乳腺导管扩张症，也有观点认为其与导管扩张症为同一种疾病的不同时期，PCM 伴有导管扩张，但乳腺导管扩张症不一定都会发展成 PCM。与化脓性乳腺炎不同，浆细胞性乳腺炎多发生于非哺乳期、非妊娠期或绝经期妇女，发病原因尚不清楚，可能与乳腺发育不良或其他原因（如哺乳、外伤、手术等）所致乳管堵塞有关，也有观点认为与自身免疫和内分泌功能失调有关，有学者曾培养出厌氧菌，认为其在病变的发生、发展中起到重要作用；临床上主要表现为非哺乳期乳腺炎、乳头可见稠厚渣样溢液或单纯表现为乳腺痛性肿块，病程较长时可见皮肤瘘管形成，当病人表现为乳头凹陷、乳腺质硬肿块伴皮肤粘连时与乳腺癌鉴别困难。

（二）病理基础

主要累及较大导管，受累导管高度扩张，分泌物潴留淤积、脂质外溢，刺激导管周围组织产生炎症，导管周围可见大量浆细胞等炎症细胞浸润，伴纤维组织增生、纤维化（图 4-1-5）。

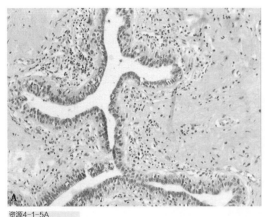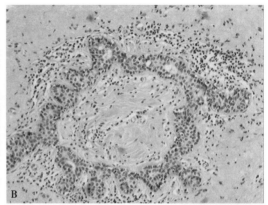

图 4-1-5　浆细胞性乳腺炎病理（镜下观）

病变符合浆细胞乳腺炎

（三）影像特征

了解浆细胞乳腺炎的病理特点，有助于理解其影像学表现，病变主要位于乳头、乳晕下区或在乳晕附近，表现为乳腺导管扩张，超过 3mm，伴周围或扩张导管远端的炎性渗出，当病人以肿块为主要表现时，表现为类圆形肿块，边界清或不清，当伴有纤维增生时可表现为毛刺状，晚期有瘘管形成，病变常伴有乳头回缩，晚期时更加显著，腋窝淋巴结常肿大。

1. 超声特征

（1）乳腺导管扩张，超过 3mm，扩张明显时呈蚯蚓状，管腔内可见回声强弱不等的内容物，也可见皮肤水肿增厚，脂肪间隙回声增强，乳腺实质内低回声区域等非特异性炎性改变；

（2）形成脓肿或肿块时，表现为乳晕后单发或多发实性结节或以实性为主的囊实性结节，边界清或不清；实性部分可见血流信号，血流流速及阻力较低，阻力指数<0.70（图 4-1-6）。

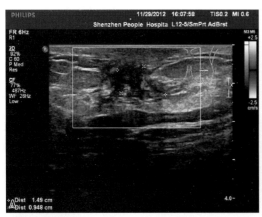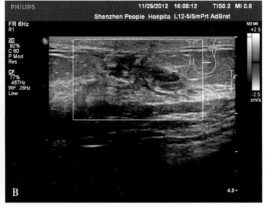

图 4-1-6　浆细胞性乳腺炎超声图像

A、B. 左侧乳房内下象限内可见一个包块图像，距乳头约 5mm，距体表约 9.6mm，大小约 15mm×9mm，形状呈不规则形，周边放射状低回声，回声增强，界限不清，内部回声不均匀，可见部分暗区与部分低回声混杂相间，包块后方回声增强。CDFI：肿块内可见少量血流信号。超声提示：左侧乳腺内混合性占位病变，性质待查，考虑乳腺导管炎症并化脓的可能。BIRADS 3 类

2. X 线特征

（1）早期表现为乳晕皮肤增厚、皮下水肿等非特异性炎症改变；

（2）乳腺 X 线对扩张的导管显示不佳，只有当管腔内含有脂肪物质而呈高度透亮时才可显示；

（3）沿乳导管走行方向分布的砂粒状、圆点状（>1mm）或粗棒状钙化为导管扩张的特征性间接征象（图 4-1-7）；

（4）乳腺实质可见非对称致密、结构扭曲，当肿块或脓肿形成后可见边界清楚或模糊的圆形、椭圆形高密度肿块，密度均匀或不均匀，边界清或不清；当肿块形态不规则、有毛刺，伴乳头凹陷、乳内或腋下淋巴结肿大时，与乳腺癌鉴别困难。

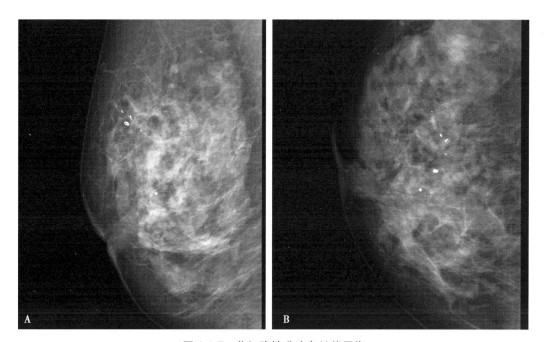

图 4-1-7 浆细胞性乳腺炎 X 线图像

A、B. 女，59 岁。近 1 年出现双乳头凹陷，临床触及 3cm×4cm 肿块，MG 右乳上份 12 点位置见局限性致密，内见多枚圆形、粗棒状钙化

3. MRI 特征 PCM 的 MRI 表现报道较少。

（1）乳晕下大导管扩张，以压脂 T_2WI 序列和增强矢状位显示为佳；

（2）以非特异炎症为表现时，可见皮肤增厚、皮下水肿，乳晕下区斑片状长 T_1 长 T_2 信号灶，增强后呈非肿块强化；

（3）脓肿或肿块形成时，表现为乳腺实质内单发或多发软组织信号，脓腔形成时 T_2WI 呈高信号、周围脓腔壁为环状低信号，增强后壁环形强化，瘘管形成时呈低信号管状与肿块相连；

（4）TIC 为 1 型或 2 型；

（5）DWI：信号及 ADC 值介于正常乳腺组织与乳腺癌之间；

（6）常伴患侧乳头凹陷（图 4-1-8）。

4. 综合影像特征 病变主要位于乳头、乳晕下区或在乳晕附近，表现为乳腺导管扩张，伴周围炎性渗出或肿块，晚期瘘管形成、乳头回缩，腋窝淋巴结常肿大。

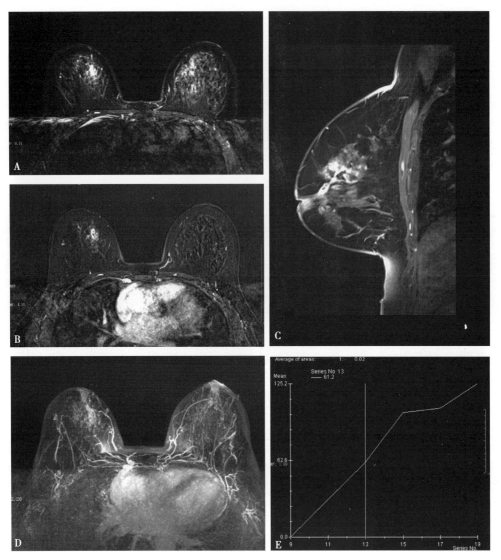

图 4-1-8 浆细胞性乳腺炎 MRI 图像

A~E 与图 4-1-7 为同一病人，压脂 T$_2$WI 见右乳晕后偏内份乳管扩张呈高信号，周围见斑片状
稍高信号，动态增强后见右乳晕周及上份非肿块强化，乳晕后扩张导管壁亦见强化，强化为渐
进型，TIC 曲线 1 型

（四）鉴别诊断

病变表现为急性炎症改变时，需与化脓性乳腺炎鉴别，后者除乳腺局部红、肿、痛外，还会有发
热、血象升高等全身反应，多有近期哺乳史，抗炎治疗有效，浆细胞乳腺炎发生在非哺乳、非妊娠期及
绝经期妇女，常有乳头凹陷等发育异常，乳腺溢液为带臭味的黏稠渣样物，病变主要位于乳晕周围，US
可见大导管扩张、管腔内见不同回声的沉屑。

表现为毛刺肿块时需与炎性乳腺癌、浸润性乳腺癌鉴别，浆细胞乳腺炎肿块多位于乳晕下，US 表
现为乳腺后单发或多发实性或囊实性结节，实性成分可见血流信号，但血流阻力指数<0.7，而乳腺癌外
上象限好发，肿块血流丰富，可见深入肿块内的肿瘤血管，US 表现为不规则肿块，纵横比>1，肿瘤血
流流速及阻力高；MRI 可以清楚显示扩张导管及多发脓肿，压脂 T$_2$WI 呈高信号，DWI 轻度受限呈略高
信号，ADC 值介于正常及乳腺癌之间，增强检查肿块为良性强化特征，形成脓肿时呈环形壁强化，脓
肿壁光滑；乳腺癌肿块实质部分 T$_2$WI 为等、低信号，DWI 受限呈明显高信号，动态增强扫描明显不均
匀强化，TIC 为 2 型或 3 型；需要指出的是，只要病变征象可疑，即需进行活检明确。

（五）融合影像的建议

首选超声，当病变可疑时行 MRI 检查。

（六）述评

PCM 为非感染性乳腺炎，发生于非哺乳、非妊娠期及绝经期妇女，常有乳头凹陷等发育异常，病变主要位于乳头、乳晕下区或在乳晕附近，病变常反复、迁延不愈，抗炎治疗无效，了解浆细胞乳腺炎的病理特点，有助于理解其影像学表现，PCM 基本影像特征为乳晕后大导管扩张，伴周围炎性反应或肿块，US 对扩张导管及肿块可良好显示，MG 对该病的诊断价值不高，乳晕后沿导管分布的圆点状、粗杆状钙化在诊断中有一定特征，当导管内填充脂肪物质而于 MG 上呈高度透亮管状影时，亦具有一定特征，当病变同时伴有瘘管形成、乳头内陷时，更易做出诊断。

总之，非哺乳、非妊娠期及绝经期妇女，乳晕后压痛肿块，伴乳头凹陷，需将浆细胞乳腺炎纳入鉴别诊断。

（贾桂静）

三、非特异性慢性肉芽肿性乳腺炎

非特异性慢性肉芽肿性乳腺炎是一种原因不明的乳腺炎性疾病，组织学基础是小叶内非干酪性肉芽肿，无微生物感染证据。

（一）定义与概况

慢性肉芽肿性乳腺炎（idiopathic chronic granulomatous mastitis，ICGM）是乳腺少见的炎性疾病，组织学特征是局限于乳腺小叶的非干酪性肉芽肿，且无微生物感染证据。它由 Kessler 和 Wolloch 于 1972 年首先报道。发生原因是，导管上皮损伤导致管腔内富含蛋白的分泌物及脂肪溢漏到乳腺小叶间质，引起自身免疫反应。其他原因可能是：未发现的不明微生物，口服避孕药，生育反应。IGM 通常发生在育龄妇女。典型表现为乳腺肿块，可能合并疼痛，皮肤增厚，窦道形成，或者腋窝淋巴结肿大。初诊时由于多数表现为单侧肿块，或局灶性腺病，且临床及既往病史与炎性感染无关，常疑为乳腺癌。

（二）病理基础

ICGM 组织学上典型特征是，非干酪性肉芽肿，周围混杂着中性粒细胞，炎性浸润主要呈小叶性分布。主要为小叶内炎性浸润，也会超过小叶间隔，主要是组织细胞、少量单核细胞、多核巨细胞浸润，肉芽肿内无干酪灶，多数有小脓肿（图 4-1-9），特殊染色细菌、抗酸杆菌、真菌染色阴性。由于表现有重叠，需要与一些疾病鉴别，包括微生物感染（细菌，分枝杆菌，真菌），结节病，创伤性脂肪坏死，囊肿破裂，浆细胞乳腺炎，Wegener 肉芽肿，乳腺癌，异物反应。

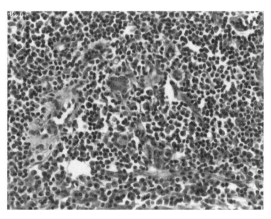

资源4-1-9

图 4-1-9　非特异性慢性肉芽肿性乳腺炎病理

（镜下观）

病变呈小叶范围分布，可见多核巨细胞、
淋巴细胞、上皮样细胞组成的肉芽肿结构

（三）影像特征

1. 超声特征　超声征象多样化。最常见征象是不规则低回声肿块或多发低回声结节伴有呈指状延伸的管状更低回声。其他征象包括分叶状或不规则肿块，无明确肿块的腺体结构紊乱并回声暗影。也可以表现为正常。超过一半病人可以发现皮肤增厚，水肿，腋窝淋巴结肿大，部分病例可见窦道（图4-1-10）。

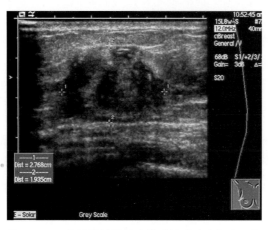

图4-1-10　非特异性慢性肉芽肿性乳腺炎超声图像

右乳外上象限低回声区，2.8cm×1.3cm，形态
不规则，边界欠清，内部回声不均匀

2. X线特征　乳腺X线摄影征象被认为无特征性。征象包括：局灶性不对称致密影，边界不清的不规则肿块，多发小肿块。其中边界不清的局灶性不对称致密影是最常见的征象。主要是单侧发生，多数发生在乳腺周边。少见征象包括分叶状或不规则肿块，受累乳腺弥漫性密度增高。可见淋巴结肿大，皮肤增厚，皮下脂肪浑浊（图4-1-11）。

3. MRI特征　非肿块样强化较常见，其分布呈节段性、导管样和局灶性。可呈均匀或不均匀强化。簇状、网状或点状强化少见。部分呈葡萄样不均匀强化。可呈肿块，多数呈圆形且边界光滑，其中多数呈环状强化。均匀或不均匀强化以及分隔强化少见（图4-1-12）。

4. 综合影像特征　多为单侧发病，病变多位于周边。病变具有多样性。可以发现皮肤增厚，皮下脂肪改变，及腋窝淋巴结肿大。

（四）鉴别诊断

1. 与乳腺癌鉴别意义最大，特别是炎性乳癌，后者病变范围一般较大，皮肤改变广泛且明显，有肿块的较多。MRI IGM较多有环形强化。乳腺癌也可呈环形强化，强化环较厚且不规则，DWI呈高信号，ADC值较低。炎症疾病环形强化较多见强化分隔，DWI中央高信号，ADC值较低。IGM动态曲线呈流入型和平台型较多见，少数为流出型。

2. 与浆细胞性乳腺炎鉴别，后者年龄偏大，常并发乳头发育不良，乳头凹陷。常见乳腺导管扩张。病变在乳晕周围较多。

3. 与慢性感染性脓肿鉴别，有急性感染期病史，哺乳期发病多见，抗感染治疗有效，最终诊断依赖脓液抽吸细菌学检查。

4. 与脂肪坏死鉴别，后者有外伤史，MRI可发现不强化的脂肪成分。

（五）融合影像的建议

超声及乳腺X线摄影均对ICGM无特征性。在两者提示为炎症疾病后，做MRI检查，有一定的除外恶性病变价值。MRI对诊断IGM诊断价值最大，应是首选，但是由于病例多数是发现肿块就诊，多数病例首先还是做超声或X线检查，当表现无特征性时，MRI能提供更多的诊断信息，对诊断为炎症价值最大，且对评估病变范围最准确。特别是有一些病例，超声和X线摄影可能是阴性，MRI能发现并诊断病变。

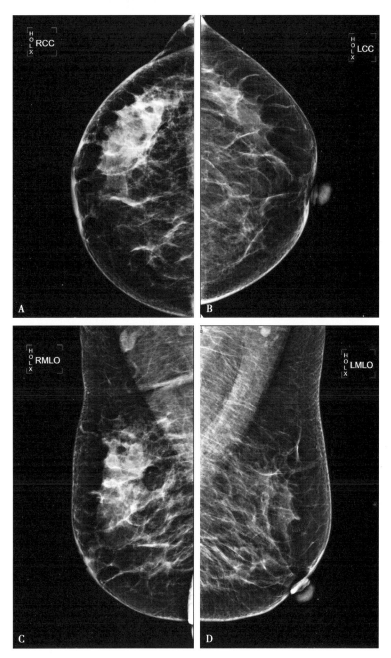

图 4-1-11　X 线图像

A. 右乳 CC 位；B. 左乳 CC 位；C. 右乳 MLO 位；D. 左乳 MLO 位。

右乳外上象限局灶性不对称致密影，皮下脂肪浑浊，皮肤增厚，乳头凹陷

（六）述评

年轻妇女在发现乳腺可触及肿块时，首先采用的影像学方法是超声，因此超声一般是 ICGM 确诊前最早采用的影像学手段，超声发现液体潴留区，通常会做抽吸，并送检分析。通常是分析有无感染，抽吸液常不足以确定 ICGM 诊断或排除乳腺癌。乳腺 X 线摄影的征象常无特异性，不能鉴别乳腺癌或腺病。MRI 发现非肿块样强化或肿块样强化并同时发现典型的环状强化，在排除炎性乳癌或表现为环状强化的乳腺癌后能较为有价值地诊断为炎性疾病，最终的诊断仍然要依靠活检组织病理诊断，但是 MRI 能够有效确定病变范围，提供可靠且重现性能良好的影像手段以方便治疗后随访，并清晰显示治疗后残余病变。

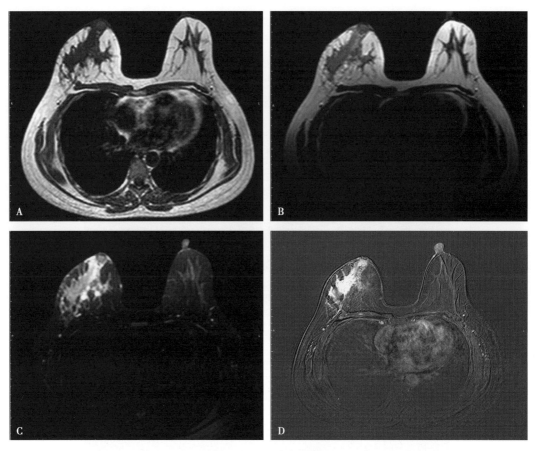

图 4-1-12　MRI 图像

A. T$_1$WI 示右乳外上象限片状低信号；B. T$_2$WI 右乳外上象限片状高信号；C. T$_2$WI 脂肪抑制序列示右乳腺内及皮肤见片状水肿，皮肤增厚，乳头凹陷；D. T$_1$WI 增强扫描示右乳外上见节段性分布非肿块样强化

ICGM 的诊断，最终依赖组织病理。通常采用活检枪或真空辅助穿刺活检。

（七）案例分析

女性，29 岁。体检发现左乳肿物 2 个月。无近期哺乳史。左乳 4 点、距离乳头 5cm 触及肿块，最大直径 2cm，质地较硬，边界清，表明光滑，无压痛，双腋下未触及肿大淋巴结（图 4-1-13 ~ 图 4-1-15）。

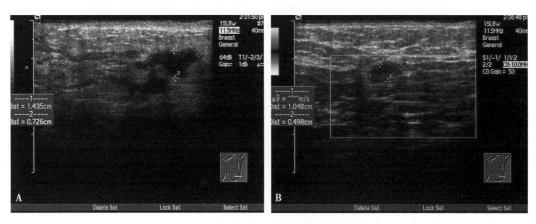

图 4-1-13　超声图像

A、B. 超声图像示乳腺内可见多个肿块，呈低回声，形态不规则，边界清楚，肿块后方回声无变化

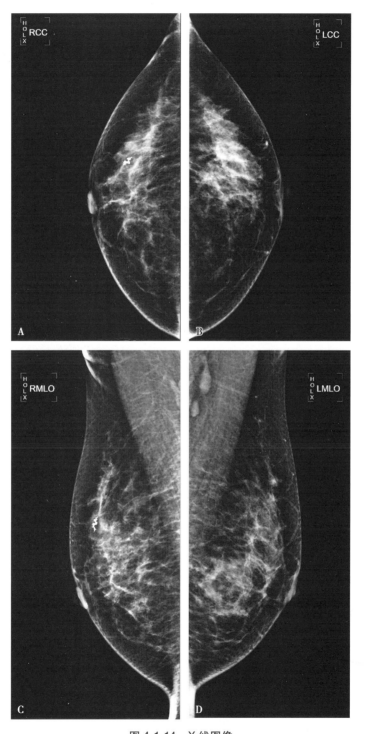

图 4-1-14　X 线图像

A. 右乳 CC 位；B. 左乳 CC 位；C. 右乳 MLO 位；D. 左乳 MLO 位。
左乳外下象限见局限性非对称致密影，范围约 3.2cm×3.2cm

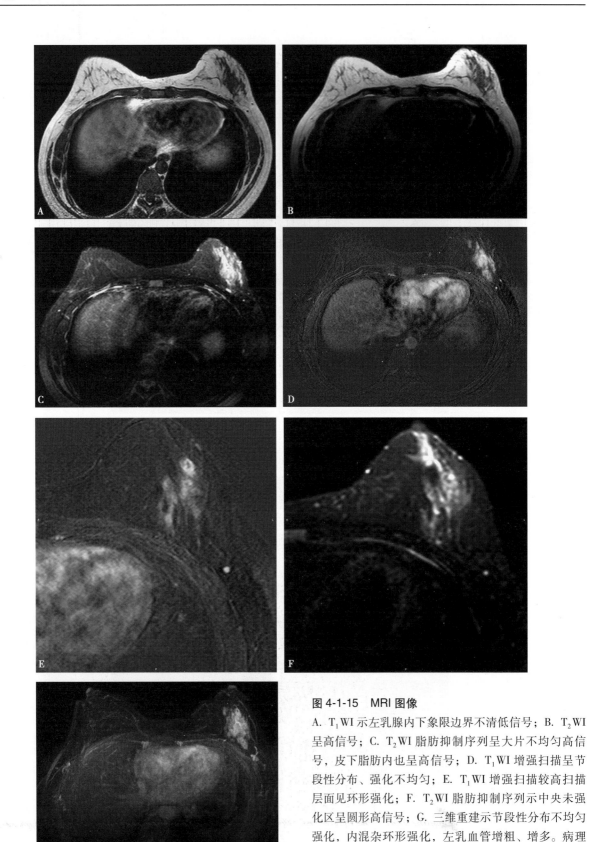

图 4-1-15　MRI 图像

A. T$_1$WI 示左乳腺内下象限边界不清低信号；B. T$_2$WI 呈高信号；C. T$_2$WI 脂肪抑制序列呈大片不均匀高信号，皮下脂肪内也呈高信号；D. T$_1$WI 增强扫描呈节段性分布、强化不均匀；E. T$_1$WI 增强扫描较高扫描层面见环形强化；F. T$_2$WI 脂肪抑制序列示中央未强化区呈圆形高信号；G. 三维重建示节段性分布不均匀强化，内混杂环形强化，左乳血管增粗、增多。病理诊断：非特异性慢性肉芽肿性乳腺炎

（曹满瑞）

第二节　乳腺增生与囊性肿瘤疾病

一、乳腺囊性增生症

（一）定义与概况

乳腺囊性增生症（breast cystic hyperplasia，BCH）是临床上一组既非肿瘤又非炎症的病变，以间质纤维组织和上皮不同程度增生、末梢导管和腺泡扩张为特点的良性乳腺结构不良。

（二）病理基础

包括非增生型纤维囊性变和增生型纤维囊性变。前者不会演变成乳腺癌。导管和腺泡上皮的增生，尤其是不典型增生则被视为癌前病变（图 4-2-1~图 4-2-4）。

1. 非增生纤维囊性变常为双侧乳腺多灶性分布，边界不清，囊腔多少不等、大小不一，小囊腔甚至仅在显微镜下才能发现，大的可达 5cm，内含半透明浑浊液体，腔内偶见钙化。表面呈蓝色。囊肿上皮常被明显红染的顶浆分泌上皮替代，而形成大汗腺化生（apocrine metaplasia）。囊肿被覆上皮亦可完全缺如，仅见纤维性囊壁。囊肿破裂，液体外溢进入间质，可致炎性反应和间质纤维组织增生。纤维化的间质进一步发生玻璃样变。

2. 增生型纤维囊性变是指在非增生型纤维囊性变的基础上，同时伴有末梢导管和腺泡的增生。根据上皮增生程度的不同，由轻到重分为：①轻度增生；②旺炽性增生；③非典型增生；④原位癌。

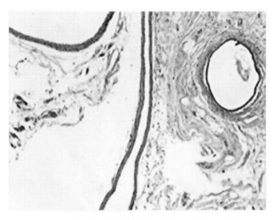

资源4-2-1

图 4-2-1　乳腺囊性增生症病理（镜下观）
符合乳腺囊性增生症

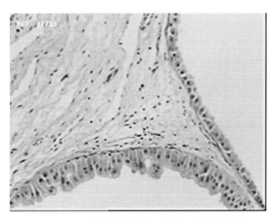

资源4-2-2

图 4-2-2　乳腺囊性增生症病理（镜下观）
符合乳腺囊性增生症

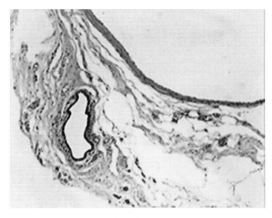

图 4-2-3 乳腺囊性增生症病理（镜下观）
符合乳腺囊性增生症

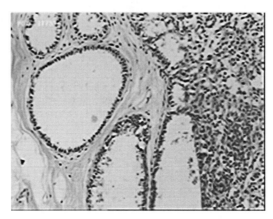

图 4-2-4 乳腺囊性增生症病理（镜下观）
符合乳腺囊性增生症

（三）影像特征

1. 超声特征 双侧乳房腺体内见不均匀低回声结节，分布紊乱，边界不清，形态不规则，并可见无回声病灶。

（1）多发、大小不等、呈散在或簇状分布（图 4-2-5A、图 4-2-5B）；

（2）大多数内部回声均匀，部分内呈极低回声（图 4-2-5C）；

（3）后方回声增强；

（4）钙化少见；

（5）多数病灶内部及周边无血流信号（图 4-2-5D）。少数囊壁内可见点状或短棒状血流信号，血流频谱呈低速低阻，峰值流速低于 20cm/s，阻力指数小于 0.7。

2. X 线特征 常位于外上象限，磨玻璃状密度增高影，合并大小不等的圆形或卵圆形阴影，边缘光整。如囊肿内出现钙乳在 CC 位上呈不定形钙化，MLO 位上可见钙化呈新月形，上缘平直。导管增生可见大导管增粗、扭曲，密度较高的条索状影。囊肿为类圆形稍高密度影（图 4-2-6）。

3. MRI 特征

（1）T_1WI 上增生的导管、腺体组织表现为中等信号，与正常腺体组织相似。

（2）T_2WI 上信号强度主要依赖于增生组织的含水量，含水量越高信号强度越高。

（3）囊肿大小不等，多发弥漫性分布，T_1WI 上呈低信号，部分囊肿内因含蛋白质成分而信号增高，T_2WI 上呈高信号（图 4-2-7）。

（4）囊肿一般不强化，少数若有破裂或感染时囊壁可强化，多表现为弥漫性小片状或大片状缓慢渐进性强化。

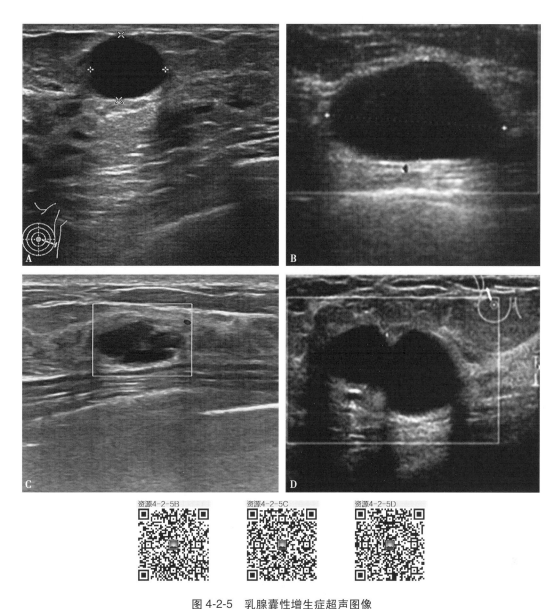

资源4-2-5B　　　　资源4-2-5C　　　　资源4-2-5D

图 4-2-5　乳腺囊性增生症超声图像
A~D. 双侧乳房腺体内见多个大小不等的无回声区，边界清晰，后壁回声增强。
CDFI：无回声囊壁上及囊内未见明显血流信号

4. CT 特征　多发、大小不一的类圆形低密度影，内部密度均匀，界限清楚，增强后大多数病灶不强化。

5. 综合影像特征　多发、大小不等、壁薄、边界清晰的类圆形或椭圆形病灶，动态增强扫描病灶强化不明显。由于乳腺组织的增生与修复过程失调，病灶可同时存在进行性和退行性变化，纤维组织增生、小叶增生、导管扩张、囊肿形成、上皮细胞增生和间质淋巴细胞浸润等可同时存在，呈现出组织学的多形性改变导致的影像学改变。

（四）鉴别诊断

与各种囊肿性病变鉴别，其他囊肿病变内可有出血、蛋白、油脂、乳汁等成分而在超声、X 线、MRI 呈现特殊的回声、密度和信号，当增生囊肿内有钙乳沉积时能在 CC 和 MLO 位呈现特征性 X 线表现。当乳腺实质增生明显时，影像学能出现异常回声、密度增高、血流及强化的改变，应注意与早期乳腺癌鉴别，要综合各影像检查考虑或超声或 X 线引导下穿刺活检。部分伴有乳头溢液者可行乳管镜、选择性乳管造影和溢液脱落细胞学检查有助于鉴别诊断。

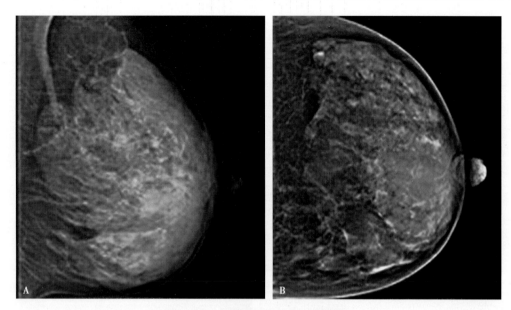

图 4-2-6 乳腺囊性增生症 X 线图像

A. MLO 位；B. CC 位。乳腺腺体量较多，呈片絮状，密度不均，多发散在点状钙化，部分粗大钙化和无定形钙化呈簇状分布。乳晕、皮肤及皮下脂肪、腺体后脂肪清晰，未见异常密度灶。双侧血管分布均匀

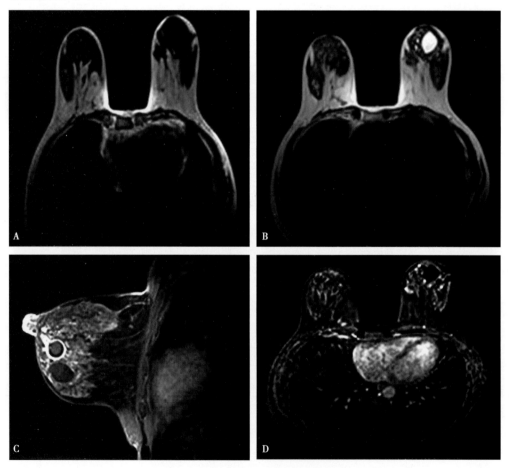

图 4-2-7 乳腺囊性增生症 MRI 图像

A. T_1WI；B. T_2WI；C. 矢状位增强；D. 横断位增强。双侧腺体内见散在多发大小不等类圆形囊性信号灶，较大者位于左乳晕后下份，囊腔呈长 T_1、长 T_2 信号，信号均匀，上方可见厚壁圆形异常信号灶，囊壁较均匀，增强后呈均匀强化，囊腔内容物 T_2WI 信号分层；余腺体内散在斑点、环形非肿块样强化

（五）融合影像的建议

纤维囊性增生中的囊肿病变易被超声和 MRI 检出，当囊肿内出现钙乳时能被 X 线检出。不典型增生和导管原位癌在 MRI 可呈非肿块样强化，因此 MRI 结合 X 线钙化表现能提高癌前病变或导管内癌的敏感性，对病灶范围作出客观评估，为活检及手术方案的制订提供参考。

（六）述评

乳腺囊性增生症是最常见的乳腺疾病，多见于 25～45 岁女性，绝经后发病逐渐减少，近年来随着保健性食品以及绝经后激素替代疗法的使用，绝经后的发病率有升高的趋势。40 岁以上始发者少见，应警惕为癌肿。病因不清，多与卵巢内分泌失调有关，孕激素减少而雌激素分泌过多起一定作用。因病理变化与乳腺癌有某些相似之处（尤其是有上皮异型增生时可进一步发展成浸润癌），决定了临床、影像检查有时鉴别困难。

对于 BI-RADS 分级 3 级的乳腺囊性增生症，可超声随访。年龄大于 40 岁者可协同 X 线检查随访，如发现可疑钙化应进一步 MRI 检查及活检排除早期肿瘤。

（李贵芹）

二、乳腺腺病

乳腺腺病是乳腺结构不良的一种常见类型，作为一种良性疾病，长期未能引起临床的重视。关于腺病的影像学表现文献报道不多，乳腺 X 线摄影与超声联合检查，并辅以核磁共振成像的融合影像的对照研究更少。腺病尤其是硬化性腺病，其临床及影像学表现易与早期乳腺癌或纤维腺瘤混淆，因此充分认识腺病的融合影像学表现，有助于减少误诊率和避免不必要的手术。

（一）定义与概况

乳腺腺病（adenosis）是常见的乳腺增生性病变，是乳腺实质的腺体成分（主要是乳腺终末导管小叶单位中腺泡成分）非肿瘤性地增多、增大、变形伴质纤维化的过程。表现为临床可触及肿物或影像学所见肿块。乳腺腺病依其不同发展阶段，临床上可分为三期，即小叶增生、纤维腺病和硬化性腺病（sclerosing adenosis，SA）。不少研究发现，除小叶增生未发现癌变外，纤维腺病和硬化性腺病均发现有癌变，因此腺病的分级有重要临床意义。

（二）病理基础

乳腺的腺泡和小导管明显的局灶性增生，并有不同程度的结缔组织增生，小叶结构基本失去正常形态，甚者腺泡上皮细胞散在于纤维基质中。病理上包括盲管/硬化/结节/微腺型/腺肌上皮腺病。硬化性腺病是一种纤维增生超过腺体增生的乳腺增生病变，当腺泡被纤维组织限制挤压时可出现条索状扭曲生长复杂现象（图 4-2-8）。

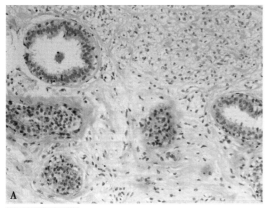
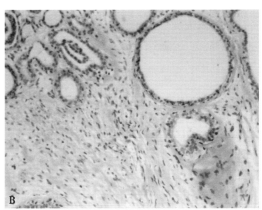

资源4-2-8A　　　　　　　　　　　　　　　　　　　　　　　　　资源4-2-8B

图 4-2-8　乳腺腺病病理（镜下观）
A. 部分导管上皮呈柱状细胞改变；B. 部分导管上皮呈增生改变

（三）影像特征

1. 超声特征　乳腺腺病超声表现复杂多样，可以呈多种表现，也可呈单一的表现。

（1）早期表现为低回声实性结节，大多数边界清楚，边缘可不规则，与周围正常乳腺组织界限分明。

（2）随纤维组织不断增生及硬化，回声逐渐增强，此时与周围乳腺组织的界限多欠清晰，如有纤维组织的围绕可致边界逐渐清晰，甚或形成有包膜样回声的椭圆形肿块，类似乳腺纤维腺瘤声像图改变。

（3）少数可形成钙化，微钙化最常见于硬化性乳腺病。

（4）硬化性腺病：不规则肿块，边缘模糊，常伴钙化，有时会有微小分叶形成，与乳腺癌难以分辨（图 4-2-9）。

（5）多种改变同时出现在乳腺组织内时，乳腺增厚杂乱，导管扩张，同时伴有多发囊肿、多个弱回声结节和增生性腺瘤。

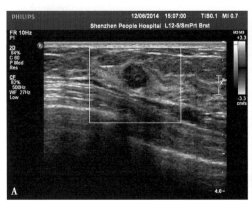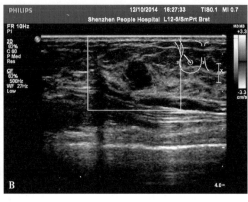

图 4-2-9　乳腺腺病超声图像

A. 乳腺内见低回声结节，形状呈椭圆形，边界欠清晰，包膜不明显，内部回声不均匀；

B. 彩色多普勒血流显像（CDFI）：结节内及周边可见少量点状血流信号

2. X 线特征

（1）腺体结构紊乱；

（2）整个乳腺或多个象限弥漫性多发小结节或片状密度增高；

（3）局灶性结构异常或结节形成：病变多位于乳腺外上象限，局部腺体密度增高，形似肿块，形态不规整；

（4）硬化性腺病：点状或无定性钙化，多呈区域或弥漫分布（图 4-2-10）。

3. MRI 特征

（1）通常与周围组织难以区分的实性肿块。

（2）增强扫描：非肿块样持续增强，以弥漫性强化及局域性强化多见（图 4-2-11）。

4. 综合影像特征乳腺腺病的超声表现复杂多样，通常表现为低回声实性结节，边界不规则。微钙化最常见于硬化性乳腺病，有时与乳腺癌难以分辨。乳腺X 线摄影通常见病变局限于乳房的某一区域，也可广泛弥散于乳房中。增生的乳腺密度增高，呈结节状或毛玻璃状，病变形态不规则，边缘一般模糊不清。弥

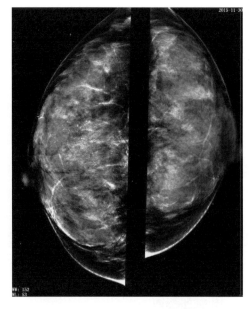

图 4-2-10　乳腺腺病 X 线图像

CC 位右侧后部见区域分布的圆点状钙化，部分钙化较淡薄且边缘模糊

漫性病变整个乳腺密度增高，正常的腺体结构消失。少数病人可有相对粗大的成簇状分布的钙化。MR 动态增强扫描在鉴别乳腺导管原位癌和乳腺腺病中有重要价值，MRI 增强扫描可出现非肿块样持续增强，以区域性强化或弥漫性强化多见。

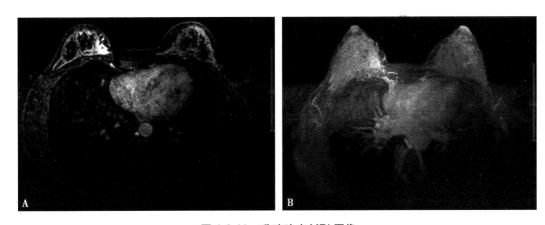

图 4-2-11　乳腺腺病 MRI 图像

A. T_1WI 增强见右乳内侧部腺体密度局限性增高且明显强化；

B. MRI 增强最大密度投影（MIP），右乳内侧部强化较明显且血流增多

（四）鉴别诊断

（1）浸润性导管癌：通常可见有形态不规则肿块，且有毛刺征等恶性肿瘤的表现。

（2）导管原位癌：特征表现为导管扩张及沿导管分布的点状钙化。MR 增强出现导管样强化、节段样强化、肿块样强化，而点簇样强化是其重要的影像征象。

（3）纤维腺瘤：多可表现为边界清楚，完整包膜回声及侧方声影，X 线摄影多见"爆米花"样粗大钙化。

（五）融合影像的建议

MG、US、MRI 三种影像检查方法联合能精细检查出乳腺腺病的不同表现，即同病异影的特征。US 可以详细了解腺病的分型，弥补 X 线摄影对致密型腺体穿透不足，以及伴有囊性增生时分辨率差的缺陷，但是 US 表现多种多样，对于良恶性病灶的鉴别无明显特异性；MG 主要观察乳腺实质分型，虽对于病灶显示不及 US 及 MRI，但是对于腺病常见的微小钙化的显示具有独特的优势，X 线结合 MRI 能提高乳腺腺病和导管原位癌的鉴别诊断能力。

建议影像组合：US+MG+MRI。

（六）述评

乳腺腺病发病年龄无特征性，青春期或绝经期女性均可发生，但最常见于绝经前女性，临床上常可扪及乳腺肿块就诊，一般不伴有疼痛，很少累及皮肤。影像学上与导管原位癌多有重叠，影像诊断要点包括：MRI 呈非肿块样强化，以区域性强化或弥漫性强化多见，US 易观察到低回声的不规则实性结节，MG 能显示点状或无定性钙化，多呈区域或弥漫分布。乳腺腺病是一种良性增生性疾病，有较低癌变的风险，其病理发生过程较复杂，影像学表现亦呈多样，融合影像的表现能提高该疾病的诊断率。因其为良性病变，多不需要手术。诊断率的提高，能免除病人手术之痛苦。随访性研究表明硬化性腺病的病人发生浸润癌的相对风险有轻度增高，如果是粗针穿刺活检发现硬化性腺病，建议再做切除活检。

（七）案例分析

【案例一】　女，40 岁，发现右乳肿块 3 个月余（图 4-2-12，图 4-2-13）。

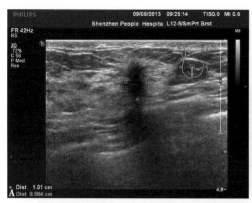
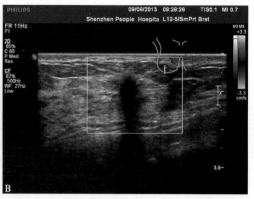

图 4-2-12 超声图像

A. 右乳下象限约 6 点处可见低回声团块，大小约 10mm×6.2mm，形状呈类圆形，边界清楚，周边结构扭曲，可见毛刺，内部回声不均匀，后方有声影，两侧可见侧边声影；B. 彩色多普勒血流显像（CDFI）：团块内、团块周边未见血流信号

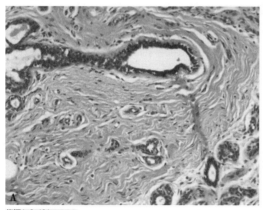
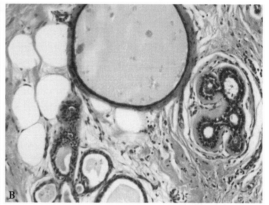

图 4-2-13 病理（镜下观）

A、B. 病变符合乳腺腺病，可见导管扩张

【案例二】 女，35 岁，发现左乳肿物 4 月余（图 4-2-14，图 4-2-15）。

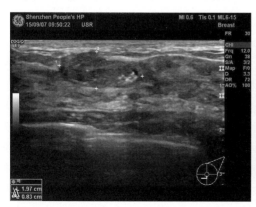
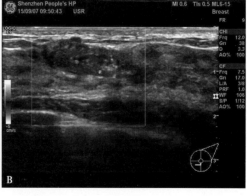

图 4-2-14 超声图像

A. 左乳乳晕下方处可见一个团块，大小约 24mm×17mm×7mm，与乳头相连，形状呈椭圆形，边界尚清，内部为低回声，分布不均匀，并可见多个点状强回声伴声影，后方回声无变化；B. CDFI:肿块周边及内部未见血流信号

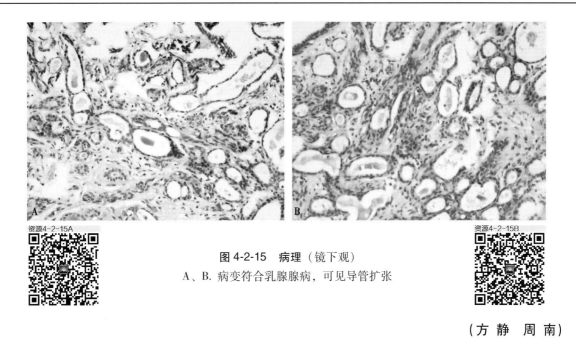

资源4-2-15A

资源4-2-15B

图 4-2-15　病理（镜下观）
A、B. 病变符合乳腺腺病，可见导管扩张

（方　静　周　南）

三、乳腺囊肿

（一）定义与概况

乳腺囊肿（lacteal cyst，LC）是指乳腺导管上皮增生、乳腺结构不良、炎症、肿瘤等造成导管阻塞、液体淤积于导管内而形成的囊肿。

（二）病理基础

常有妊娠史或哺乳史。因乳汁排出不畅，致使乳汁在乳内积存而成（图 4-2-16）。

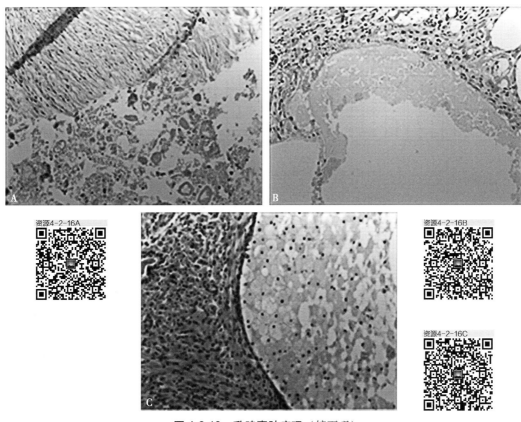

资源4-2-16A

资源4-2-16B

资源4-2-16C

图 4-2-16　乳腺囊肿病理（镜下观）
病变符合积乳囊肿

（三）影像特征

1. 超声特征 根据囊肿内部回声及囊壁不同，囊肿可呈单纯、簇状、分隔囊肿、沉积囊肿、厚壁囊肿。

（1）单纯囊肿为腺体内的壁薄椭圆形无回声，后方回声增强；

（2）簇状的微小无回声病灶，每个直径<2mm、分隔厚度<0.5mm，内无实性成分；

（3）部分形态欠规则，无回声内可见絮状回声（图4-2-17A、图4-2-17B）；

（4）复杂囊肿囊壁可有局部增厚，囊壁增厚≥0.5mm、囊内分隔较厚≥0.5mm，无回声内有絮状回声，也可具有液-液平面或液-细胞碎屑平面，内容物随体位改变可见移动变形（图4-2-18A、图4-2-18B）；

（5）少部分呈类圆形极低回声，边界欠清晰，近、远场囊壁回声呈弧形常清晰可见。后方回声可衰减（图4-2-19A、图4-2-19B）；

（6）钙化少见；

（7）CDFI：囊壁常没有血流信号，囊壁增厚者可见低速动脉血流信号。

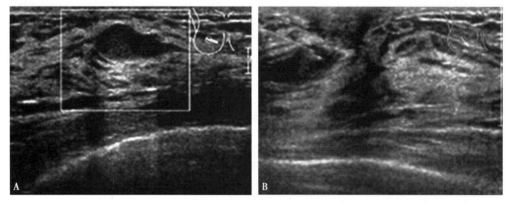

图4-2-17 乳腺囊肿超声图像

A. 乳房层次清楚，乳晕内下方可见一个梭状无回声区，大小约13mm×5.8mm，内有密集点样回声，远端自然变细，其内可见絮状回声。CDFI：无回声区内未见明显血流信号；B. 超声引导下针尖刺入囊内，内容物为沉积胶冻样，抽吸困难

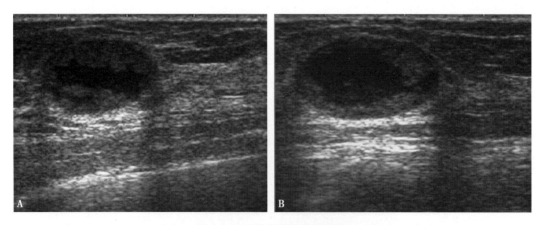

图4-2-18 乳腺囊肿超声图像

A、B. 乳房内下象限可见一大小约16mm×11mm的椭圆形液性暗区，边界清晰光滑，壁较厚，内壁不光整，暗区内可见絮状弱回声，改变体位可见移动

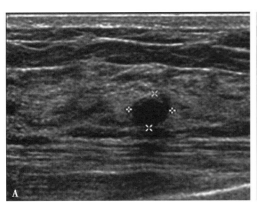
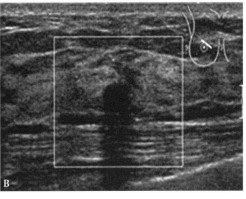

图 4-2-19 乳腺囊肿超声图像

A、B. 乳房内上象限腺体内可见一大小约 7mm×7mm 的类圆形极低回声，可见包膜，
后方回声衰减。CDFI：异常回声内及周边未见明显血流信号

2. X 线特征　常见病灶位于浅层，为单发圆形肿块，边界清楚或不清，无毛刺及微钙化，无乳腺结构扭曲。多发及弥漫型较少见。为圆形或椭圆形透亮区，直径大多为 1~2cm 左右，偶有 3cm 以上者。常见于哺乳期或哺乳后女性，脂肪含量高呈低密度，蛋白含量高呈高密度。

3. MRI 特征

（1）多呈形态规则、边界清晰光滑锐利、包膜完整、内部信号均匀一致的良性病灶特征；

（2）因囊液所含成分不同 MRI 信号表现不一，单纯性囊肿呈典型的 T_1 低信号、T_2 高信号；

（3）积乳囊肿脂肪和蛋白含量较高可表现为 T_1、T_2 明显高信号（图 4-2-20A、图 4-2-20B）；

（4）增强扫描囊壁及囊液一般无强化。囊壁感染或含有新生血管可出现环状强化。

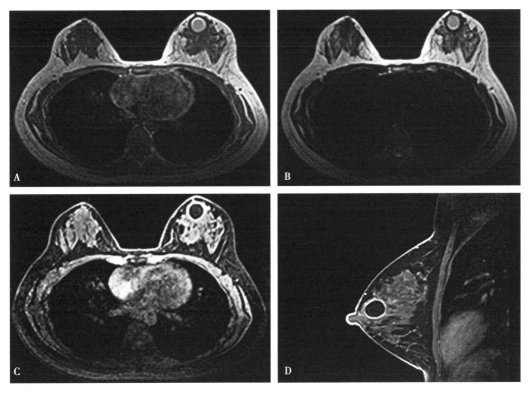

图 4-2-20 乳腺囊肿 MRI 图像

A. 常规 T_1WI；B. 常规 T_2WI；C. 压脂 T_1WI；D. 矢状位增强。左侧乳房乳晕区可见一大小约 2.0cm×1.6cm 的病灶，形态规则，边界清晰，边缘光滑。常规 T_1WI 呈等信号，常规 T_2WI 和压脂 T_1WI 呈高信号，矢状位增强表现为囊壁强化

4. CT 特征　卵圆形的水样密度区，密度均匀，囊壁多无钙化，增强后复杂囊肿可有囊壁强化。

5. 综合影像特征　乳腺内的单个或多个囊性病灶，形状规则、囊壁边界清晰、无毛刺、纵横比小于1。感染时可出现不典型特征。

（四）鉴别诊断

注意与皮肤来源的皮脂腺囊肿和表皮囊肿、包囊虫病、脂肪瘤及脂肪瘤坏死、纤维腺瘤等相鉴别。囊壁或囊内分隔较厚时注意与有创伤和手术病史的血肿或血清肿、与有发热触痛和局部皮肤红肿的脓肿鉴别。

皮脂腺囊肿位于表皮内，因皮脂腺管被阻塞造成皮脂淤积而形成。检查时注意病变所在组织层次。

乳房包虫囊病者有牧区居住史且常有与狗接触史，乳房内有生长缓慢的包块，是棘球蚴（包虫）寄生在乳房组织内而发生的疾病。肉眼所见包块为乳白色，质稍硬，外被以完整包膜，切面为囊性，内为澄清无色液体。镜下见囊壁为纤维组织所构成，可有嗜酸性粒细胞、淋巴细胞、浆细胞等炎性细胞浸润。囊肿周围乳腺组织也有炎性细胞浸润，囊内壁可见有生发层。超声检查圆形或椭圆形液性暗区内见典型的液平反射波。注意病史和血清学检测。

脂肪瘤及脂肪瘤坏死 X 线表现为境界清楚的脂肪低密度肿块，边缘可见"蛋壳样"钙化，周围清楚的囊壁为其特征性表现。为肯定良性征象。

超声检查出现类实质样肿块表现时要与纤维腺瘤鉴别，做乳腺 X 线检查可定性诊断：纤维腺瘤肿块有粗糙而境界清楚的外缘，周边可见"爆米花"样钙化。纤维腺瘤的 MRI 表现为不同程度的均匀一致的强化，多为延迟强化。

当肿块形状呈分叶状，垂直方位，边缘有模糊、小分叶或毛刺、纵横比>1、高回声晕、混合回声、后方回声衰减、导管扩张、微钙化、血流信号增多、腋下淋巴结肿大等复杂征象应注意与乳腺癌鉴别。对于囊内的不同比例的"实性成分"超声检查时让病人转动体位、使用能量多普勒和谐波可能有所帮助。

（五）融合影像的建议

超声、X 线摄影、MRI 均可用于检查，无 MRI 禁忌可首选 MRI，其形态和信号在 MRI 表现有特征性，一般不需增强扫描或特殊鉴别即可作出准确定性诊断。超声无辐射，是年轻尤其是妊娠及不能排除妊娠的妇女的首选方法，对囊性病灶敏感，能区分大部分肿块的囊实性。在复杂性囊肿的病例中约12%存在真正的实性成分，恶性概率约0.42%，建议3~6个月复查，若体积增大20%，建议粗针穿刺活检。X 线摄影对检查摄片医师要求较高，尤其是位于上部、较深位置或贴近胸壁的病灶因不易摄入而容易漏诊。超声对囊性、实质性肿块分辨不清时可行 X 线摄影检查。CT 检出乳腺尾部病变、腋窝淋巴结肿大及血供增加优于平片，对囊肿、出血、钙化的敏感性高，增强扫描对于致密性乳腺排查恶性病灶优于 X 线摄影检查。MRI 对乳腺病灶的定性诊断远远高于超声和 X 线摄影，检查时腺体可充分暴露于扫描视野，对于位置较高、较深的病变提高了检出率。增强前后数字剪影可以去除高信号的脂肪和部分伪影，更加清晰的显示病灶，通过将动态扫描后的3D图像进行矢状位和横轴位的重组，清晰观察病变的三维形态和沿导管方向走行的病变。

（六）述评

乳腺囊肿常见有单纯性囊肿、乳汁潴留囊肿和乳头状囊肿等，囊壁多为纤维组织，囊壁周围可有纤维组织增生、淋巴细胞或其他炎性细胞浸润。可单侧或双侧，单发多见。常因其他病变进行超声或 MRI 检查发现。注意与相关疾病鉴别，可常规超声或 MRI 随访。

（李贵芹）

四、脂肪坏死

乳房作为一个体表器官，含有丰富的脂肪组织并借以保持乳房的外形。当脂肪坏死后，可产生类似乳腺癌的局部表现，值得重视。乳房脂肪坏死的发生率，一般占乳房良性疾病的1%~2%，并以乳房丰满的年轻女性多见。各个年龄组均可发病，但以中、青年多见。

（一）定义与概况

脂肪坏死（fat necrosis）指乳腺脂肪组织受化学性刺激、外伤挤压或炎症导致的组织损伤结果。

1. 大约35%～50%的病例无外伤或手术史。

2. 急性损伤，一般为钝性创伤，如暴力直接击打胸部，安全带损伤（乳腺内上部常受累）；穿通伤有刀刺伤、枪伤。

3. 医源性损伤，手术操作包括活检、肿瘤切除术、皮瓣重建、缩乳术、扩乳术、乳腺切除术。肿瘤切除后辅助放疗。直接硅胶注射。

4. 其他病因，如放疗后血管炎、广泛切除（如乳腺1/4切除、边缘阳性的多次再切除等）、皮瓣重建、糖尿病或胶原血管病的自发性脂肪坏死。

5. 化学性刺激，囊肿破裂或导管扩张，胆固醇结晶直接刺激。浆细胞性乳腺炎。具体病程如下：脂肪组织炎症、出血，脂肪细胞受损。损伤细胞脂肪漏出，脂肪酸降解，进一步导致炎症。纤维囊形成包裹病变。囊内脂肪酸皂化，钙盐沉积。未被包裹的脂肪酸刺激发生肉芽肿性异物样反应。慢性异物样反应，形成纤维化、皮肤收缩，有时与肿瘤结缔组织反应鉴别困难。

（二）病理基础

1. 大体病理为质硬结节状肿块，切面黄白色，可合并新鲜或陈旧出血灶。

2. 镜下病理

（1）损伤的脂肪细胞融合，胞核缺失。产生扩大的脂肪间隙（图4-2-21）。

（2）泡沫细胞聚集，融合形成多核巨细胞。

（3）炎症反应，包括淋巴细胞、多形核细胞、浆细胞聚集，通常主要在肿块边缘区域。

（4）周围区纤维化。

（5）中央区坏死。

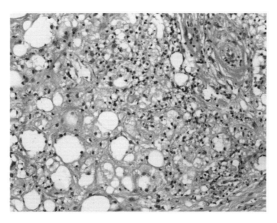

资源4-2-21

图4-2-21　脂肪坏死病理（镜下观）
扩大的脂肪间隙及泡沫细胞，后者融合形成多核巨细胞，
炎症反应通常在病灶边缘区域。中央区坏死，周围纤维化

（三）影像特征

1. 超声特征

（1）随时间进展，病灶超声征象也表现不同。包括无回声肿块、不规则低回声肿块、复杂囊实性肿块、结构扭曲。

（2）急性期：脂肪组织坏死早期，通常为几天之内。乳腺脂肪水肿，超声表现为回声增强。当病变范围较大时可与健侧乳腺对比。

（3）亚急性期：复杂囊变期，水肿范围内可见模糊囊样回声区，混杂回声或无回声肿块。可见多房薄壁囊肿。内部低回声，后方回声增强（图4-2-22A）。

（4）晚期：脂肪组织坏死18个月之后。囊壁钙化，后壁回声增强进展为明显声影。如术后，病灶边缘可有尖角。肿块可有边缘毛刺，周围晕征。

（5）脂肪坏死特征性的部位是脂肪小叶的内部而不是脂肪小叶之间。

（6）彩超：当有乳腺肿瘤切除病史，术后6个月内，肉芽组织内出现血流信号，应考虑复发。放疗后充血存在较长时间，通常一年内可消退（图4-2-22B）。

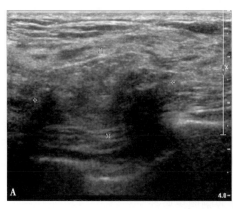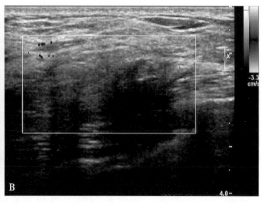

图4-2-22　脂肪坏死超声图像

A. 亚急性期：左乳外上象限约3cm×2cm模糊混杂回声区。可见多房薄壁囊肿。

内部低回声，后方回声增强；B. CDFI：肉芽组织内未见明显血流信号

2. X线特征

（1）圆形、卵圆形或分叶状的低密度肿块。病灶长期发展，边缘可环状钙化。病灶内部边界清楚，灶周因水肿、纤维化、炎性浸润呈高密度，与周围乳腺组织界面模糊。

（2）钙化特点：粗大不均匀、曲线、蛋壳样钙化最为常见。外伤或术后1.5年内极少发生，且随时间逐渐变粗大，长期发展、存在。细线样、多晶状钙化不多见（图4-2-23A）。

（3）边缘毛刺或不规则肿块/非对称致密（因纤维化或结缔组织增生反应）（图4-2-23B）。

（4）灶周水肿、小梁状增厚，3~6月可吸收减小。

3. MRI特征

（1）T_1WI/T_2WI中央脂肪高信号（图4-2-24A~图4-2-24C）。

（2）T_2WI+FS脂肪抑制中央低信号（黑洞征），病灶周围因水肿造成信号增高（图4-2-24D）。

（3）$T_1WIC+FS$周围薄环状强化，可在术后或创伤一年半期间内持续存在（图4-2-24B）。

（4）脂肪坏死偶尔可在几年之后强化。呈边缘毛刺肿块、局灶性非肿块样强化曲线，有各自不同特点。

4. 综合影像特征

（1）急性期超声可提示浅表积液及因周围水肿导致回声增强。

（2）MG提示含油囊肿±环状钙化。通常在外伤或术后一年半以内罕见钙化。

（3）坏死好发于多量脂肪的乳腺或脂肪组织区域。

（4）乳腺容易受外伤的部位最常发病，如乳晕下和皮下浅表区域。

（5）在乳腺外上象限带蒂横行腹直肌肌皮瓣（TRAM）乳房重建术后，重建皮瓣的边缘血供/微血管吻合处最为薄弱，也最容易发生脂肪坏死。

（6）病灶大小差异很大，可为数毫米到几厘米。

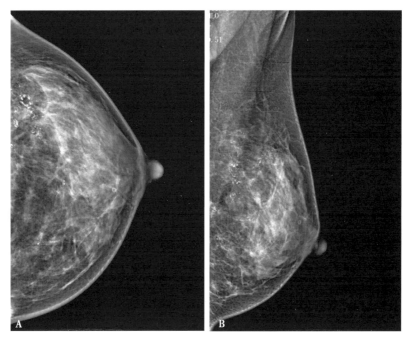

图 4-2-23　脂肪坏死 X 线图像

A. CC 位，乳腺深部组织内分叶状低密度肿块。病灶内部边界清楚，灶周因水肿、纤维化、炎性浸润呈高密度，与周围乳腺组织界面模糊。钙化粗大不均匀；B. MLO 位，同一个病人斜位，病灶边缘非对称致密。灶周水肿、小梁状增厚

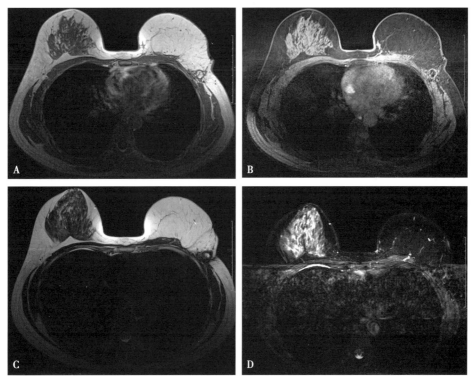

图 4-2-24　脂肪坏死 MRI 图像

A. 脂肪坏死 T_1WI 左乳略肿胀，纤维腺体组织信号消失，呈大片高信号，与皮下脂肪难以区分；B. 脂肪坏死 T_1WI 增强抑脂序列，病灶为均匀低信号，边缘模糊，周围轻微的薄环状强化；C. 脂肪坏死 T_2WI，病变区信号与 T_1WI 类似；D. 脂肪坏死 T_2WI 抑脂序列，病变区明显低信号，病灶周围因水肿造成信号轻度增高

（四）鉴别诊断

1. 侵袭性导管癌或小叶癌，无外伤史；不规则肿块±钙化。

2. 导管原位癌，细线样、多晶钙化与脂肪坏死的钙化相似，但相关肿块不是脂肪样低密度，呈软组织密度。

3. 囊性含脂病变

（1）脂肪瘤，边界清楚，无钙化，脂肪密度肿块，周围无水肿。

（2）纤维腺脂肪瘤，"乳腺内乳腺"征，周围见腺体成分。

（3）潴留囊肿，病灶通常和哺乳相关，超声可见液体-残渣分层回声。

（五）融合影像的建议

最佳方法是钼靶摄影，局部加压放大可显示细微钙化。合成体层摄影有助于显示中央低密度脂肪肿块。当钼靶摄影显示不清时超声检查或可提供帮助。超声征象包括无回声肿块、不规则低回声肿块、复杂囊实性肿块、结构扭曲。对术后病人，应仔细观察切口和积液路径之间的皮肤瘢痕。磁共振特征表现为T_1WI中央脂肪高信号；STIR脂肪抑制中央低信号（黑洞征），病灶周围高信号水肿。$T_1WIC+FS$周围薄环状强化可在术后或创伤一年半期间内持续存在。

（六）述评

脂肪坏死的临床表现各异。乳腺筛查可偶然发现，无临床症状。有时为可触及的柔软单发或多发肿块，或者质硬的固定肿块。偶尔局部皮肤增厚、收缩。皮肤瘀斑、红斑可先于影像发现。本病预后良好，无恶变。通常不需治疗，当肿块疼痛时可手术切除。

脂肪坏死各期病理改变可同时存在同一乳腺中。征象常因基础病灶存在而变得复杂，如血肿、缺血灶。有些征象和恶性征象相互重叠，少见情况下，脂肪坏死引起的炎性肿块可逐渐增大，应积极建议活检。

外伤或手术史是诊断本病非常有用的线索。钼靶局部加压放大摄影可显示边缘毛刺肿块内部的含油囊肿，也有助于诊断。恶性肿块侵犯脂肪组织时无周边包围。

关于钙化的评价：

（1）钙化一般于外伤1.5~5年（或以上）发生，逐渐变粗大。

（2）BI-RADS 2，含油囊肿、环状钙化的脂肪密度肿块。

（3）BI-RADS 3，六个月内钙化变粗大；六个月内水肿和肿块缩小；半年后首次随访一般为BI-RADS 2，当诊断不确定时升级为BI-RADS 3。

（4）BI-RADS 4，在肿瘤切除术后1.5年内，原病灶部位出现钙化，尤其是原肿瘤有钙化时，高度怀疑残余肿瘤。肿块不规则增大（需活检）。

（宋丹琳）

第三节 乳腺良性实性肿瘤

一、纤维腺瘤

乳腺纤维腺瘤是由腺上皮和纤维组织两种成分混合组成的良性肿瘤，好发于青年女性，与病人体内性激素水平失衡有关。

（一）定义与概况

纤维腺瘤（fibroadenoma，FA）是一种纤维上皮来源的良性肿瘤，为实性肿瘤，瘤体包含基质及上皮成分。纤维腺瘤主要分为成人型和青年型（细胞型）。其他类型有：①复杂纤维腺瘤：囊肿>3mm，腺体硬化，上皮钙化，大汗腺化生；②巨型纤维腺瘤：瘤体>500g或不均匀增大；③硬化型纤维腺瘤：少细胞、透明样变的纤维基质合并上皮萎缩。

（二）病理基础

成人型纤维腺瘤中约有 15% 合并多发病灶。幼年型通常为实性。瘤体质硬、富有弹性，边缘清楚。瘤体生长和退变程度受激素分泌水平影响较大。多达 50% 病例合并纤维囊性变。细胞型纤维腺瘤和叶状肿瘤细针活检镜下病理表现可能类似。肾移植术后长期环孢素 A（CsA）治疗可诱发本病。约 2% 女性多发病灶或大病灶。相关病理改变包括瘤体周围基质纤维腺瘤样变（小叶增生性硬化）；导管上皮非典型增生（图 4-3-1）；罕见情况下可合并导管或小叶原位癌。

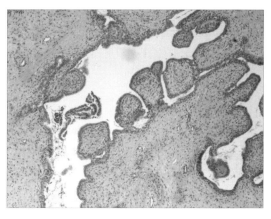

资源4-3-1

图 4-3-1 乳腺纤维腺瘤病理（镜下观）

腺管上皮周围结缔组织增生，增生的纤维组织突向腔面挤压管腔，形成不规则的裂隙状，衬覆腺管和被覆突入纤维组织的腺上皮因受挤压而呈两排密贴

（三）影像特征

1. 超声特征

（1）边缘清楚，卵圆形或浅分叶，低或等回声肿块（图 4-3-2A）。

（2）长轴与皮肤表面平行。

（3）长径/深度比>1.4（平均 1.8）。

（4）内部均匀低回声。

（5）可与脂肪类似呈等回声（当 60~65dB 动态范围下差异最小化）。

（6）可合并钙化回声。

（7）可见分隔回声。

（8）约 2%~4% 包含小囊性灶，类似叶状肿瘤。

（9）后方增强回声可变异，如透明变性或钙化，显示后方声影。

（10）CDFI 可显示较大病灶的内部分隔血管；可见供血动脉、周围引流静脉（图 4-3-2B）。

（11）弹性成像：横波缓慢传导，多数情形提示为软组织特性病变。压力弹性成像与 B 超影像对比，病灶直径相等或略减小。

2. X 线特征

（1）卵圆形、大分叶或圆形肿块，与乳腺实质等或略低密度。通常部分边界不清楚（图 4-3-3A，图 4-3-3B）。

（2）随时间延长，退变型纤维腺瘤会出现钙化密度。钙化可为"爆米花"样的致密大片影。也可以为聚集的不均匀粗大钙化。

（3）随时间延长，也可以单纯仅可见钙化，未见肿块本身。

（4）也可表现为类似恶性肿块（如边界模糊，恶性钙化征象）。

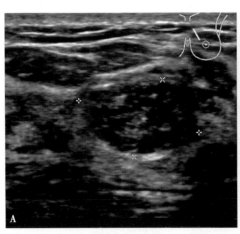
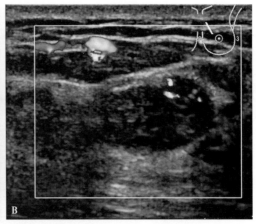

图 4-3-2　乳腺纤维腺瘤超声图像

A. 病灶边缘清楚，卵圆形，低回声肿块。长轴与皮肤表面平行。长径/深度比为 1.56；

B. CDFI：同一病灶显示较大病灶的内部分隔血管，供血动脉、周围引流静脉可见

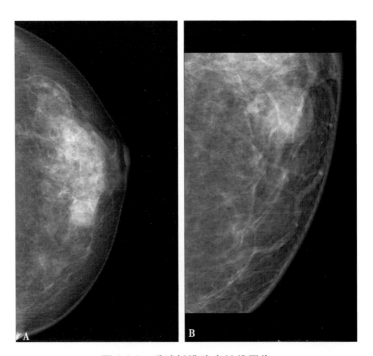

图 4-3-3　乳腺纤维腺瘤 X 线图像

A. CC 位，乳晕后方大分叶型肿块，与乳腺实质等或略低密度。通常部分边界不清楚，
伴不均匀粗大钙化；B. CC 位加压，同一病灶显示更加清晰

3. MRI 特征

（1）STIR 典型病灶与乳腺实质等信号；黏液样纤维腺瘤和年轻女性纤维腺瘤可以 T_2WI 高信号（图 4-3-4A）。

（2）DWI 高亮信号，表观弥散系数增高，提示良性病变。

（3）T1WI C+FS 卵圆形或浅分叶，边界清楚的强化肿块；通常为中等速度的中等、均匀强化信号；也可表现为快速强化（图 4-3-4B）。

（4）如病灶致密、显著透明样变可表现为不强化。也可显示低信号内部分隔。

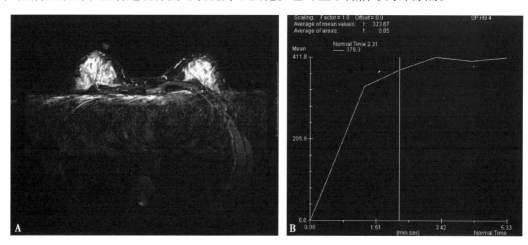

图 4-3-4　乳腺纤维腺瘤 MRI 图像

A. T$_2$WI 抑脂，病灶卵圆形或浅分叶，与乳腺实质等信号，不易区分；

B. MRI 动态增强曲线，为典型的快速上升-平台型，提示良性

4. 综合影像特征　纤维腺瘤一般为圆形、类圆形肿块，体积较大常呈分叶状，边缘光滑，邻近组织呈推压改变，皮肤及皮下脂肪层清楚，双腋下淋巴结多未见肿大。

（四）鉴别诊断

1. 良性病变　包括哺乳期腺瘤、管状腺瘤、导管内乳头状瘤、纤维腺瘤样变、局灶性纤维化、脂肪小叶（等回声、拉长）、复杂囊肿（表现为实性）、假性血管瘤样基质增生（pseudoangiomatous stromal hyperplasia，PASH）。

2. 恶性肿瘤　浸润型导管癌好发于高危女性，*BRCA1* 和 *BRCA2* 静默基因携带者，大约23%浸润癌表现为纤维腺瘤样肿块；导管原位癌，尤其为实性或乳头状癌；黏液癌、髓样癌；转移癌（如恶性黑色素瘤、类癌、乳腺内淋巴结转移）。

（五）融合影像的建议

MG/US+MRI，三种影像均能反映肿块膨胀性生长的特征，MG 可见显示病灶微钙化，但肿块内部结构显示不及 US 及 MRI。US 能提示肿块内囊变，但 MRI 更能反映肿块的病理结构及血流动力学特点。

该类肿瘤呈圆形或卵圆形，浅分叶，往往体积较大、生长快速、以膨胀性生长为主，质地较硬。主要鉴别诊断考虑叶状肿瘤、侵袭性癌及乳腺肉瘤。年龄特点、发病率及随年龄增长变化特征有助于鉴别。纤维腺瘤好发于年轻女性，细胞型纤维腺瘤生长快，体积大，但随年龄增长有逐渐退行性变、玻璃样变及钙化的特点。而叶状肿瘤好发于中年女性，无钙化，并快速长大的特点。乳腺肉瘤一般无钙化，骨肉瘤可含肿瘤骨成分，脂肪肉瘤分化好可有近似脂肪密度及信号成分。血管肉瘤可继发于放疗后，常有皮肤增厚。侵袭性癌常有浸润生长的特点，形态不规则或深分叶，边缘不清或明显毛刺，可合并微钙化，易有淋巴结转移。纤维腺瘤较大、无钙化时较难和叶状肿瘤鉴别，一般较大的纤维腺瘤细胞成分较多，T$_2$WI 以高信号为主，弥散加权 ADC 值较高，动态增强可明显、较快速强化。叶状肿瘤实质部分T$_2$W 呈低信号，弥散加权 ADC 值较低，瘤周 T$_2$WI 信号增高，均与纤维腺瘤不同。总之，年龄、肿瘤形态特征、生长方式是病灶鉴别和预后判断的关键。

（六）述评

乳腺纤维腺瘤几乎为女性特发，是 35 岁以下女性最常见的乳腺肿瘤。占绝经后女性乳腺肿瘤的10%。临床诊断纤维腺瘤的平均年龄为 30 岁，中位数为 25 岁。青年型纤维腺瘤好发于 10~20 岁，大于45 岁以上少见。多数青春期发生的纤维腺瘤为成人型。临床常表现为无痛、可触及、活动度大的质硬

肿块，年轻女性的巨大纤维腺瘤可生长迅速。通常为体检筛查或偶然发现，成人型纤维腺瘤通常为多发或双侧病灶。本病多数情况为自限性，绝经后可自发退变。超声复查肿瘤直径可缓慢增大，半年内直径增大平均值不超过20%。当新发肿块、半年内直径增大均值超过20%或伴恶性征象时应建议活检。细针活检下纤维腺瘤的富细胞基质和叶状肿瘤非常难鉴别，此时通常诊断为"纤维上皮肿瘤"，表明病理医生对诊断的不确定态度，建议肿块切除。纤维腺瘤应定期年度核心针活检复查，当6个月内直径增大超过20%时，提示可能为叶状肿瘤，应积极切除。

（宋丹琳）

二、乳腺脂肪瘤

（一）定义与概况

乳腺脂肪瘤（lipoma of the breast）是一种由成熟、无异型的脂肪细胞构成的肿瘤。可发生在乳腺组织内任何地方。脂肪组织虽是正常乳腺组织的重要组成成分，但发生于乳腺组织内的脂肪瘤比较少见。手术送检的脂肪瘤多数位于乳腺皮下脂肪组织。病人年龄大多为40~60岁之间。极少发生恶变。

（二）病理基础

以组织结构划分，脂肪瘤分为两类：腺内脂肪瘤和间质性脂肪瘤。腺内脂肪瘤含大量腺上皮组织、小叶结构和少量的纤维组织，亦称纤维腺脂肪瘤。而间质性脂肪瘤，好发于皮下和乳后脂肪层内。脂肪瘤组织结构，是以特殊化的脂肪组织为主，合并少量的结缔组织，周围有一层很薄的包膜（图4-3-5）。

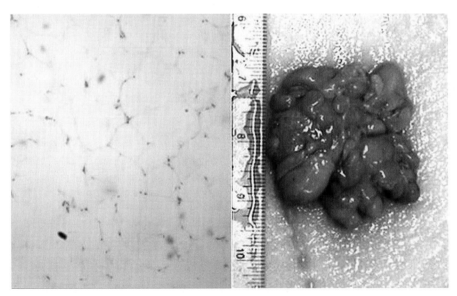

图4-3-5 大体和镜下病理
见分化成熟的脂肪组织，未见乳腺腺管

（三）影像特征

1. 超声特征

（1）边界清晰、圆形或卵圆形肿块；

（2）对比皮下脂肪，病变呈轻度高回声或等回声；

（3）可包含线状或平行的高回声菲薄间隔；

（4）压迫相邻的肌肉和筋膜组织；

（5）彩超提示病灶内部少或无血管（图4-3-6）。

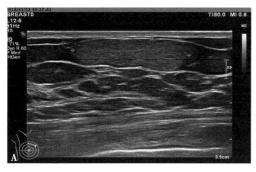
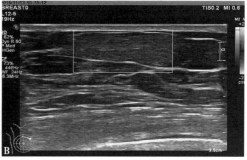

图 4-3-6　脂肪瘤超声图像

A. 右侧乳房约 3 点处皮下肿块，大小约 2.83cm×0.85cm，椭圆形，边界清楚，
内部回声呈均匀稍强回声；B. CDFI：肿块周边及内部未见明显血流信号

2. X 线特征　边界清晰、圆形或卵圆形肿块；仅含脂肪成分，完全透 X 光区域；瘤体可见脂肪坏死，营养不良性钙化。局部可见占位效应（推移血管、肌肉及淋巴结）（图 4-3-7、图 4-3-8）。

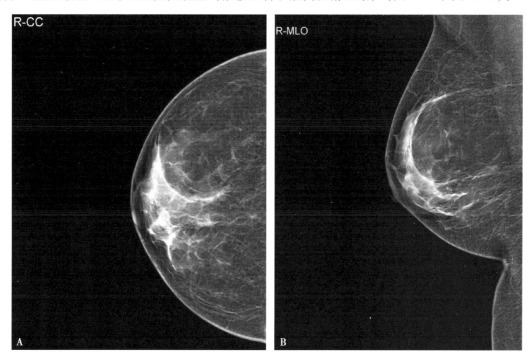

图 4-3-7　乳腺脂肪瘤 X 线图像

A. CC 位；B. MLO 位，乳腺肿块边界比较清晰，含脂肪密度肿块，被纤细包膜包裹

3. MRI 特征　边界清楚，因脂肪组织在 T_1WI 及 T_2WI 均为高信号，T_1WI 无强化（图 4-3-9）。有时显示少许细分隔，肌间脂肪瘤可见带状肌纤维信号。

4. 综合影像特征　乳腺脂肪瘤好发于乳腺、腋窝、胸壁肌肉间隙或皮下。病灶圆形、类圆形肿块，体积较大常呈分叶状，边缘光滑，邻近组织呈推压改变，皮肤及皮下脂肪层清楚，双腋下淋巴结多未见肿大。病灶常常因脂肪坏死导致营养不良性钙化。

（四）鉴别诊断

良性含脂类病灶，如错构瘤主要为脂肪和纤维腺体组织不同比例组合；含有囊肿主要为脂肪坏死所致，一般为圆形，透 X 线肿块，环状钙化，有时合并粗大钙化灶；哺乳期或哺乳后形成的乳房囊肿等；脂瘤性假瘤的特点是随年龄增大而发病率增加；皮脂囊肿病为常染色体显性遗传病，表现为包含皮脂的皮样囊肿。蛰伏脂瘤常好发于腋窝或腋尾，脂肪切面为棕色。恶性肿瘤包含脂肪肉瘤及非典型脂肪瘤，

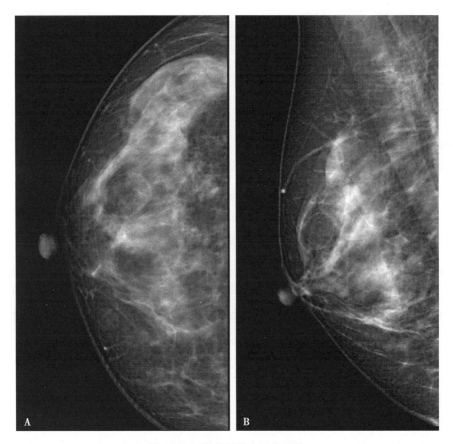

图 4-3-8 乳腺脂肪瘤 X 线图像

A. CC 位；B. MLO 位，乳腺外上象限椭圆形肿块，14mm×16mm，边缘清晰，其间见脂肪密度

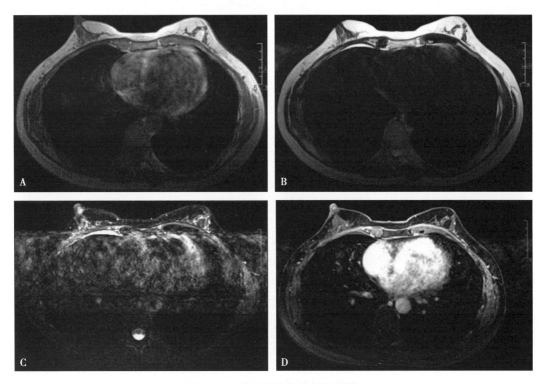

图 4-3-9 乳腺脂肪瘤的 MRI 图像

A-D. 左乳下份 5~6 点钟位置见一边界清楚肿块，T_1WI（A）、T_2WI（B）呈高信号、
T_2WI 压制序列（C）呈低信号；增强扫描（D）未见强化

恶性病灶常表现为软组织成分肿块，肿块通常体积较大，内部粗大（>2mm）或结节样分隔，T_2WI 高信号，T_1WI 显著强化。

（五）融合影像的建议

含有脂肪组织的病变无论生长在乳腺内还是皮下，只要显示存在即可诊断，超声可显示病变边缘及包膜，乳腺 X 线检查的目的是明确是否合并钙化，以鉴别腺体肿块周围的腺体是否有原位癌或浸润性癌，超声及 MRI 更好地显示占位效应，周边组织受压移位及假包膜。Dopler 提示病灶为乏血供，但 MRI 更能反应肿块的组织学和大体病理结构特点。

（六）述评

脂肪瘤是一种由成熟、无异型的脂肪细胞构成的良性肿瘤。多表现典型的脂肪成分影像特征。普遍认为内分泌紊乱导致乳腺结构紊乱，是导致乳腺脂肪瘤的一个重要原因。肿瘤生长缓慢，一般无特殊不适。临床可触及质软或较韧的肿块，容易变形。乳腺脂肪瘤极少发生恶变，对于较小、生长缓慢的脂肪瘤可给予观察，但对于生长较快、体积较大，并明显压迫周围组织的脂肪瘤，应行手术治疗，术后不再复发。

（汪　娟）

三、导管乳头状瘤

本病是发生于乳头及乳晕区大导管的良性乳头状瘤。肿瘤由多个细小分支的乳头状新生物构成，病因尚不明确，多数学者认为主要与雌激素水平增高或相对增高有关。由于雌激素的过度刺激，引起乳管扩张，上皮细胞增生，形成乳管内乳头状肿瘤。

（一）定义与概况

导管乳头状瘤（ductal papilloma）为良性肿瘤，肿瘤基质为叶状的纤维血管束，实质细胞为增生的导管上皮和肌上皮细胞。中央乳头状瘤一般位于乳晕下；周围乳头状瘤位于乳晕以外的乳腺区域，可多发；非典型乳头状瘤指瘤体内包含局灶性非典型上皮增生，细胞核为低级别；镜下乳头状瘤指瘤体<2mm，完全包含于核心针活检标本组织内，通常为偶然发现。多发性乳头状瘤病是一种普通导管上皮增生，呈乳头状突起，病变无纤维血管核心束。硬化性乳头状瘤指瘤体局部或整体完全硬化，经常合并残余管状结构，类似肿瘤浸润。

（二）病理基础

大体病理为导管扩张，在导管壁生长的腔内软组织或菜花样肿块。囊样扩张的导管内可包含清亮液体、血性液体或凝血块。镜下显示肿块周围导管扩张；纤维血管基质支持的蕨叶状上皮，中央为结缔组织核心，被覆柱状上皮细胞，外围是肌上皮细胞层（图 4-3-10）。叶状上皮易发生出血性梗死，和浸润癌不易鉴别。

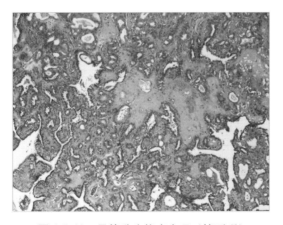

资源4-3-10

图 4-3-10　导管乳头状瘤病理（镜下观）
纤维血管间质支持的蕨叶状上皮，中央为纤维血管轴心，
被覆柱状上皮细胞，外围是肌上皮细胞层

（三）影像特征

1. 超声特征

（1）乳头周围导管内占位最为常见。

（2）病灶周围导管扩张常见。

（3）复杂囊实性病灶提示囊肿内占位。

（4）如合并出血，可出现液性回声及液平。

（5）病灶为圆形或卵圆形，边界清楚或不清楚，可见叶状分布或不规则的导管扩张（图4-3-11A）。

（6）彩超提示富血供纤维血管束，可确认导管内占位（图4-3-11B）。

（7）弹性成像病灶为中等硬度。

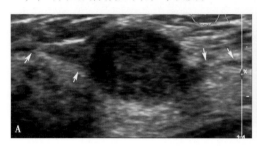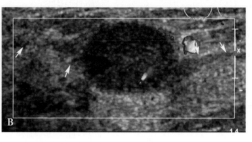

资源4-3-11B

图4-3-11 导管乳头状瘤超声图像

A. 卵圆形、复杂的囊实性肿块，边界清楚，病灶周围伴不规则的导管扩张；

B. CDFI，病灶内富血供纤维血管束，可确认导管内占位

2. X线特征

（1）通常不能直接显示本病。

（2）间接征象包括实性、扩张的导管；圆形、卵圆形或边界清楚或不清的肿块（图4-3-12A、图4-3-12B）。

（3）可伴聚集状无定形、粗大、不均匀或点状钙化，也可为较大体积、不规则、致密钙化。

（4）尤其伴乳腺放射状瘢痕时，硬化性乳头状瘤可见周围毛刺征。输乳管造影可显示导管腔内充盈缺损，导管扩张或突然"截断"。

3. MRI特征

（1）T_1WI+FS：平扫提示导管高信号（出血）（图4-3-13A）。

（2）STIR：可见T_2WI导管高信号（液体）；等或轻度增高信号的导管内占位（MRI导管水成像）（图4-3-13B）。

（3）DWI：高信号病灶，低ADC值。

（4）$T_1WIC+FS$：圆形、卵圆形或管状、不规则形肿块；线样或丛状非肿块样强化；时间信号动态曲线早期迅速强化，相当多病灶为延迟廓清（图4-3-13C）；也可表现为早期均匀环状强化或延迟不均匀

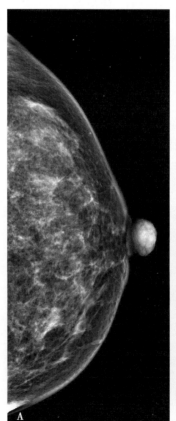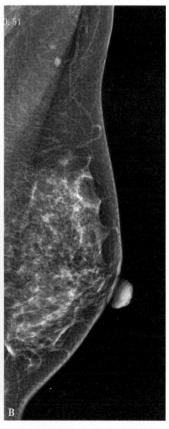

图4-3-12 导管乳头状瘤X线图像

A. CC，肿块边界不清，未能直接显示病灶本身。可见粗大扩张的导管结构等间接征象。病灶未见显著钙化；B. MLO，同一病灶

环状强化特点。

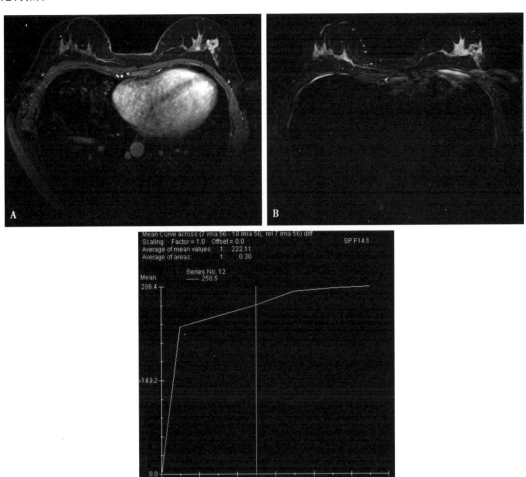

图 4-3-13　导管乳头状瘤 MRI 图像
A. T_1WI 抑脂，左乳外下象限不规则高信号肿块，周围导管轻度高信号，提示病灶伴出血；B. T_2WI 抑
脂，导管高信号（液体），等或轻度增高信号的导管内占位（MRI 导管水成像）；C. T_1WI 动态增强曲
线，病灶非肿块样强化，时间信号动态曲线早期迅速强化，延迟廓清

4. 综合影像特征　MG：一般表现为圆形或卵圆形，伴或不伴点状、无定形钙化。US：乳头附近的
导管内占位最常见，因局部导管扩张，肿瘤可位于囊肿内，伴或不伴富血管蒂。MRI：平扫 T_1WI "高
信号导管"，增强 T_1WI 为卵圆形或管状肿块。

（四）鉴别诊断

囊性乳头状原位癌通常发生于扩张导管形成的囊肿内，形状更加不规则，缺乏肌上皮基层，当发生
局部浸润时通常沿着囊内肿块的边缘或扩张的导管走行。非典型乳头状瘤的镜下组织病理切片辨认困
难，大约 29% 的病变在 CNB 切除时已进展为浸润癌。导管上皮增生病灶内无纤维血管核心，并非真正
的乳头状瘤，包含非典型增生及原位癌。导管扩张及残余彩超无血供。乳头腺瘤为乳头内细导管的良性
上皮增生，临床表现为乳头内肿块或乳头非对称增大。纤维腺瘤好发于终末导管单位（terminal duct
lobule unit，TDLU），卵圆形肿块，可伴不均匀钙化。

（五）融合影像的建议

导管乳头状瘤最常表现为乳晕周围导管内软组织占位，通常 MG 检查有一定限度。瘤体直径一般为
0.5~3cm，圆形或卵圆形。70%~90% 乳头状瘤发生于乳腺中央、乳晕下；通常为实性，位于较大的输
乳管，也可位于囊样扩张的导管内。10%~30% 病变发生于乳腺周边，任何象限均可累及，病灶常多发，

呈叶状分布。本病也可发生于终末导管单位。US 比导管造影有更好的病灶检出率，而导管造影有助于确认多发乳头状瘤的累及范围。MRI 可有助于检出多发病灶。

（六）述评

导管乳头状瘤好发年龄为 40~50 岁，不超过乳腺良性肿瘤的 10%。多数为中央型，最常见症状为自发乳头溢液。压迫触发点可引起溢液。液体可为血性、浆液性或透明。偶尔临床可触及肿块。周围型病变一般无症状，常为筛查发现。

（宋丹琳）

四、错构瘤

（一）定义与概况

乳腺错构瘤（hamartoma of the breast）由乳腺组织中的各种成分过度增生，包括脂肪、腺体组织和纤维结缔组织，为一种正常乳腺的局部发育性假肿瘤，临床比较罕见。主要发生于分娩后或绝经期妇女，亦见于青少年。通常肿瘤生长缓慢，无症状，病人常在无意中发现；手术切除后无复发倾向，预后良好。

（二）病理基础

大体病理：肿瘤大小不一，呈圆形、卵圆形，有包膜，质较中韧、切面淡黄色，间有灰红色。

镜下病理：肿瘤呈叶状分布，由导管、小叶和脂肪组织以不同比例混合而成（图 4-3-14）。根据上皮成分和间叶成分所占比例的多少，将肿瘤分成 3 种类型：腺性错构瘤（glandular hamartoma）：以上皮成分为主，乳腺小叶为主要成分，大量良性增生的乳腺小叶间散布着少量的纤维和脂肪组织。纤维性错构瘤（fibrous hamartoma）：以纤维组织为主，增生的乳腺纤维组织为主要成分，大量囊样分布的纤维组织中夹杂脂肪及腺体组织。腺脂肪瘤（glandular pimeloma）：以脂肪组织为主要成分，其间有少量的纤维组织及腺体组织。

资源4-3-14

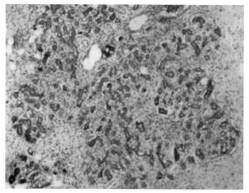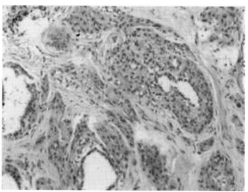

图 4-3-14　乳腺错构瘤病理（镜下观）
送检乳腺组织由分化成熟的脂肪组织、乳腺小叶及胶原纤维组成，病变符合乳腺错构瘤

（三）影像特征

1. 超声特征

（1）可见混合的脂肪等回声和腺体回声；

（2）病变内部回声不均匀；

（3）如脂肪成分极少时，也可为均一的高回声（纤维致密实性成分）；

（4）病灶边缘通常略模糊，似与周围组织融合；

（5）似"腊肠切面样"改变；

（6）似"乳腺中的乳腺"改变；

（7）加压下病灶可变形；

（8）彩色多普勒显示大多数乳腺错构瘤血供不丰富（图 4-3-15、图 4-3-16）。

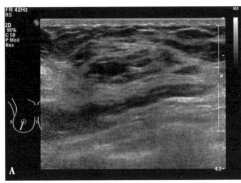
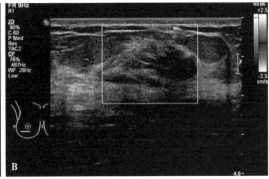

图 4-3-15　乳腺错构瘤超声图像

A. 右侧乳房外下象限 6~7 点处可见一个肿块回声，形状呈椭圆形，边界清晰，有包膜，内部回声不均匀，呈强弱不等回声，似"乳腺中的乳腺"改变；B. CDFI：肿块内及周边可见少许血流信号

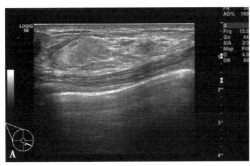
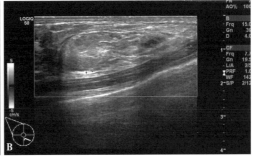

图 4-3-16　乳腺错构瘤超声图像

A. 右侧乳房内下象限 4 点处可见一个肿块图像，大小约 52mm×11mm，形状呈椭圆形，边界光滑整齐，包膜明显，内部回声不均匀，呈等回声；B. CDFI：结节内及周边未见明显血流信号

2. X 线特征　圆形或卵圆形肿块，边界清楚。显著的脂肪和腺体成分组合，二者比例可不同，影像密度也随之改变。肿块可极度致密到完全性的脂肪低密度。常可见周围正常组织的压迫缘。可合并良性钙化灶（图 4-3-17~图 4-3-19）。

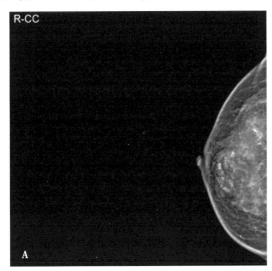
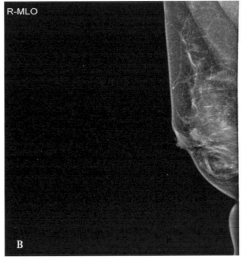

图 4-3-17　乳腺错构瘤 X 线图像

A. CC 位；B. MLO 位，肿块边界清晰，密度高低混杂，可见钙化、脂肪密度

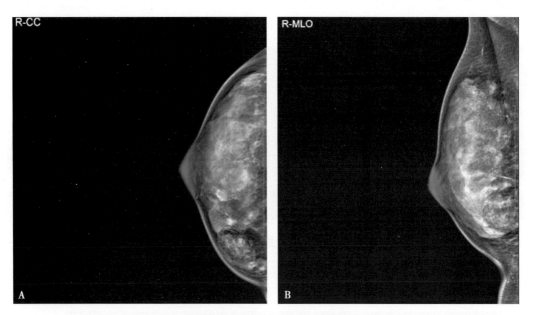

图 4-3-18　乳腺错构瘤 X 线图像
A. CC 位；B. MLO 位肿块边界清晰，密度高低混杂不均

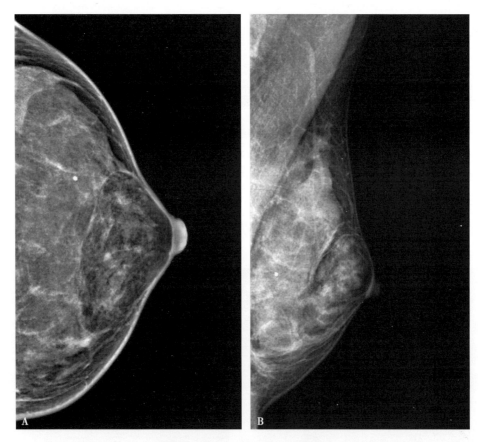

图 4-3-19　乳腺错构瘤 X 线图像
A. CC 位；B. MLO 位乳晕后椭圆形肿块，34mm×60mm，肿块边缘见浅分叶，其间见混杂密度，另见孤立点状钙化

3. MRI 特征　T_1WI：卵圆形肿块，内含不同程度的脂肪信号，边界可以不清。STIR：纤维腺体成分为高信号。$T_1WIC+FS$：脂肪成分无强化；纤维腺体强化程度与正常乳腺组织类似。时间信号曲线呈缓慢上升型。

4. 综合影像特征　乳腺错构瘤是由乳腺组织中的各种成分组成，包括脂肪、腺体组织和纤维结缔组织形成的良性肿块；肿块一般边界不清，往往根据其组织成分比例不同，影像表现略有差异。

（四）鉴别诊断

非对称性致密，一般表现为非对称腺体或腺岛；脂肪信号中夹杂腺体组织；局部压迫可变薄，无周围组织压迫带，边缘不及错构瘤清楚。非对称致密需要进一步观察、评估。纤维腺瘤有时因周围脂肪向病灶内突起，或脂肪细胞异型，常常误诊为错构瘤；纤维腺瘤的超声特点是边界清楚的等回声或略低回声肿块。良性叶状肿瘤一般缺乏脂肪成分，病史往往伴有迅速增大。乳腺囊肿为边界清楚的圆形肿块，因病灶内含脂肪和浓缩的分泌物，在侧位钼靶成像或超声上有时可见脂肪液平。脂肪瘤一般为均匀的脂肪信号。脂肪坏死一般有外伤或手术病史，病灶内混杂脂肪和软组织密度，无回声液性暗区以及周围水肿回声。纤维化一般为边界不清的肿块，其中可夹杂脂肪成分。假血管瘤性基质增生（PASH）为体积较大的圆形实性肿块，边界清楚，超声特点为不均匀回声。非霍奇金淋巴瘤一般为单发或多发肿块，边缘清楚或模糊，无毛刺或钙化为此病特点。

（五）融合影像的建议

X线特征性表现为混合密度肿块，含脂肪、腺体及纤维条索结构，边缘清晰，对周围组织有推压，可合并钙化，根据成分含量不同，可能会以腺体或脂肪为主，超声及MRI可做出良性肿瘤的诊断，核芯针活检，仅能对取材部位做出诊断，对病变的整体描述会不全面，需要结合影像学。

（六）述评

乳腺错构瘤是一种境界清楚的良性肿块，通常有包膜，由乳腺组织各种成分组成。乳腺错构瘤可发生于任何年龄，主要见于绝经期妇女。临床常无症状，影像学通常表现为圆形、卵圆形或扁圆形肿块，大小从1cm到20cm以上。由于肿瘤成分比例不同，影像特征多样，无明显特异性。X线诊断明确时，则无需进一步随访或临床干预。如果影像征象不明确，则需结合其他检查，如超声、MRI，甚至活检诊断。

（汪　娟）

五、非典型乳头状瘤（乳腺小叶内瘤变）

本病为一种病理学形态改变，乳腺导管上皮细胞异乎常态的增生，表现为增生的细胞大小不一，形态多样，核大而浓染，核浆比例增大，核分裂可增多但多呈正常核分裂象。细胞排列较乱，细胞层次增多，极向消失。但一般不见病理性核分裂。

（一）定义与概况

非典型乳头状瘤（atypical papilloma）是含有非典型增生上皮（非典型导管增生，atypical ductal hyperplasia，ADH）或异型细胞的乳头状瘤，该病细胞核分级较低。

（二）病理基础

上皮细胞沿纤维血管束基质增生形成乳头状新生物。乳头状瘤镜下发现异型细胞或非典型增生上皮（图4-3-20）。<3mm区域镜下病理类似低级别导管原位癌。因镜下细胞异型的判断缺乏绝对标准，非典型乳头状瘤和良性乳头状瘤的鉴别诊断非常困难，即使核芯针活检和真空辅助活检下依然如此。

（三）影像特征

1. 超声特征

（1）导管内或囊肿内肿块。

（2）低回声或囊实性混杂回声的卵圆形肿块（图4-3-21A）。

（3）病灶边缘清楚或模糊，或局部尖角。

（4）病变常见后方回声增强。

（5）纤维血管束内可见血流（图4-3-21B）。

（6）弹性成像：质地较纤维腺瘤略硬。

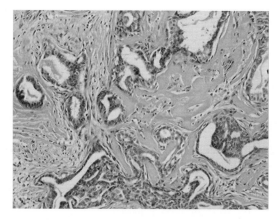

图 4-3-20　非典型乳头状瘤病理（镜下观）
异型细胞或非典型增生上皮细胞沿纤维血管束基质增生形成乳头状新生物

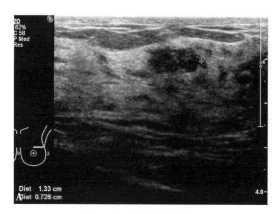
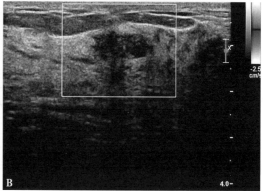

图 4-3-21　非典型乳头状瘤超声图像

A. 左侧乳腺 12 点钟近乳头处可见一个实质性团块，大小约 13mm×7mm，形态欠规则，内部呈低回声，并可见散在点状强回声，后方回声稍衰减；B. CDFI：此肿块周边及内部未见明显血流信号

2. X 线特征

（1）边缘清楚或模糊的肿块，伴或不伴无定形、点状或粗糙的不均匀钙化（图 4-3-22A、图 4-3-22B）。

（2）有时可见扩张的实性导管，此征象不常见。

（3）导管造影提示腔内充盈缺损或管腔截断。

3. MRI 特征

（1）T_1WI：高信号导管（血液）。

（2）T_2WI 抑脂（MR 导管水成像技术）：T_2WI 高信号背景下的腔内低信号肿块（图 4-3-23A）。

（3）$T_1WIC+FS$：肿块形态多样，可表现为圆形、卵圆形或不规则强化肿块；非肿块样、线状或丛状强化；病灶初始迅速强化，廓清时间有不同程度延迟（图 4-3-23B）。

4. 综合影像特征　无特别征象能有助于良性乳头状瘤和非典型乳头状瘤的鉴别诊断；MG：表现为局限性圆形或卵圆形肿块，可合并无定形、点状或粗糙不均匀钙化；导管造影可提示充盈缺损或管腔截断。US：导管内、囊肿内的厚壁、囊性、低回声的卵圆形肿块；彩超可见纤维血管束和内部血供。MRI：高信号导管（血液）；圆形、卵圆形或不规则增强肿块；线状或丛状非肿块样强化。

（四）鉴别诊断

纤维腺瘤一般为边界清楚、浅分叶肿块±钙化，为非导管内病变；乳头癌和本病无特别的影像特

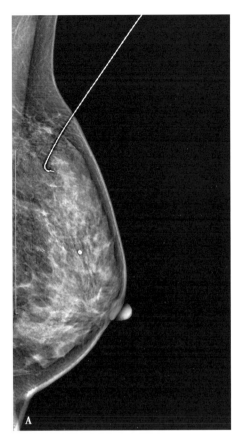
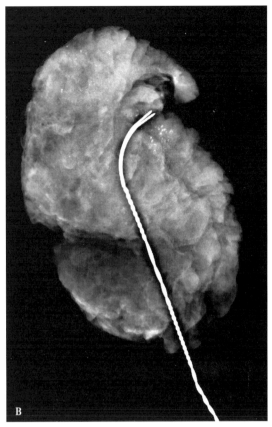

图 4-3-22 非典型乳头状瘤 X 线图像

A. MLO，肿块边缘略模糊，伴无定形、点状不均匀钙化。术前钢丝定位；

B. 同一病例手术切除标本，更清楚地显示多发无定形、点状或粗糙的不均匀钙化

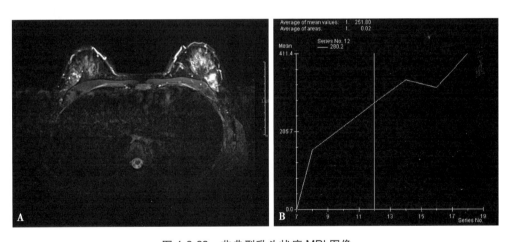

图 4-3-23 非典型乳头状瘤 MRI 图像

A. 非典型乳头状瘤 T_2WI 抑脂，左乳高信号背景下的腔内低信号肿块；

B. 非典型乳头状瘤 T_1WI 抑脂动态增强曲线，病灶初始迅速强化，廓清时间略有延迟

征能鉴别，良性乳头状瘤病灶内可发生局灶性原位癌，或在乳头状瘤基础上癌变均有可能；浸润癌及囊性乳头状癌；硬化性腺病或与周围型乳头状瘤有关，一般为卵圆形±点状钙化。导管内上皮增生一般为普通增生或多发乳头状瘤病，病变缺乏纤维血管束，并非真正意义上的乳头状瘤。复杂囊肿、脓肿及乳房囊性积液一般表现为囊实性肿块。

（五）融合影像的建议

非典型乳头状瘤影像学表现不典型，或在其他病变基础上合并的病变，超声可能有助于早期发现，

MRI 对病变良恶性有鉴别诊断价值，当合并钙化时，需要与原位癌鉴别。

（六）述评

乳腺周围、多发的乳头状瘤比中央乳头区、单发的病灶更容易发展为非典型乳头状瘤，升级为恶性的可能性越大。非典型乳头瘤最常见的临床症状是乳头溢液，偶尔可扪及肿块。核芯针活检可显著提升恶性诊断的比率：14-G 核芯针活检，平均约 29% 升级为恶性；真空辅助活检或 MRI 指引下真空辅助活检，约 9% 升级为恶性。发展为乳腺癌的风险提高 4~5 倍；如病变多发，风险可高达 7 倍；双侧乳腺发病风险相同。核芯针活检或真空辅助活检提示非典型乳头状瘤应采取手术切除。

（韦金喜）

六、纤维腺瘤样变

本病为一种少见的乳腺良性肿瘤，呈进行性、慢性生长。临床及影像检查容易误诊，确诊依靠病理。

（一）定义与概况

纤维腺瘤样变（fibroadenomatoid change，FAC）也称纤维腺瘤样增生、纤维腺瘤病，为良性增生性病变。病理以基质增生为主，病灶包含纤维腺瘤（fibroadenoma，FA）和纤维囊性变（fibrocystic change，FCC）的混合特征。和纤维腺瘤不同，本病的基质增生边界不清，通常累及数个乳腺小叶。

（二）病理基础

在 FA 病灶周围乳腺组织中约 50% 可发现 FAC，因此后者常被忽略。有学者认为 FAC 代表了纤维腺瘤在组织生发过程中的中间步骤（或发育停滞）；多个小叶上皮和基质成分自发增生，抑或因激素作用而增生；增生结节逐渐融合形成 FAC。本病弥漫发病，无包膜，基质可见钙化（图 4-3-24）。镜下由梭形细胞（肌成纤维细胞）构成，背景是丰富的胶原纤维，有程度不等的玻璃样变性。细胞数量不等，没有或仅有轻度的细胞不典型性和多形性，核分裂象少见。

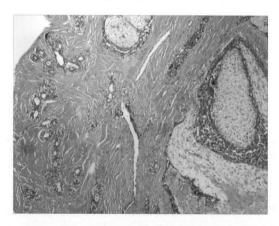

图 4-3-24　乳腺纤维腺瘤样变病理（镜下观）

以基质增生为主，边界不清，通常累及数个乳腺小叶。

无包膜，基质可见钙化

（三）影像特征

1. 超声特征

（1）局限性、分叶状、等回声肿块，内部可见分隔回声，也可表现为囊实性肿块（图 4-3-25A）。

（2）可为低回声或低-高混杂回声（纤维组织）。

（3）病变部分边界模糊或有微小分叶。

（4）有侧边声影，后方回声稍增强。

（5）彩超可见病灶内部血流（图 4-3-25B）。

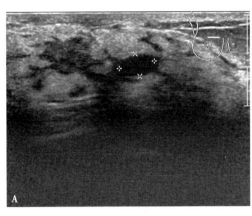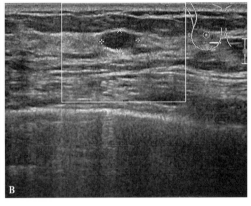

图 4-3-25 乳腺纤维腺瘤样变超声图像

A. 右侧乳房内可见多个结节，大小不等。最大结节约 7.5mm×4mm，形状呈椭圆形，边界尚清晰，包膜不明显，内部回声不均匀，呈低回声，后方回声无变化，两侧未见侧边声影；B. CDFI，同一病灶，结节内及周边未见明显血流信号

2. X 线特征

（1）局限性肿块，边缘不及 FA 清楚；有时也表现为边界不清的肿块（图 4-3-26A、图 4-3-26B）。

（2）卵圆形或管状肿块，有多个分叶。

（3）聚集的粗大、不均匀钙化，或无定形、多晶状钙化。

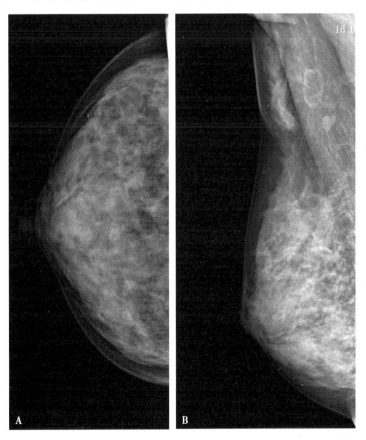

图 4-3-26 乳腺纤维腺瘤样变 X 线图像

A. CC 位；B. MLO 位，局限性、卵圆形肿块，边缘不清楚。聚集的粗大、不均匀钙化

3. MRI 特征　$T_1WIC+FS$ 强化类型多样，局部强化或肿块样强化，内部分隔不强化为本病特点。据报道亦有导管强化。

4. 综合影像特征 US：病变可见等回声分叶，内部可见分隔；夹杂软组织回声，边界不如纤维腺瘤清楚。MG：卵圆形或管状肿块，具有个多分叶；可见聚集分布的粗大、不均匀、无定形或多晶状钙化。MRI：强化类型多样，局部强化或肿块样强化，内部分隔不强化为本病特点。据报道亦有导管强化。

（四）鉴别诊断

纤维腺瘤（FA）为单一小叶发生的基质和上皮增生，通常为局部卵圆形或轻微分叶状肿块，粗大的爆米花样钙化为 FA 特点；纤维囊性变（FCC）或纤维化的钙化一般为无定形、点状或多晶状。此外，还可表现为低密度肿块，可伴钙化；管状腺瘤为小导管增生，病变基质稀疏。原位癌钙化一般为集簇状、粗糙、不均匀钙化，有时可见段性分布的细线样分枝状钙化。

（五）融合影像的建议

US 和 MRI 均可显示病灶内部分隔结构，前者还可进一步探查血供情况。T1WIC+FS 强化类型多样，局部强化或肿块样强化，内部分隔不强化为本病特点。MG 的优势在于显示钙化灶非常敏感。

（六）述评

本病发病年龄平均为育龄期女性，是一种良性的肿瘤样病变，有学者认为是 HER-2 阴性侵袭性乳腺癌的候选风险因子之一，与 FA 是完全不同的一类疾病。通常老年（绝经期后）女性表现为无症状性钙化；年轻女性表现为可见触及的肿块。组织学诊断与影像学一致时，并不伴有不典型增生及柱状细胞复杂增生病变时，本病无需进一步检查。

（韦金喜）

第四节 乳腺非典型增生及浸润型乳腺癌

一、乳腺非典型增生

非典型增生是乳腺癌的高危癌前病变，临床多无症状，乳腺 X 线摄影、超声及磁共振诊断有一定难度，一旦确诊需行影像学或临床随诊。

（一）定义与概况

非典型增生包括非典型导管增生（atypical ductal hyperplasia，ADH）和非典型小叶增生（atypical lobular hyperplasia，ALH），指发生在终末导管和终末导管小叶单位，部分达到原位癌诊断标准的增生性病变，增生的导管或腺上皮细胞呈局部单一型均匀分布，形态多样。两者都是重要的癌前病变。由于种族不同，亚洲各国非典型小叶增生少见，非典型导管增生较多见。临床多无症状，很少表现为可触及病变，多由活检偶然发现，常与普通增生、囊性增生、乳腺癌、放射状瘢痕等并存。穿刺活检为非典型增生者应行手术切除，因非典型增生常与恶性病变同时存在，且手术切除后可能提升为恶性，原位癌最常见。

（二）病理基础

非典型增生的组织学特征是在上皮细胞高度增生的基础上，导管或腺泡上皮增生继续发展而形成乳头状、实性、筛状或腺型结构，且导管变粗，管腔扩大，细胞呈现一定的异型性，体积增大，细胞极性有不同程度的紊乱或消失，细胞的双层结构不明显（图 4-4-1）。非典型增生的程度可分为轻、中、重度，或称为Ⅰ、Ⅱ、Ⅲ级，随着程度的加重，细胞极性的破坏及异型性也相应增加，其癌变的概率也随之增高，至重度非典型增生时（即Ⅲ级非典型增生），已与原位癌非常接近。

（三）影像特征

1. 超声特征

（1）常在由于其他原因活检时偶然发现；

（2）囊内或导管内边界模糊不清低回声肿块，伴或不伴钙化（图 4-4-2）；

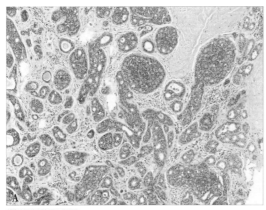
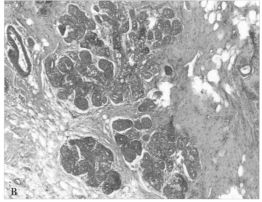

资源4-4-1A

资源4-4-1B

图 4-4-1 乳腺非典型增生病理（镜下观）

A. 非典型导管增生的导管上皮细胞呈单一性，分布均匀，细胞核为圆形或卵圆形；B. 非典型小叶增生病变位于终末导管小叶单位，可见小叶结构，小叶的腺泡不同程度的膨大，排列疏散的小细胞单一型增生，细胞界限不清，细胞核一致、圆形，核仁不明显，染色质均匀

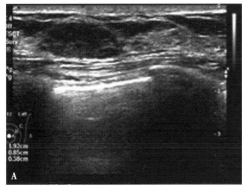
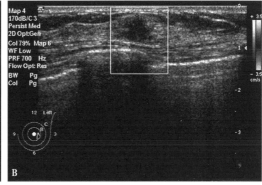

资源4-4-2B

图 4-4-2 乳腺非典型增生超声图像

A. 左侧乳腺外上象限 2 点可见一大小约 19mm×9mm 的低回声结节，形状呈椭圆形，边界清晰，包膜不明显，内部回声不均；B. CDFI：结节周边及内部未见明显血流信号

2. X 线特征 不定形钙化最常见，多见于非典型导管增生；不定形钙化较点状或细微多形性钙化更常见，成簇分布较区域性分布更常见（图 4-4-3）。也可表现为其他非特异性乳腺 X 线征象，如肿块，不对称致密或结构扭曲等。非典型小叶增生钼靶上多为阴性。

3. MRI 特征 MRI 表现常无特异性，可表现为肿块或非肿块强化：肿块可为圆形、椭圆形或不规则形，边缘清楚或不清楚；非肿块强化可为局灶性、线状，节段性或区域性分布。动态增强时间−信号曲线多为延迟型或平台型（图 4-4-4）。

4. 综合影像特征 常无特征性影像学表现，其中不定形钙化成簇分布最常见，多由 X 线筛查发现，但特异性不高；肿块不常见，临床可触及肿块罕见。

（四）鉴别诊断

非典型增生要与普通增生性病变和导管原位癌进行鉴别。非典型增生的临床症状与普通增生性病变相似，无特征性表现，多通过病理诊断。导管原位癌多表现为线样及分支状钙化等恶性特征，可与非典型增生鉴别。从病理学上来讲，重度非典型增生与低度恶性的原位癌非常接近，影像学鉴别存在困难，主要依靠病理鉴别，而由于病理切片、制片的影响，低级别 DCIS 与非典型增生的鉴别常常出现困难，且带有经验和主观性。此外，非典型增生的不定形钙化还要与纤维囊性改变、小叶肿瘤及腺病等鉴别，亦是主要依靠病理诊断。

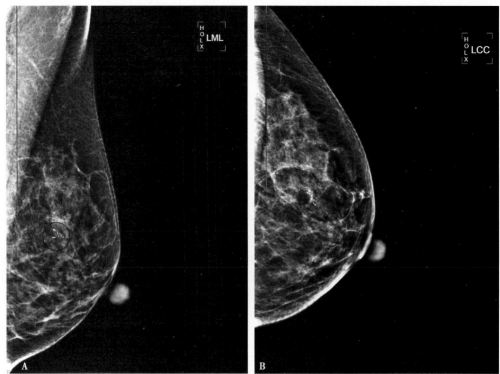

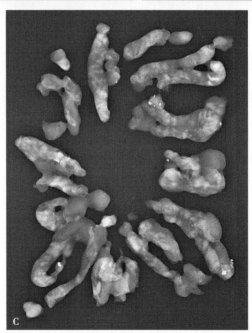

图 4-4-3　乳腺非典型增生 X 线图像

A. MLO 位；B. CC 位，左乳外上象限近中央区可见约 10 余枚点状、粗糙不均质钙化成簇分布；
C. 左乳真空旋切的局部组织标本，可见较多粗糙不均质钙化

（五）融合影像的建议

MG/US+MRI，三种影像学均无典型特征。乳腺非典型增生与乳腺导管原位癌及其他常见的良性肿瘤在征象上存在重叠，乳腺 X 线摄影往往表现为不定形钙化，伴有或不伴有肿块，超声无特异性征象，术前 MRI 检查阴性预测值低，因此，当乳腺内表现为不定形钙化时，无论超声及 MRI 是否提示异常，均要建议活检明确诊断。

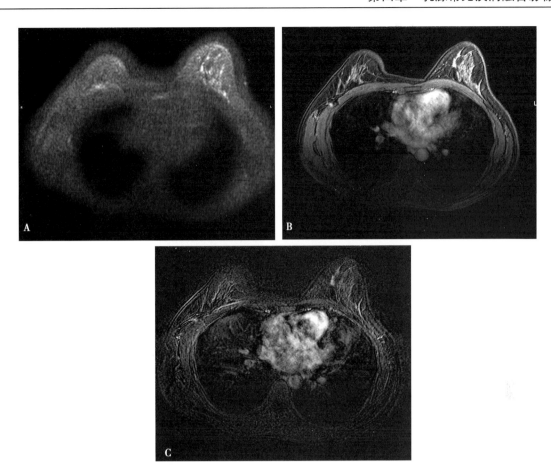

图 4-4-4 乳腺非典型增生 MRI 图像
A. DWI 序列示左乳内上象限稍高信号；B. MRI 增强图；
C. MRI 增强减影图，示左乳内上象限非肿块强化，略呈导管样走行

（六）述评

乳腺非典型增生是一个病理学上的概念（见第三章）。一般认为，从正常细胞发展到肿瘤细胞，都要经历一个这样的过程，即：正常—增生—非典型增生—原位癌—浸润癌，而非典型增生则是从良性改变到恶性改变的中间站，但不是所有的非典型增生都会发展为乳腺癌。研究发现，重度非典型增生与乳腺癌关系密切，可与乳腺癌病变共存或相移行，全乳大切片病理学研究发现，乳腺癌癌旁病变中伴发导管非典型增生者占 48%。非典型增生的病理诊断需要组织样本，而不是细胞样本，因此活检诊断为非典型增生时应行手术切除，而活检取材错误可造成误诊和病理学低估。本病是乳腺癌的高危癌前病变，发生浸润性乳腺癌的相对危险度是普通人群的 5 倍，切除后应行临床和影像学随诊。

（七）案例分析（图 4-4-5~图 4-4-9）

【案例一】

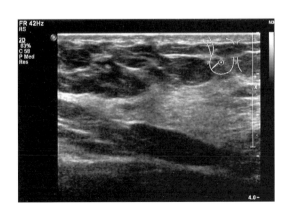

图 4-4-5 超声图像
右乳未见异常声像

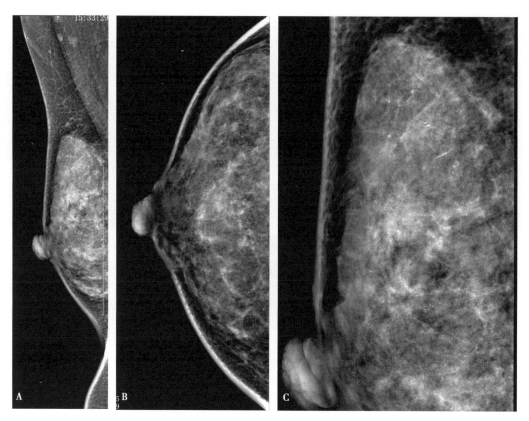

图 4-4-6　X 线图像

A. MLO 位；B. CC 位；C. 局部放大片，右乳上方不定形钙化，呈区域性分布

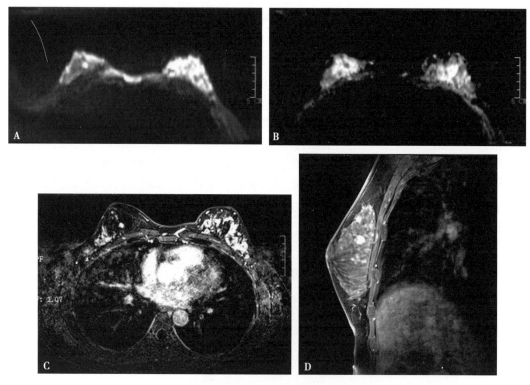

图 4-4-7　MRI 图像

A. DWI 图，右乳上份偏内侧约 11 点钟见类圆形结节，边界清，弥散稍受限；B. ADC 图，ADC 值约 $1.31 \times 10^{-3} \mathrm{mm}^2/\mathrm{S}$；C. 增强后 T_1WI 轴位；D. 增强后 T_1WI 矢状位，结节可见强化，强化曲线呈速升平台型。

右乳钙化切检：非典型增生

【案例二】

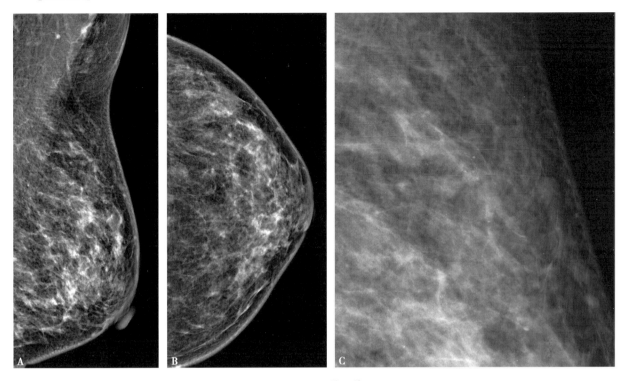

图 4-4-8　X 线图像

A. MLO 位；B. CC 位；C. 局部放大片，左乳外上象限见细小点状钙化，钙化较密集，呈段样分布

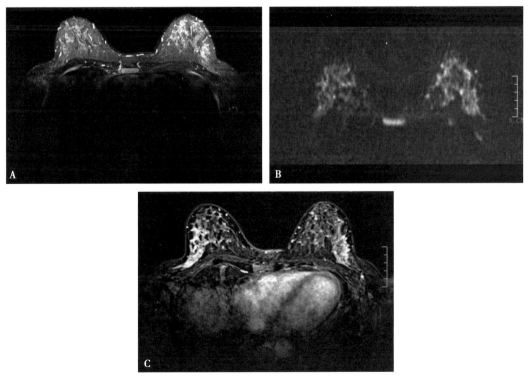

图 4-4-9　MRI 图像

A. T₂WI 图像；B. DWI 图像，未见明显弥散受限；C. 增强后 T₁WI 轴位，左乳外上象限钙化区可见轻度强化，强化区域为片样。

病理诊断：左乳钙化最密集处行立体定位穿刺活检：非典型增生

二、乳腺导管原位癌

导管原位癌是一种肿瘤性导管内病变，有发展成浸润性乳腺癌的趋势。随着乳腺筛查的开展和影像学检查的广泛应用，导管原位癌的发病率明显上升。

(一) 定义与概况

导管原位癌（ductal carcinoma in situ，DCIS）又称导管内癌，指终末导管上皮细胞的恶性增殖，伴有完整的管壁基底膜。临床相对少见，约占乳腺癌的 3.66%。发病高峰为 40~60 岁，临床多无症状，约 10% 的病例可触及肿块，偶有乳头溢液。导管原位癌可有多灶性和多中心性、隐匿性浸润等，腋窝淋巴结转移少见。未经处理的 DCIS 中，每年大概 1% 的病例发展为浸润性，30%~67% 可最终发展为浸润性导管癌。本病预后良好，文献报道 10 年生存率可达 80%，其恶性程度与病理类型及核分化程度相关。

(二) 病理基础

根据 WHO 2012 乳腺病理分类，DCIS 属于上皮性肿瘤中的导管内增生病变，细胞呈轻-重度非典型性。组织学特征为导管上皮的恶性增生，癌细胞局限于导管系统，管壁基底膜完整，未侵犯周围的正常基质。根据病理组织结构分为粉刺型和非粉刺型。粉刺型约占 50%，常有坏死和钙化，有较大的侵袭性；非粉刺型包括实型、乳头型、微乳头型和筛状型（图 4-4-10）。根据核异型性分为高级别、中级别和低级别导管原位癌。

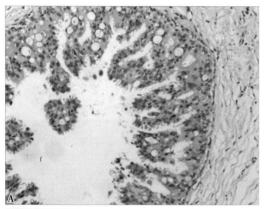
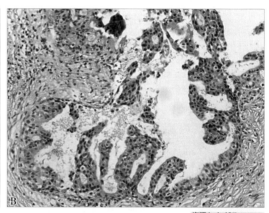

资源4-4-10A

资源4-4-10B

图 4-4-10 导管原位癌病理（镜下观）

A、B. 乳腺导管原位癌，中级别（微乳头+实性），管腔内可见坏死

(三) 影像特征

1. 超声特征

（1）大部分表现为水平位生长、边界不清的低回声肿块；

（2）小部分出现毛刺状边缘，后方回声衰减；

（3）衰减密集簇状细小钙化灶，可沿导管方向分布；

（4）肿块可伴或不伴钙化；

（5）范围较大的病灶，可有丰富血流信号（图 4-4-11）；

（6）可伴导管迂曲扩张。

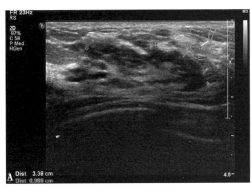
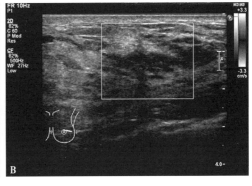

图 4-4-11　导管原位癌超声图像

A. 左乳晕上方见几个结构紊乱的低回声区，形态不规则，边界不清，未见包膜。低回声区可见多个点状高-强回声，后方未见明显声影；B. 彩色多普勒血流显像（CDFI）部分低回声区内探及较丰富的血流信号。最大流速约 32cm/s，RI：0.58

2. X 线特征　钙化为最主要特征，约占 80%；20% 为肿块伴或不伴钙化。钙化表现为线样或分支状、多形性和不定形钙化。线样或分支状钙化强烈提示为 DCIS（图 4-4-12），其中 60%~85% 为高级别；多形性钙化中 25%~40% 为 DCIS，可以是任何病理级别；不定形钙化中有 20% 为恶性，其中大部分都是 DCIS，多为低级别。钙化以成簇分布最常见，线样和段样分布常提示 DCIS，区域性分布则需要中度怀疑。此外，DCIS 还可表现为局灶性非对称致密、结构扭曲等。

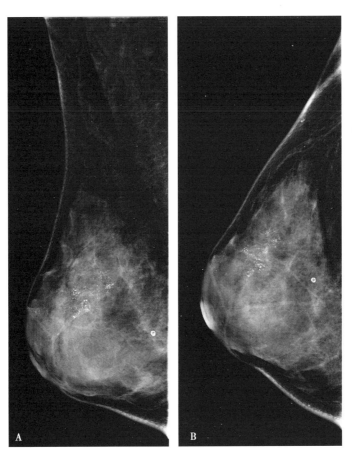

图 4-4-12　导管原位癌 X 线图像

A. MLO 位；B. CC 位，右乳外上象限见较多大小形态不等、泥沙样钙化，呈节段性分布

3. MRI 特征　MRI 动态增强及弥散加权成像等功能成像技术的应用明显提高了 DCIS 的检查的敏感性，文献报道可达 88%～92%。平扫很难发现病灶，增强扫描形态各异，典型表现为沿导管走行方向的线样非肿块强化，节段性分布（图 4-4-13）；肿块少见，多为不规则形。此外，DWI 和曲线定量分析也有助于诊断。

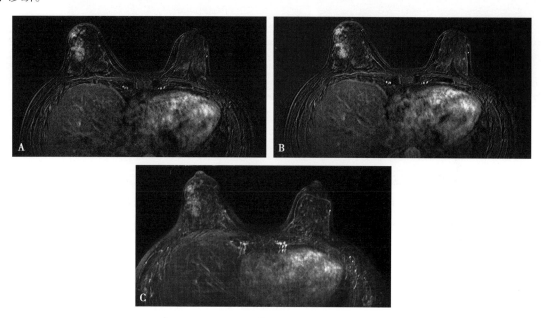

图 4-4-13　导管原位癌 MRI 图像

A、B. MRI 动态增强减影图；C. 增强减影后 MIP 图，右乳外上象限见非肿块强化，
呈节段性分布，局部皮下脂肪间隙消失

4. 综合影像特征　细微多形性、线样分支状钙化，成簇、段样、线样分布为主要特征。MRI 多表现为沿导管走行方向的线样或节段性分布非肿块强化。超声表现为肿块伴或伴微钙化。多种影像学检查有助于诊断。

（四）鉴别诊断

DCIS 需要与浸润性癌、不典型导管增生、小叶原位癌、硬化性腺病、脂肪坏死等相鉴别。微钙化是 DCIS 最主要、可靠的征象，与良性钙化鉴别点如下：①钙化形态：DCIS 的钙化多呈细微多形性，线样、分支状钙化是其特征表现；而良性钙化多呈圆形、环状、粗大钙化，边缘清晰；②钙化分布：导管原位癌是沿着一个导管束发展，因此钙化多表现为沿着导管走行的成簇、段样、线样分布；而良性钙化多表现为散在、区域性或弥漫性分布。

（五）融合影像的建议

MG+MRI。由于 DCIS 尚处于细胞异形阶段，未突破包膜浸润，使其区别于浸润性导管癌的典型影像学表现，致使术前诊断难度较大，当一种检查可疑恶性时需结合另外的影像学检查。钼靶是诊断钙化型乳腺 DCIS 的主要手段；B 超及磁共振相对于非钙化型 DCIS 有明显优势。因此正确评估病灶范围需结合 X 线和 MRI，MRI 对多中心和多病灶病变敏感性高，但是部分影像表现与良性病灶重叠。

（六）述评

DCIS 临床多无症状，研究发现，70% 左右的 DCIS 都是由于 X 线发现微钙化而检出，因此 X 线特征是最重要的检查方法，通过分析钙化的形态及分布来诊断。随着 X 线筛查的广泛应用，DCIS 的检出明显增多。DCIS 与不典型增生同属导管内增生病变，区别在于 DCIS 的细胞异型性更为明显，在影像上可以出现各种恶性征象，但有时鉴别困难，需要通过镜下病理鉴别。DCIS 可由 ADH 发展而来，也有发展成浸润性导管癌的危险性，在发展为浸润性导管癌之前，DCIS 可能已经长期存在。不同分化程度的 DCIS 的恶性程度也不同，分化差的低分化 DCIS 恶性程度最高，发展为浸润性导管癌的危险性越高。影像学检查不能区分 DCIS 的组织学各亚型。DCIS 的临床分期为 0 期，DCIS 伴有微浸润（≤1mm）时为 1

期（T_1mic），治疗方法主要是切缘净的乳腺肿瘤切除术或乳腺切除术。如果治疗彻底，20 年生存率>95%，预后良好。

（七）案例分析（图 4-4-14~图 4-4-19）

【案例一】　43 岁女性，健康体检，无乳腺癌家族史，无手术史。

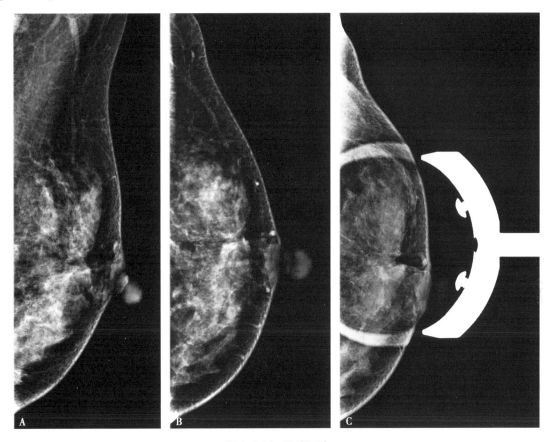

图 4-4-14　X 线图像

A. MLO 位；B. CC 位；C. 局部加压片，左乳晕外侧后方结构扭曲，
其内见 10 余枚微细聚集钙化点；建议手术病检。BI-RADS IVb 类

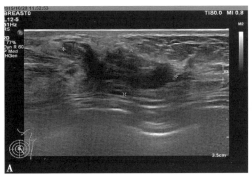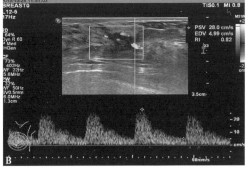

资源 4-4-15B

图 4-4-15　超声图像

A. 左侧乳房乳晕后方及外下象限 4-5 点处可见一个异常回声，范围约 31mm×15mm，形态不规则，
边界不规整，呈低回声，内部回声不均匀，其内可见数个点状强回声。内及后方伴衰减；
B. CDFI：异常回声内可探及高速高阻血流信号，PSV 16cm/s，RI 0.81

125

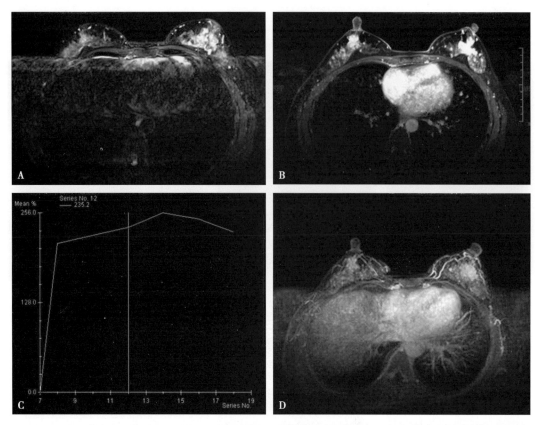

图 4-4-16　MRI 图像

A. T$_2$WI，左乳晕后方稍偏外侧不规则稍高信号；B. 增强后 T$_1$WI 轴位，左乳晕后方稍偏外侧见不规则形异常强化；C. 动态增强扫描时间－信号曲线，呈快速上升－平台型；D. 增强扫描剪影 MIP 图，左乳异常强化。

病理诊断：乳腺导管原位癌，中级别/实性，低级别/筛状

【案例二】

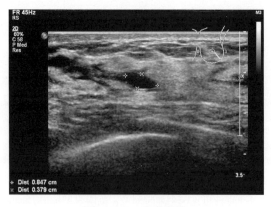

图 4-4-17　超声图像

乳腺 3 点处可见长条形混合回声区，大小约 8mm×4mm，壁稍厚，与周边导管互相延续

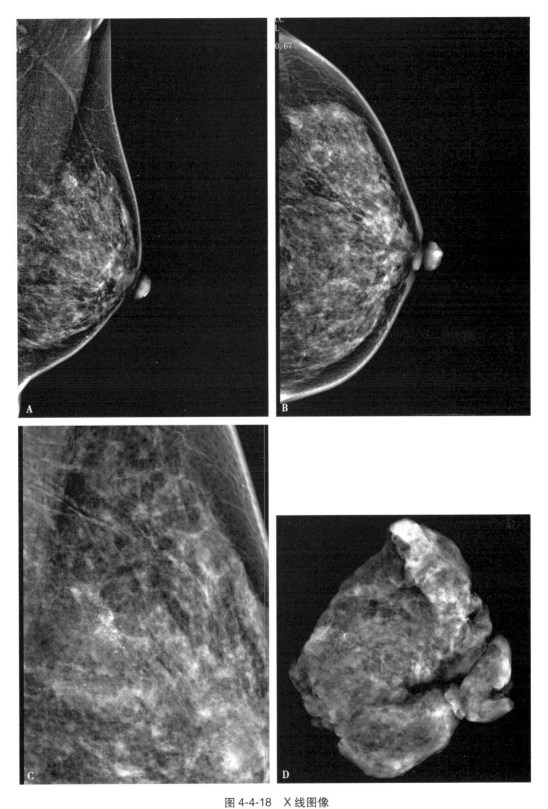

图 4-4-18　X 线图像

A. MLO 位；B. CC 位，左侧乳腺见三处簇状钙化（外上象限、乳晕后及外下象限，箭头示）；
C. 其中左乳外上象限钙化局部放大片；D. 左乳外上象限钙化及乳晕后钙化活检标本

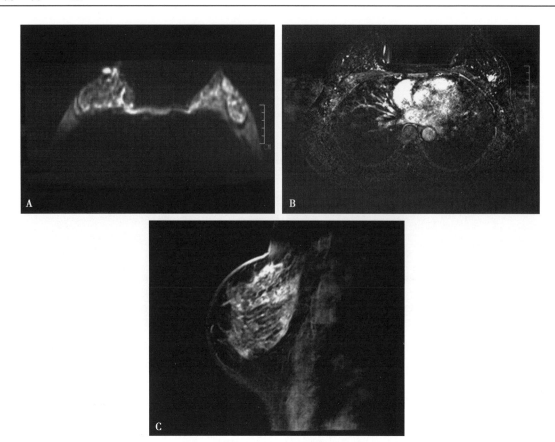

图 4-4-19 MRI 图像

A. DWI 图示左乳外上象限弥散受限；B. 增强后轴位，左乳外上象限见非肿块强化灶；C. 增强后 T_1WI 矢状位，强化区域呈段性分布。左乳外上象限强化时间-信号曲线呈速升-平台型。乳晕后钙化及外下象限钙化区均未见异常强化

病理诊断：左乳外上象限及乳晕后：DCIS，高级别，有实性乳头状结构；外下象限钙化：不典型增生

（杜 牧）

三、小叶原位癌

小叶原位癌是少见的乳腺恶性肿瘤，临床症状不明显，发病年龄相对轻，癌变周期长，如能早期发现生存率高。

（一）定义与概况

乳腺小叶系恶性肿瘤的发展，在组织学上相对独特，其关键的前体阶段被认为是不典型小叶增生（atypical lobular hyperplasia，ALH）和小叶原位癌（lobular carcinoma in situ，LCIS），它们直接发生于正常形态的终末导管小叶单位，表现为轻度非典型的良性上皮细胞充满并部分扩张腺泡。通常认为在一个正常终末导管小叶单位内病变范围少于一半腺泡为 ALH，超过一半为 LCIS。ALH 与 LCIS 有时难以区别，常带有一定的主观性。Tavassoli 于 1992 年提出小叶上皮内瘤变（lobular intraepithelial neopkasia，LIN）的概念，同时依据形态学改变和预后，将其分为 1，2，3 级，1 级相当于原来的 ALH，2 级相当于原来的 LCIS，3 级包括 LCIS 的坏死型、印戒细胞型、多形细胞型及大腺泡型等变异型，并常与浸润性癌相伴，该分类较好的反映癌变的危险性。

LCIS 绝大多数发生在绝经前妇女。高峰年龄组在 45～54 岁。临床症状和体征常无特征性表现，绝大多数病人无任何自觉不适，仅少数可轻微疼痛或乳头溢液。一般无可触及的肿物，也可有局部增厚。LCIS 的诊断常为乳腺活检检测其他指标时镜下的偶然发现。

LCIS 多中心和双侧性的特点，提示 LCIS 的发展中有遗传学因素。LCIS 癌变率低，癌变周期长，有

874 例随访 24 年的文献报道癌变率为 18%，另有 52 例随访 12 年的文献报道癌变率为 16%，平均癌变周期为 9.4 年，明显低于导管原位癌，但仍比一般妇女浸润性癌的发病率高出 10~12 倍。

（二）病理基础

通常瘤体较小，呈圆形，境界不清，切面呈粉红色或半透明颗粒状，按压有轻微硬感，有时可触及坚硬的颗粒状钙化。受累小叶均匀增大，小叶导管和腺泡扩张增粗，腔内充满无极性癌细胞，形成许多较规则的小圆形癌细胞团，其外绕有完整的基底膜（图 4-4-20）。诊断标准多数认为必须具备以下标准：①小叶内单一的、失黏附性细胞增生；②腺泡必须被癌细胞充满，细胞之间无散在的空隙；③至少小叶单位的一半以上腺泡是胀大的或变形的。

多形性小叶原位癌（PLCIS）具有显著的多形性，具有丰富的嗜酸性胞浆，细胞核较大，常有明显核仁。在部分病例中表现为印戒细胞，顶泌分化在形态学和免疫组化水平很常见，这些细胞常常比小叶原位癌黏附更差，小叶的中央坏死和钙化更为罕见，与导管原位癌的鉴别困难。

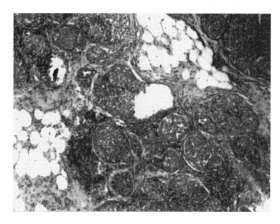

图 4-4-20　小叶原位癌病理（镜下观）

腺泡上皮增生，瘤细胞形态一致，胞界清楚，分布均匀，病变范围大于一个小叶

（三）影像学特征

1. 超声特征

（1）形状不规则；

（2）边缘不规则、角状边缘、针状突出、微小叶状；

（3）低回声至无回声（图 4-4-21）；

（4）回声不均匀；

（5）侧边声影及后方回声衰减；

（6）肿瘤坚硬；

（7）有钙化点。

2. X 线特征　钙化常见，多数表现为单簇钙化，少数表现为散在分布的若干小的钙化丛，且钙化常在癌旁区域而不是在癌巢内。形成肿块时通常肿块较小，圆或卵圆形（图 4-4-22），境界不清，密度较淡，常被纤维

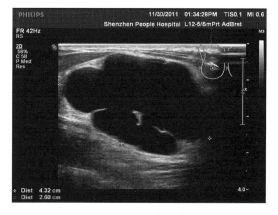

图 4-4-21　超声图像

右侧乳头后方见肿块样均匀低回声区，边缘分叶，边界清晰，后方回声无衰减。肿块内部信号均匀，未见钙化声像

腺体组织掩盖而无法显示，只有在脂肪背景上才隐约可见。有时表现为轮廓模糊的不对称致密影，是 LCIS 常见征象，可合并钙化或结构扭曲。导管造影见导管分支变形，在高密度区、钙化灶或瘤块边缘中断。

3. MRI 特征　可呈肿块样或非肿块样，单灶或多灶，T_1WI 等、低信号为主，T_2WI 稍高信号为主；DWI 上信号多无异常明显增高，ADC 上信号多无异常明显减低，与正常组织区别不大；肿块形状可呈类圆形或轻分叶状；边界可清晰或稍模糊；增强后扫描多动脉期即强化，呈环状、均匀或不均匀强化，亦可强化不明显（图 4-4-23）；无明显伴随征象。

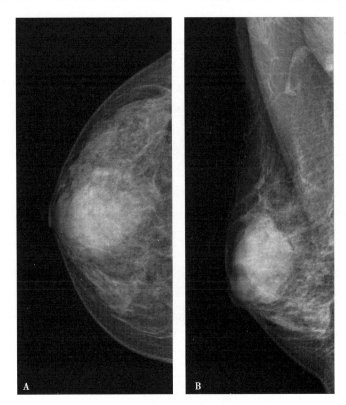

图 4-4-22　小叶原位癌 X 线图像

A. CC 位；B. MLO 位，右乳头后方稍高密度团块影，密度较均匀，
形态分叶，边缘较清晰，部分边界可见晕环，无明确钙化

　　由此可见，单个病灶形态不规则、T_2WI 或 DWI 高信号、动脉期强化明显时，MRI 与良性肿瘤有一定鉴别意义；病灶边界清晰光滑，DWI 信号不高，强化不明显时，在 MRI 上与良性肿瘤鉴别困难；如双侧乳房、多个象限出现病灶，则有较多提示意义。

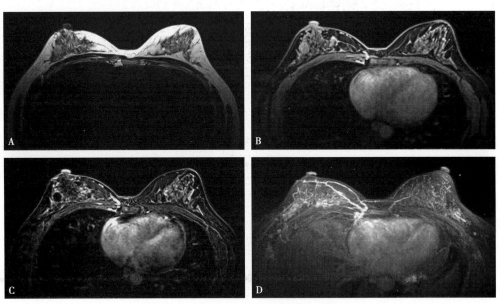

图 4-4-23　小叶原位癌 MRI 图像

A. T_1WI 轴位；B. T_2WI 压脂轴位，右乳外上份异常团块影，T_1WI 稍低信号，T_2WI 中等混杂信号，略欠均匀，病灶边界不清，周围腺体推移状，无明显可见之包膜。乳晕区皮肤增厚明显；C. DCE-MRI轴位，病灶强化不明显，边界不清，未见毛刺；周围组织强化较对侧明显；D. MIP 重建可见右乳血运较对侧异常增多

4. 综合影像特征　圆形或卵圆形肿块，边缘多略不规则，可见尖角状小突起；钙化常见，簇状或多簇状分布，钙化多形性不明显；有时仅表现为不对称致密影，此时结合 MRI 多可见到更明确的病灶边界，强化常较正常组织明显且周边血运增加；多灶多象限或双乳分布为较特征性改变。

（四）鉴别诊断

肿块较小、不伴钙化时，需与良性肿瘤如纤维腺瘤等鉴别，超声上局部不清晰的边界、硬度及 MRI 强化曲线有帮助，单发簇状钙化需与原位导管癌鉴别，多灶时导管癌钙化多为连续性，发生在肿块及邻近区域，而小叶癌钙化多跳跃分布在不同象限甚至双侧乳腺。

（五）融合影像的建议

三种影像学均无典型特征，相对而言，乳腺摄影对发现钙化尤其多灶簇状钙化有优势，US 对肿块型病灶在显示边缘不规则或尖角样突起、实质坚硬的特点上有优势，MRI 对于病灶形态显示更佳，不管肿块型或非肿块型，不规则的边缘、尖角状突起、不对称致密的异常强化或周边血流增多均可提供一定帮助。建议：乳腺 X 线摄影/US+MRI。

（六）述评

LCIS 发病年龄较其他恶性肿瘤相对年轻，临床症状不明显，常为体检发现或因其他病变做乳腺活检时意外发现。超声上发现单发或多发小肿块，不清晰的边界或有尖角状突起，质硬；乳腺 X 线摄影上单灶簇状钙化或多灶钙化、不对称的致密影伴或不伴钙化；结合 MRI 上可见异常强化或周边血运增多，可怀疑 LCIS，多灶把握更大，确诊需靠活检。

（七）案例分析（图 4-4-24~图 4-4-27）

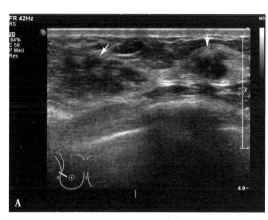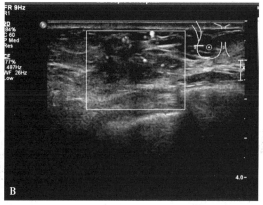

图 4-4-24　超声图像

A. 右乳 9~10 点处外区可见两个大小分别约 25mm×12mm、13mm×8mm 的异常回声区，两个异常回声区之间距离约 6mm，病灶形状均呈不规则形，边界不清，内部为低回声，分布不均匀，后方回声无变化；B. 超声血流声像图（CDFI）示异常回声周边及内部均可见稍丰富的血流信号，可探及动脉频谱，RI 为 0.71

资源4-4-24B

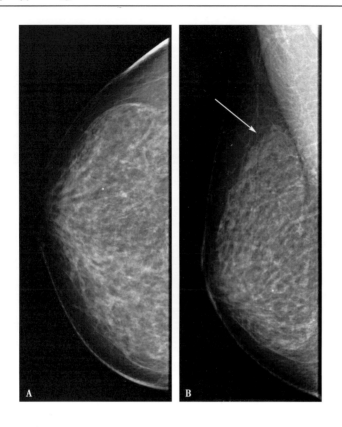

图 4-4-25　X 线图像
A. CC 位，右乳大致阴性影像学改变；B. MLO 位右乳偏上份靠近胸大肌处似见局部腺体增厚（箭头所示），未见明确肿物之边界，未见钙化

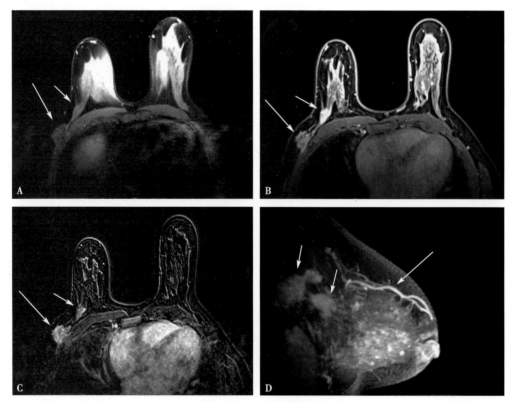

图 4-4-26　MRI 图像
A. T_1WI 压脂轴位；B. T_2WI 压脂轴位，右乳外侧份两处团片影（箭头所示），T_1WI 上大致等信号，T_2WI 外后份病灶呈等信号（长箭头），前内份病灶呈稍高信号（短箭头），形态均不规则，边缘不清；C. DCE-MRI 动脉期可见两处病灶明显强化（箭头所示）；D. MIP 重建示两个病灶的形态显示更完整（短箭头），明显分叶及边界不规则，并可见异常增粗的血管影（长箭头）

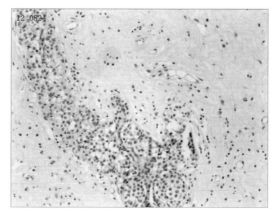

资源4-4-27

图 4-4-27 病理（镜下观）

ER（70%~80%+）、PR（70%~80%+）、P53（+）、E-Cadherin（灶区+）、c-erbB-2（2+）、34βE12（+）、Ki-67（30%~60%+）。
符合乳腺小叶原位癌

（胡若凡）

四、浸润性导管癌

浸润性导管癌是乳腺恶性肿瘤中最常见的病理类型。

（一）定义与概况

浸润性导管癌（invasive ductal carcinoma，IDC）是指癌变的导管上皮突破基底膜，浸润入间质组织，多由导管原位癌（ductal carcinoma in situ，DCIS）发展而来。IDC 常以单一的形式出现，少数混有一个或多个其他组织学类型（肿瘤成分占比<10%），部分学者将其归为浸润性导管癌或非特殊型的浸润性癌（infiltrating ductal carcinoma，not otherwise special，NOS）并简单注明其他类型的存在，其他学者则将其归类为混合型。

IDC 临床最常表现为可触及的肿物，多质硬且活动度差；通常无痛或仅有轻度疼痛，疼痛性质多为钝痛或隐痛，且局限于病变处，极少数病人以疼痛为首发症状；乳头溢液可见，多血性或浆液血性，多为单侧、单孔，伴肿块常见；偶见表现为乳头 Paget 病；当病变进入中晚期，可引起皮肤改变，包括局部水肿、增厚或肿块牵拉悬韧带后局部凹陷形成"酒窝征"；亦可牵拉乳头造成乳头回缩；有时无明显临床症状，仅表现为乳腺 X 线摄影片异常。

（二）病理基础

典型 IDC 的肿瘤间质纤维化明显，肉眼表现像硬癌，质地坚硬，有时硬如岩石，切面灰白色，带有光泽。某些主要由肿瘤细胞组成伴有少量的纤维间质反应的则肉眼为黄褐色，并且柔软。大多数浸润性导管癌为星芒状或毛刺状的不规则边缘，也有一部分表现为圆形、推进式边缘，另外有些肿瘤大体边界清楚。

浸润性导管癌的生长方式、细胞特征、核分裂、间质纤维增生程度、导管原位癌成分的多少及类型在镜下表现为高度的异质性。在同一病例可以见到组织学特征的多样性。肿瘤细胞排列呈腺管状、巢状、条索状、各种大小的梁状，或者实性片状。某些病例有灶状坏死，也可以有广泛性坏死。在细胞学上，肿瘤细胞从接近正常乳腺上皮细胞到明显的细胞多形性和非典型性。核分裂从难以察觉到易见。有些病例间质纤维增生不明显或略有，而有些肿物显示突出的间质纤维化，肿瘤细胞仅为次要成分。一些浸润性导管癌没有可辨认的导管原位癌，而在另一些病例中，原位癌却是肿瘤的主要成分。镜下肿瘤边缘可呈浸润性生长、膨胀性生长、边界清楚或以各种情况混合出现。

目前实际应用中，最常用的是组织学分级中的 Elston-Ellis 分级法，根据腺管形成、核多形性和核分裂数目每项计分均以 1~3 分计分，总分 3~5 分为 I 级（高分化）、6~7 分为 II 级（中分化）、8~9 分为 III 级（低分化）（图 4-4-28）。见表 4-4-1。

表 4-4-1 浸润性乳腺癌组织学分级方法

（Elston-Ellis 修订的 Bloom-Richardson 分级法）

分级成分		计分
腺管形成	肿瘤内腺管成分>75%	1 分
	肿瘤内腺管成分 10%~75%	2 分
	肿瘤内腺管成分<10%	3 分
核多形	核小，一致	1 分
	核的大小和形状中等异形	2 分
	显著的多形性	3 分
核分裂计数	依据显微镜视野区域	1~3 分
组织学分级		总分
Ⅰ级		3~5 分
Ⅱ级		6~7 分
Ⅲ级		8~9 分

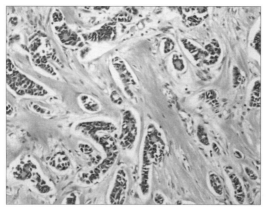

图 4-4-28 浸润性导管癌病理（镜下观）

异型上皮细胞形成梁索状、腺管状结构，于纤维脂肪组织中浸润性生长，瘤细胞中等大小，核卵圆形，染色质粗糙，可见核分裂。符合浸润性导管癌Ⅰ级

（三）影像特征

1. 超声特征

（1）肿块形成，形状多不规则，分叶状、蟹足状或海星征（图 4-4-29A）；

（2）边缘多不规则，毛刺样常见，部分边缘可见强回声晕包绕；

（3）内部多为不均匀低回声；

（4）后方回声衰减常见，侧边声影多见；

（5）肿块质地偏硬或坚硬；

（6）钙化点常见且出现早，可为早期唯一征象；

（7）肿块内部及周边血流多较丰富（图 4-4-29B）；

（8）早期出现淋巴结增大或淋巴结门结构不清；

（9）囊性为主肿块（少见），可见壁内结节，后方回声增强。

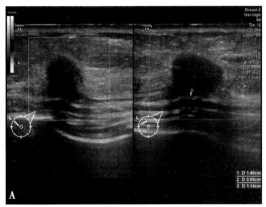
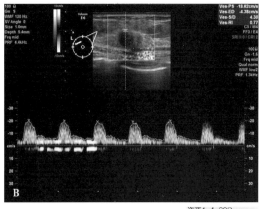

资源4-4-29A

资源4-4-29B

图 4-4-29 浸润性导管癌超声图像

A. 左乳十点钟方向见一大小约 14.6mm×9.5mm×11.4mm 的极低回声肿块，呈不规则形，边界不整，内部见散在钙化样强光点，后方回声衰减；B. 彩色多普勒血流显像（CDFI）示肿块周边及内部可见丰富血流

2. X 线特征 常形成肿块，密度较高，分叶状外观，星芒状边缘；肿块内部、边缘及邻近组织常见钙化，钙化的密度、形态及大小不均质，颗粒数>10 枚，钙化范围≥3cm，可呈簇状分布、不规则形分布或从乳头向深部的 V 形分布（图 4-4-30）；可无明确的肿块，表现为从一点发出的放射状影和局灶性收缩，或在实质的边缘扭曲，更容易在 Ⅰ、Ⅱ 级肿瘤中被发现；极少数情况下表现为片状或小灶状不对称致密，中心密度高，边缘模糊，常是乳腺癌的最早征象。

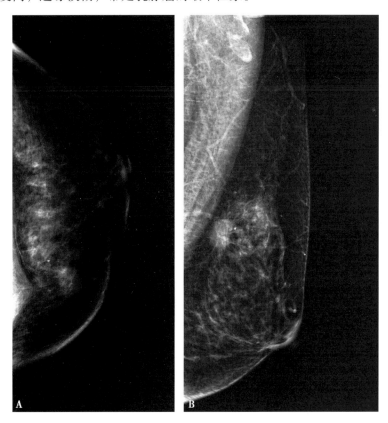

图 4-4-30 浸润性导管癌 X 线图像

A. CC 位；B. MLO 位，左乳内上份见高密度肿块，形状稍分叶，后方边缘不清，可见长毛刺，肿块外侧缘及邻近组织内见多发点状微钙化，后方胸大肌受牵拉

3. MRI 特征　常形成肿块，分叶状外观常见，边缘多不规则，星芒状或毛刺样；亦可呈楔形、段样或不规则形，边缘常不清；T₁WI 以等、低信号为主，T₂WI 以稍高信号为主，肿块样病变中央坏死常见；DWI 多为高信号，可不均匀，ADC 值明显降低；时间-信号强度动态曲线以Ⅱ型、Ⅲ型曲线为主，偶见Ⅰ型曲线；晚期可有胸肌、胸壁受侵，皮肤增厚，乳头凹陷，同侧腋下淋巴结肿大等（图 4-4-31）。

总的来说，肿块型病灶的边界特征、非肿块型病灶的形态及分布特征、较低的 ADC 值和增强曲线的类型，可提供较多的诊断价值。

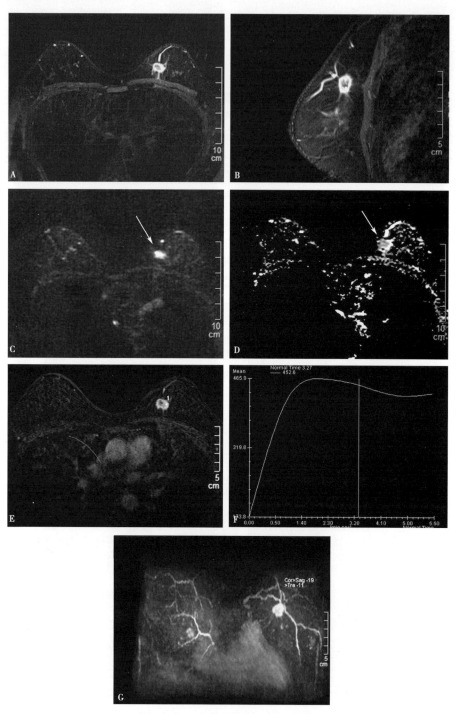

图 4-4-31　浸润性导管癌 MRI 图像

A、B. CE-T₁WI，左乳内上份肿块，实质明显强化，内可见坏死，边缘见长短不一之毛刺，一异常增
　　粗的血管影与肿块相连续，后方胸大肌粘连；C、D. DWI 及 ADC 示病灶实质部分（箭头所示）弥散受
　　限，ADC 信号明显减低；E、F. 减影上实质取点并测时间-信号强度动态曲线为Ⅲ型，是典型的恶性曲
　　线；G. MIP 重建，将肿块分叶状外形、长短不一的毛刺及周围异常增多增粗的血管显示得非常清晰

4. 融合影像特征　致密肿块伴分叶状外观及星芒状边缘、局部结构扭曲或不对称致密；钙化常见，颗粒数>10枚，钙化范围≥3cm，且形态、密度、分布不均；血流增多，Ⅱ、Ⅲ型强化曲线；淋巴结转移出现较早。

（四）鉴别诊断

当IDC病灶较小或呈现良性征象时，如单纯小范围钙化需与纤维囊性变鉴别；表现为小肿块且边界清晰光滑需与良性肿瘤如纤维腺瘤鉴别，特别是特殊类型的，如黏液性及腺性纤维瘤呈快速显著强化时，需综合判断；星芒状的边缘亦可见于放射状瘢痕、脂肪坏死、手术瘢痕等，需结合病史做出判断；脂肪坏死当其无明显外伤史，又发生在乳腺较深部与腺体重叠时，早期鉴别困难，随诊有帮助，因为脂肪坏死大多有缩小趋势，而且病变后期纤维化后强化曲线应为延迟强化，与恶性病变逐渐增大且快进快出的强化方式有明显区别；有些乳腺良性病变表现出恶性征象，如乳腺炎形成脓肿成熟期前可表现质硬肿块、壁不均匀或欠光整、外缘模糊、皮肤增厚、皮下脂肪层浑浊等征象，与恶性病变鉴别困难，可从病史、发病年龄、肿块硬度、血流情况、是否伴有钙化及钙化形态数目上加以鉴别，当脓肿成熟形成均匀厚壁时较易鉴别。

IDC少见表现为囊性为主时应与腺样囊性癌、囊内乳头状癌及脓肿鉴别。腺样囊性癌发病率极低，仅见于乳腺恶性肿瘤0.1%不到，常见于绝经后妇女，约半数位于乳晕后方，活动度较好，以实性成分为主，囊为多发微囊；囊内乳头状癌为导管内乳头状癌的一型，其囊性部分其实为囊状扩张的导管，肿瘤为实性部分，因肿瘤常有出血，含铁血黄素在囊内沉着，故密度常高于一般囊肿及纤维腺瘤，导管造影可见导管扩张、充盈缺损及分支导管受压移位，对鉴别诊断帮助较大；脓肿壁较厚且均匀，内壁多较光整，强化曲线为Ⅰ型或Ⅱ型。

（五）融合影像的建议

三种影像学表现均有一定特征，乳腺X线摄影在表现钙化形态、数目、分布情况上有明显优势，尤其适用于伴有钙化的IDC，但对生长于致密腺体中不伴钙化的、表现为单纯肿块且边界光滑的、仅表现为不对称致密的病灶诊断有一定困难；US在表现肿块边界及内部结构、血流情况上有明显优势，对淋巴结的形态及内部回声亦观察较佳，利于发现早期淋巴结转移；MRI多参数、多方位成像，断层利于细节观察，DWI等序列从分子水平分析病灶特征，造影剂的使用及多时期采集全面反映病灶的血流情况，对肿块及非肿块型IDC的显示率均可达90%以上，当乳腺X线摄影及US诊断困难时是一个有益的补充手段。建议：乳腺X线摄影/US+MRI。

（六）述评

IDC是最常见的乳腺恶性肿瘤，它的影像学表现多有特征。当IDC表现为肿块时，超声常可根据其不规则的形状，星芒状的边缘，后方回声衰减，较硬的质地，及相对丰富的血流，在肿块较小时（<5mm）时即做出较准确的诊断，并可在早期即根据淋巴结门的形态改变提示转移可能；当IDC表现为单纯钙化时，乳腺X线摄影可根据钙化的形态、密度及分布情况做出诊断，颗粒数>10枚，钙化范围≥3cm时诊断较有把握；当肿块较大或伴有明显异型钙化时，超声及乳腺X线摄影均有典型征象；MRI对于较小的肿块及部分非肿块型的病变如单纯不对称致密等的诊断是一个有益的补充，因为它可全方位观察病灶形态、内部结构、边缘、血流、淋巴结等，甚至可以从分子水平分析病变的特征，造影剂的使用及多时期采集更可全面反映病灶特征及周边血流情况。

（七）案例分析（图4-4-32～图4-4-43）

【案例一】　女性，47岁。无意中发现左乳肿物1周，约鹌鹑蛋大小，无疼痛、肿胀，无发红、发热，无胸闷等不适。

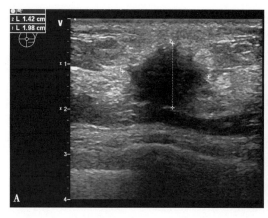
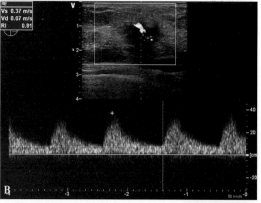

图 4-4-32 超声图像

A. 左乳 4~5 点处见一大小约 14mm×20mm 的低回声肿块声像，形态欠规则，周边见毛刺，后方回声衰减；B. 彩色多普勒血流成像（CDFI），肿块内可见粗大血管，血流阻力高

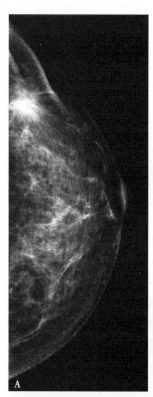
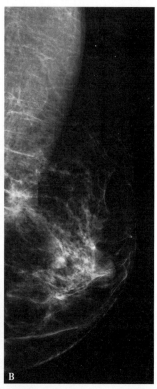

图 4-4-33 X 线图像

A. CC 位；B. MLO 位，左乳外上份见致密团块影，中心密度高，边缘见长短不一的毛刺，病灶大小约 20mm × 20mm × 17mm，局部皮肤增厚、受牵拉内陷，皮下脂肪层浑浊，可见一粗长毛刺伸向乳头方向，其内可见微钙化

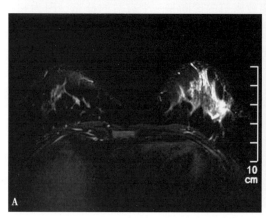
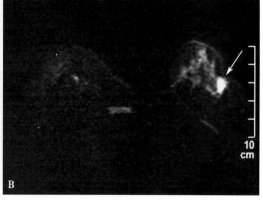

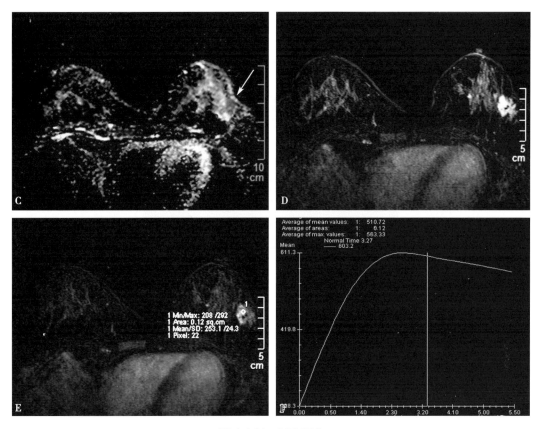

图 4-4-34　MRI 图像

A. T₂WI 压脂轴位，左乳外侧份腺体明显增多增厚，未见明确肿物的边界；B、C. DWI 及 ADC，左乳外侧份团块样病灶各向弥散受限，ADC 信号明显降低；D. DCE-MRI 轴位示病灶较周边组织强化明显，略欠均匀，边缘不规则，可见毛刺，内见小片坏死不强化区；E、F. 病灶实质部分取点并测时间-信号强度动态曲线为Ⅲ型

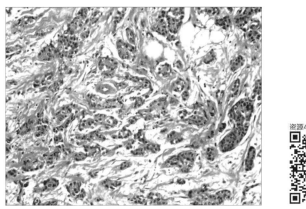

图 4-4-35　病理（镜下观）

肿瘤细胞排列成团块状、条索状及腺样结构，细胞核大深染，核分裂可见，间质纤维组织增生。另 IHC 示：E-cad 膜（+），ER（+++，约 90%），Her2（−），Ki67（+约 20%），P53（+约 5%），PR（+约 20%）。符合浸润性导管癌Ⅱ级

【案例二】　女性，39岁。一周前无意中发现左乳肿物，约鸡蛋大小，不伴疼痛，无红肿、发热，无胸闷，无咳嗽、咳嗽，无恶心、呕吐，未予特殊处理。

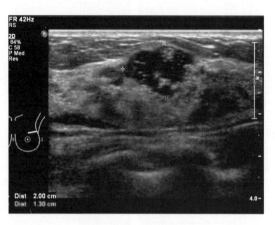

图 4-4-36　超声图像

左乳 3 点钟低回声包块，边缘不规则

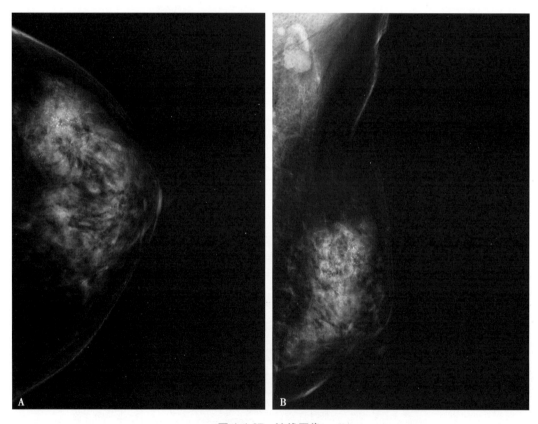

图 4-4-37　X 线图像

A. CC 位；B. MLO 位，左乳外上份放射状结构紊乱及不对称致密，
其内见区域分布的群集蠕虫样钙化。左腋下见一枚实性增大淋巴结

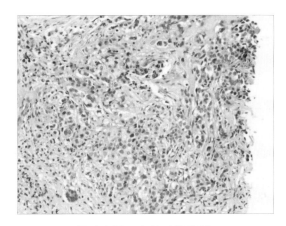

图 4-4-38　病理（镜下观）

腺上皮增生呈梁索状浸润性生长，部分呈实性，中央坏死，细胞胞浆较丰富，核圆，可见核仁及核分裂象，间质纤维组织增生伴胶原化。IHC：E-cad（＋），ER（－），Her2（＋＋＋），Ki67（约30%），P53（约80%），PR（－）。符合浸润性导管癌Ⅱ级，伴数灶高级别导管原位癌

【案例三】　女性，64 岁。发现右乳肿物 35 年，增大伴疼痛 10 月余。病人 35 年前曾因"妊娠期乳腺炎"行手术治疗，具体不详，术后即发现术区右乳肿物，鸡蛋大小，不伴疼痛，无红肿，无发热未予治疗。近 10 个月来，病人自觉肿物逐渐变大，并有间断性疼痛，遂来我院就诊。触诊质硬。

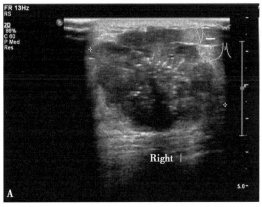

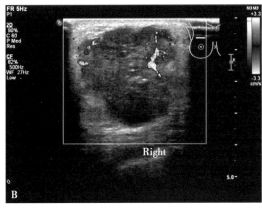

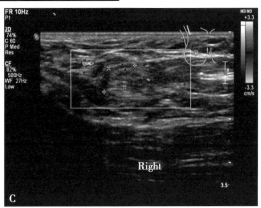

图 4-4-39　超声图像

A. 右乳 12～1 点处异常低回声结节，内有多发微钙化斑点，血流阻力高；B. 右乳肿块超声血流声像图（CDFI）示肿块血流丰富；C. 右侧腋下淋巴结增大伴血流增多

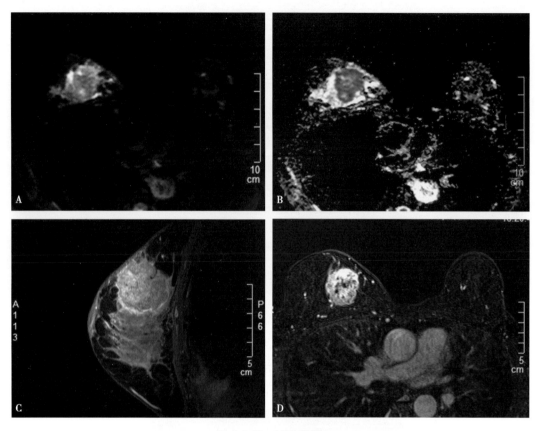

图 4-4-40　MRI 图像

A. DWI；B. ADC，右乳中央区及外上份较大团块状弥散受限信号灶，ADC 值 $< 1.3 \times 10^{-3}$；C. 矢状位 T_2WI 压脂示肿块分叶状形态，边缘不规整，与周围腺体分界不清，局部皮肤增厚明显，皮下脂肪层浑浊；D. DCE-MRI 动脉晚期示肿块强化明显，其内见坏死不强化区，局部血管增多粗大

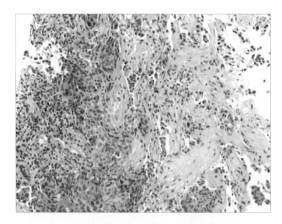

图 4-4-41　病理（镜下观）

肿瘤细胞呈片巢状或条索状排列，未见明显腺管形成，细胞核大、深染，核分裂象易见。另 IHC：E-cad（+），ER（−），Her2（+++），Ki67（约 30%），P53（约 80%），PR（−）。符合浸润性导管癌Ⅲ级

【案例四】　少见的囊性为主的肿块。

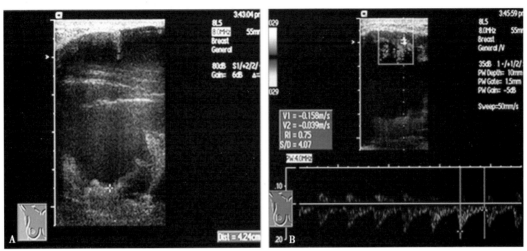

图 4-4-42　超声图像

A. 右乳外下象限见一个包块，距体表约 5mm，大小约 74mm×45mm×73mm，形状呈类圆形，周边壁较厚 3~8mm，内壁不规则，界限不清，内部回声不均匀，可见不规则暗区内有密集点样回声，及低回声团块样实性回声，包块后方回声增强；B. CDFI 显示其周边可见较丰富血流信号，RI：0.75

资源4-4-42B

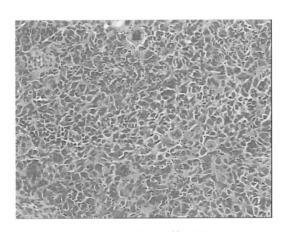

资源4-4-43

图 4-4-43　病理（镜下观）

符合浸润性导管癌Ⅲ级

（胡若凡）

五、浸润性小叶癌

（一）定义和概况

浸润性小叶癌（invasive lobular carcinoma，ILC）是继浸润性导管癌外第二常见的乳腺癌类型，资料显示该肿瘤占浸润性乳腺癌 5%~15%。浸润性小叶癌的发病年龄一般晚于浸润性导管癌，多发生在 60 岁前后。有些病例中，初始即表现为乳房皮肤的增厚或局部凹陷，而不是明显的肿块。浸润性小叶癌向乳腺外扩散的速度较慢。常见的转移部位有骨骼、腹腔、肾上腺、消化道（胃、肠）、卵巢等，也可能转移到大脑和脊髓表面。

（二）病理基础

浸润性小叶癌的肿瘤细胞更常以线状模式向周围结缔组织（间质）中扩散生长，常伴有小叶原位癌，缺乏黏着性、散布在纤维性间质内或呈单列线样浸润的癌（图 4-4-44）。

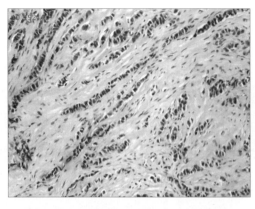

资源4-4-44

图 4-4-44　浸润性小叶癌病理（镜下观）
癌细胞散在于纤维性间质内，呈单列线样浸润

（三）影像特征

1. 超声特征

（1）不规则或分叶状肿块（图 4-4-45）；

（2）边界不清晰或成角；

（3）内部低回声，或为极低回声，微钙化少见；

（4）后方回声衰减或无变化；

（5）肿瘤内大多数内部可显示血流，血流阻力指数 0.57~1.0。

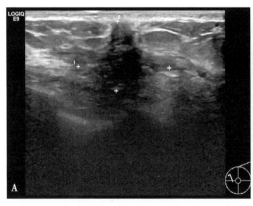
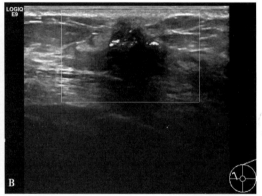

资源4-4-45B

图 4-4-45　浸润性小叶癌超声图像
A. 左侧乳腺内上象限可见范围约 23mm×17mm 的肿块图像，形状不规则，边界不清，呈蟹足状，内部为低回声，分布不均匀，后方回声无变化；B. 彩色多普勒显示肿块内部较丰富的血流信号

2. X 线特征

（1）不规则肿块（图 4-4-46），边缘常见毛刺。

（2）结构扭曲。

（3）非对称致密，常仅见于某一投照位（多见于 CC 位）。

（4）乳腺腺体皱缩或边缘凹陷。

（5）恶性微钙化很少见。

（6）多灶性，多中心性病变发病率较高，但检出率低。

3. MRI 特征

（1）T_1WI 毛刺样肿块伴不均质强化（图 4-4-47）；

（2）形态不规则；

（3）少部分主灶周边可见多个小灶，非肿块样强化，多灶并间隔增强；

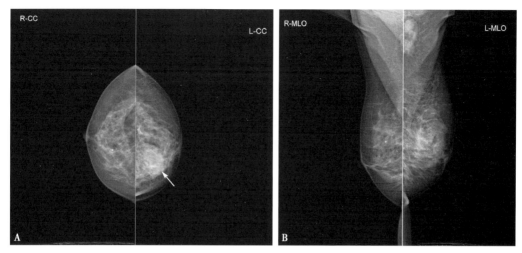

图 4-4-46 浸润性小叶癌 X 线图像

A. CC 位，箭头所示，左乳内侧可见一类圆形稍高密度团块影，密度较均匀，边界部分欠清晰；

B. MLO 位，左乳内上见非对称性致密，肿块边界不清，结构稍乱，内见多形性钙化，左腋下见肿大淋巴结

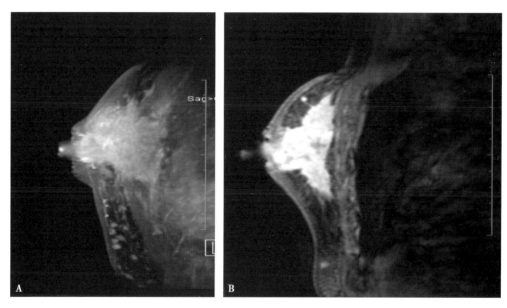

图 4-4-47 浸润性小叶癌 MRI 图像

A. 左侧乳腺腺体实质结构紊乱，左乳内上象限乳腺实质内见一椭圆形肿块，大小约 1.8cm×
2.7cm，增强后肿块明显强化，肿块后方紧贴胸壁见不规则异常信号灶；B. 右乳腺体结构紊乱，
动态增强后右乳腺体非肿块样强化

（4）区域性强化比例显著高于段样强化；

（5）多灶性，多中心性病变多见。

4. 综合影像特征 多表现为恶性形态特征的肿块，少部分病灶在 X 线表现为非肿块样，这部分病人 X 线的敏感度易受致密或多量腺体的影响，超声和 MRI 敏感度相对较高。ILC 的多灶、多中心及双侧发病率均高于浸润性导管癌。MRI 动态增强序列对检出小病灶及多中心病灶有明显优势。

（四）鉴别诊断

与非特殊性浸润性导管癌鉴别，后者更常见，并常伴微钙化。小叶原位癌，体查及 X 线常不能发现，在超声和 MRI 上常与 ILC 伴发。纤维化，体查及 X 线常不能发现，超声可为不规则伴声影肿物，MR 强化弱，有时鉴别困难。术后瘢痕表现为累及皮肤的结构扭曲，超声可为不规则伴声影肿物，慢性瘢痕 MRI 可不强化。糖尿病乳腺病有 1 型糖尿病病史，乳腺腺体呈弥漫致密且伴声影，超声及 X 线鉴

别困难，病灶 MRI 强化不明显。

（五）融合影像的建议

超声可作为首选的筛查工具，X 线辅助检查，但最终需行 MR 检查进行完善评估。

（六）述评

浸润性小叶癌虽然是第二常见浸润性乳腺癌，但发病率远低于浸润性导管癌，且发病年龄晚。临床常无明显不适，有时可触及乳腺内肿块，也有些病例表现为乳房皮肤的增厚或变硬、凹陷。由于瘤灶与纤维腺体密度接近且常缺乏钙化，X 线对浸润性小叶癌的敏感性低于浸润性导管癌，且易低估病灶大小。有时 X 线仅可发现乳腺局灶性不对称致密或结构扭曲。超声的敏感性高于 X 线，常能检出隐匿性病灶，但仍可能低估病灶大小。因浸润性小叶癌常多灶或多中心，因此术前正确评估病灶数目、大小、累及范围及转移情况尤为重要。MRI 较 X 线和超声能更准确评估肿瘤情况，对制定正确的治疗方案起到决定性作用。因此建议多种影像融合检查，特别是超声与 MRI 相结合。

（七）案例分析（图 4-4-48～图 4-4-51）

【案例一】

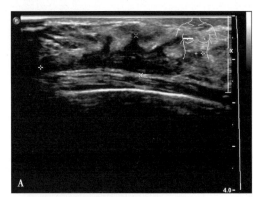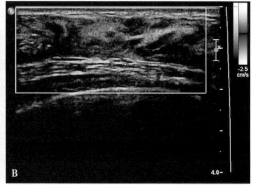

图 4-4-48 超声图像

A. 右侧乳腺乳晕后方可见一个异常回声，范围约为 42mm×10mm，形状呈不规则形，成角，边界不清，内部为极低回声，分布不均匀，并可见多个点状强回声伴声影，后方回声有衰减；B. CDFI：肿块周边及内部可见少量血流信号

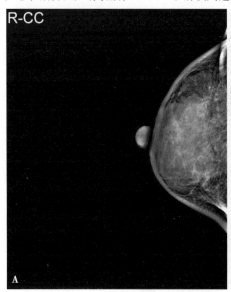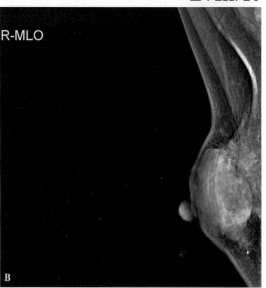

图 4-4-49 X 线图像

A. MLO 位；B. CC 位，右乳见一肿块，边缘不清，
肿块内及其外后方见少许点状钙化并周围结构扭曲。右乳肿块切检：浸润性小叶癌

【案例二】

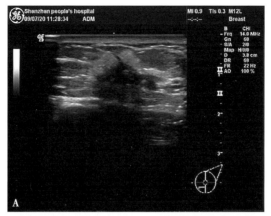

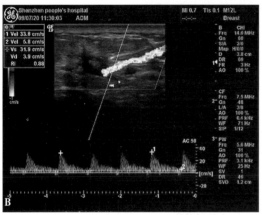
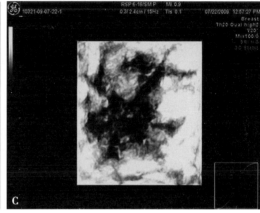

图 4-4-50 超声图像

A. 左乳浸润性小叶癌超声图像示左乳内下象限可见一个大小 25mm×12mm 的肿块，形态不规则，边界不清，周边可见高回声晕，内部呈低回声，后方回声衰减；B. 肿块内部可见高速低阻的血流频谱；C. 超声三维重建图像显示冠状面呈"放射状"改变

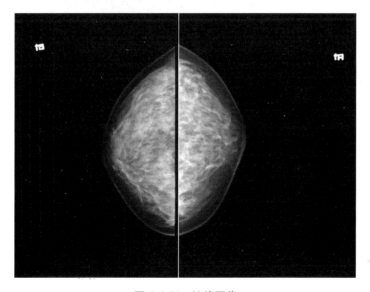

图 4-4-51 X 线图像

左乳上份结构稍乱，未见明确肿块及恶性钙化。BI-RADS 0 类。超声引导下肿块穿刺活检：浸润性小叶癌

（郑 静）

六、多中心、多灶性乳腺癌

乳腺癌可以呈多中心、多灶性生长，准确诊断多中心、多灶性乳腺癌判断治疗方案、提高病人生存率及预后有重要意义。

（一）定义与概况

多中心性（multicentric，MC）乳腺癌是指在同一个乳腺的不同象限的多个病灶。病理类型（如导管癌和小叶癌）和分子分型（HER2 阳性和三阴性）完全不一样的两个乳腺病灶肯定是一个多中心性乳腺癌。多灶性（multifocal，MF）乳腺癌为同一象限内多个癌灶。多中心、多灶性乳腺癌组织学类型可相同或不同，相互间不存在沿乳腺导管、淋巴管、血管转移或直接侵犯的表现。多中心性乳腺癌与年轻女性、肿瘤较大及淋巴结转移呈正相关，多灶性乳腺癌多为 ER/PR＋Her2＋肿瘤，较少为三阴性肿瘤。

多中心、多灶性乳腺癌为乳腺癌总体生存率的一个单独的不良预后因素，不论是根治术或者保乳术后，复发及远处转移的可能性都会较单个乳腺癌病灶病人增高，而多中心性乳腺癌较多灶性乳腺癌更加预后不良。辅助化疗后预后结果不能得到逆转，但是仍有改善。

（二）病理基础

国内外一些研究结论认为乳腺癌是在广泛增生性病变的基础上产生的，其发生并非孤立的局部病变，可呈多中心、多灶性改变。乳腺癌多灶性病灶的病理类型以浸润性导管癌最为多见（图 4-4-52），导管内癌成分越多，多灶性可能性越大。另外，小叶癌有明显的多中心性生长特点。该类病变其他常见的病理类型有导管原位癌，髓样癌，黏液癌等。如果肿瘤在中央区时，出现伴有多中心、多灶性癌的机会增加。

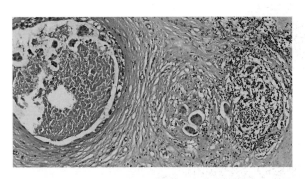

资源4-4-52

图 4-4-52 多灶性乳腺癌病理（镜下观）
主灶符合浸润性导管癌

（三）影像特征

1. 超声特征

（1）病人同侧乳腺内多个不规则病灶，边界模糊，可见毛刺；

（2）多个病灶以乳头为中心，表现为呈散在放射状排列的多发低或无回声团；内部回声可不均匀（图 4-4-53）；

（3）大多数病灶位于外上象限，乳腺内呈多个大小不等的病灶，纵横比>1；部分病灶内可有微小钙化灶；

（4）CDFI 显示部分病灶中有穿支血流信号。

2. X 线特征

（1）弥漫性或多发性细小钙化，呈细小沙砾状、线样或线样分支状密度较高的致密阴影，密集成簇，粗细不均，浓淡不一；沿导管走行方向分布；

（2）多灶性乳腺癌因部分肿块呈等低密度，常被周围腺体遮盖，钼靶检出率低，对肿块数量及分布特征评估价值有限（图 4-4-54）。

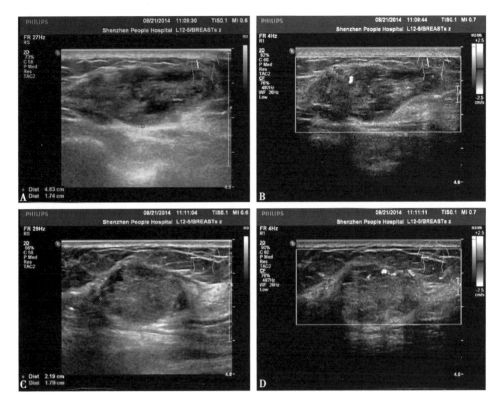

图 4-4-53 多中心、多灶性乳腺癌超声图像

资源4-4-53B

资源4-4-53D

A. 右侧乳房内上象限 1 点至 2 点处可见一个肿块影，大小约为 46mm×17mm，形状呈不规则形，边界尚清，内部为低回声，分布不均匀，后方回声无改变；B. CDFI：肿块可见穿支血流深入内部；C. 右侧乳房外侧 9 点至 10 点处可见一个肿块图像，大小约为 21mm×17mm，形状不规则，边界不整齐，包膜不明显，内部回声不均匀，呈低回声，后方回声无改变；D. CDFI：肿块内部未见明显血流信号，周边见少许点状血流信号

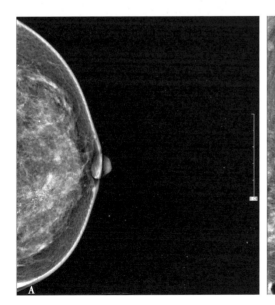

图 4-4-54 多中心、多灶性乳腺癌 X 线图像

A. CC 位，左侧乳腺内份见结构扭曲，并见多发细小多型性钙化；

B. MLO 位，左侧乳腺多发细小钙化，钙化呈多发区域性，不均质

3. MRI 特征

（1）肿瘤内部 T_2WI 呈等、低信号；

（2）弥散加权序列：ADC 值增高，弥散高 B 值多个病灶信号受限；

（3）MRI 增强和减影图像：不均匀强化、环状强化及含强化的间隔，动态强化曲线多数为Ⅲ型强化，少数为Ⅱ型强化，MIP 可见引流血管影（图 4-4-55）。

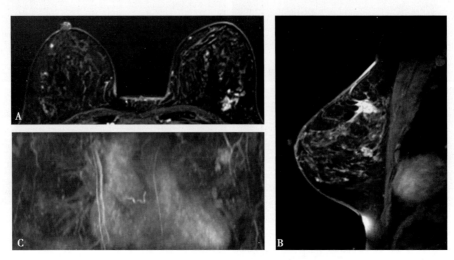

图 4-4-55　多中心、多灶性乳腺癌 MRI 图像

A. 左乳外上份见团块样分布的异常信号灶，大小约 3.2cm×2.3cm；B. 矢状位示乳腺中央区近胸壁 1cm、3.5cm 处各见一异常强化结节；增强扫描明显强化，病灶边缘呈分叶状，可见毛刺征象；C. 上方可见一胸外侧静脉分支血管影

（四）鉴别诊断

多中心性乳腺癌当次主病灶不明确时需与炎性乳癌、乳腺炎、淋巴瘤、白血病、乳腺转移瘤相鉴别。

（五）融合影像的建议

MRI 可有效检出乳腺内多中心、多灶性病变，但对异常强化的解释可能会改变治疗方案，MRI 存在假阳性的判读，而 X 线摄影对钙化的解读更加可靠，即便 MRI 未出现异常强化，对 X 线摄影判断为阳性的钙化，组织学活检都是术前必要的评估。

（六）述评

多中心、多灶性乳腺癌多发生在年轻女性，多有乳腺癌家族史，为乳腺癌总体生存率的一个单独的不良预后因素。及早发现对指导治疗方案、提高病人生存率有重要意义。由于年轻女性乳腺腺体致密，单一一种影像检查方法容易导致漏诊，对该类主灶已确诊为乳腺癌的病人建议结合多种影像检查，综合判断。由于 MRI 具有良好的软组织分辨率，其信号的差异可反映病变的组织学特点，磁共振动态增强及弥散加权成像 DWI 针对乳腺多中心、多灶性病变的诊断及治疗提供较多信息，在多中心、多灶性乳腺癌的显示和与乳腺导管走行关系的判定均有明显的优势。对多发病灶，通过 MRI 遴选出最可疑的病灶活检，降低多中心、多灶性乳腺癌的漏诊率，具有较高的临床应用价值。

（七）案例分析（图 4-4-56~图 4-4-58）

女性，48 岁，发现左侧乳腺肿块 3 个月，质硬。

七、双侧乳腺癌

双侧乳腺癌的发生机会低，病人发病年龄较轻，存在乳腺癌高危因素，如有对侧乳腺癌病史、乳腺癌家族史、年轻乳腺癌病人、多中心性癌、基因改变。

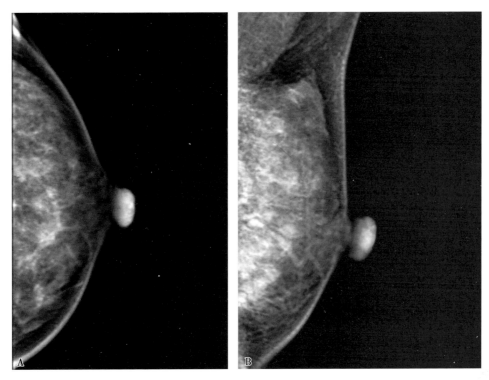

图 4-4-56 X 线图像

A. 左侧乳腺上份见结构扭曲；B. 另见腺体内多发细小多型性钙化，以内下象限为主

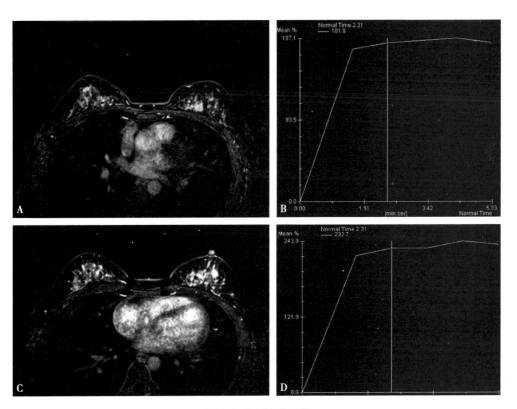

图 4-4-57 MRI 图像

A. 左侧乳腺内上象限可见结节影，形态不规则呈浅分叶，边缘可见毛刺；B. 左侧乳腺内上象限肿块 TIC 曲线呈速升-平台型及速升-流出型；C. 左侧乳腺乳晕下方偏内侧可见结节影，形态不规则呈浅分叶，边缘可见毛刺；D. 左侧乳腺乳晕下方偏内侧肿块 TIC 曲线呈速升-平台型及速升-流出型

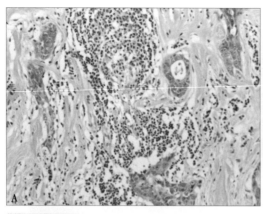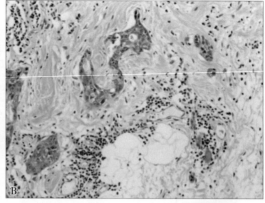

图 4-4-58　病理（镜下观）

A.（左侧 9 点）乳腺导管内癌（实性/中级别），局灶可疑间质浸润；

B.（左侧 12 点）浸润性乳腺癌，非特殊类型，Ⅲ级，可见导管内癌成分（实性/中级别），可见血管内癌栓，未见神经侵犯

（一）定义与概况

双侧乳腺癌（bilateral breast cancer，BBC）广义上讲包括双侧原发乳腺癌及双侧转移性乳腺癌。其发病率在 0.7%~3.0%，其发病高峰期位于 30~50 岁之间，与遗传及免疫功能低下、放疗、癌的多中心发生及环境致癌等多种因素有关，多因发生远处转移而生存率较低。双侧原发乳腺癌分为同时性双侧原发性乳腺癌（synchronous bilateral primary breast cancer，sBPBC）：双侧乳腺癌发病间隔时间≤6 个月；异时性双侧原发乳腺癌（metachronous bilateral primary breast cancer，mBPBC）：双侧乳腺癌发病间隔时间>6 个月。sBPBC 病人比 mBPBC 预后更差；肿瘤分期、双侧乳癌发病间隔时间和第二原发肿瘤的病理类型以及激素受体表达情况是影响 BPBC 病人预后的主要因素。

（二）病理基础

双侧乳腺癌最常见的病理类型为浸润性导管癌，而第一原发病灶为浸润性小叶癌则被认为是发生对侧乳腺癌的危险因素。第一原发病灶与第二原发病灶的病理分型相同性约为 62.8%，癌组织免疫组织化学检查一致性约为 86%（图 4-4-59）。

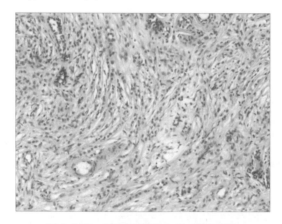

图 4-4-59　双侧乳腺癌病理（镜下观）

主灶病理为浸润性小叶癌，见肿瘤细胞分布于纤维结缔组织中，
或呈单行条索状排列浸润间质，浸润性条索常围绕正常导管呈向心性分布

（三）影像特征

1. 超声特征

（1）形态不规则、内部回声不均匀，后方回声衰减；

（2）纵横径比>1；

（3）边缘毛刺状，可合并强回声钙化；

（4）血流信号丰富（图4-4-60）；

（5）双侧乳腺癌中，将首先确诊或被发现的一侧作为第一癌，另一侧作为第二癌；若双侧同时检出，则将具有高度超声提示者作为第一癌，术前诊断不明确者作为第二癌；有研究表明，双侧乳腺癌存在相似性表现。

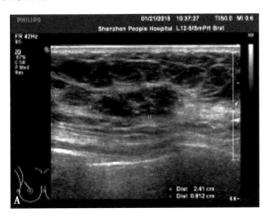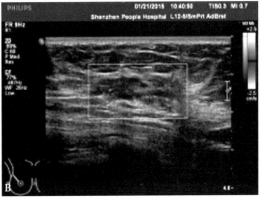

图4-4-60　双侧乳腺癌超声图像

A. 病人10年前确诊左侧乳房浸润性导管癌Ⅲ级；超声显示右侧乳房切面形态轮廓正常，层次不清，乳腺内回声不均，在其外上象限10~11点，距乳头31mm，距皮下约13mm处可见一个团块，大小约24mm×8mm，形状呈不规则形，边界不清，呈毛刺状，内部为低回声，分布不均匀，并可见多个点状强回声，后方回声有衰减；B. CDFI:肿块周边及内部可见低速低阻血流信号

2. X线特征

（1）双侧乳腺微小的成簇性钙化，于X线1cm²以内能够观察到超过5个钙化，则需要高度警惕，钙化形态可以存在不一样，包括小线虫状、针尖状、细沙砾状、呈簇存在、弥漫散在或者分支节段状沿着导管分布；

（2）双侧乳腺小结节，边界不清、形态不规则、边缘毛刺状；

（3）双侧乳腺的密度呈不对称，局部乳腺结构扭曲（图4-4-61）。

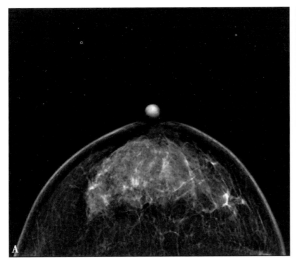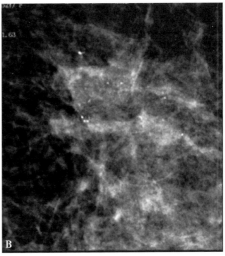

图4-4-61　双侧乳腺癌X线图像

A. CC位，右乳外份上局限性致密，呈团片状改变；

B. 左乳内上见多发细小钙化，密度较淡不定形，呈段样分布，局部腺体结构稍乱

3. MRI 特征

（1）T$_2$WI 呈等、低信号；

（2）弥散加权序列：ADC 值增高，弥散高 B 值双乳病灶信号受限；

（3）MRI 增强和减影图像：不均匀强化、环状强化及含强化的间隔，动态强化曲线多数为Ⅲ型强化，少数为Ⅱ型强化；非肿块样强化则呈局限性、线性、导管、节段、丛集样、弥漫性强化；

（4）乳腺血管成像：病灶乳腺血管增加、增粗，瘤周血管增多，呈"瘤周血管征"（图 4-4-62）。

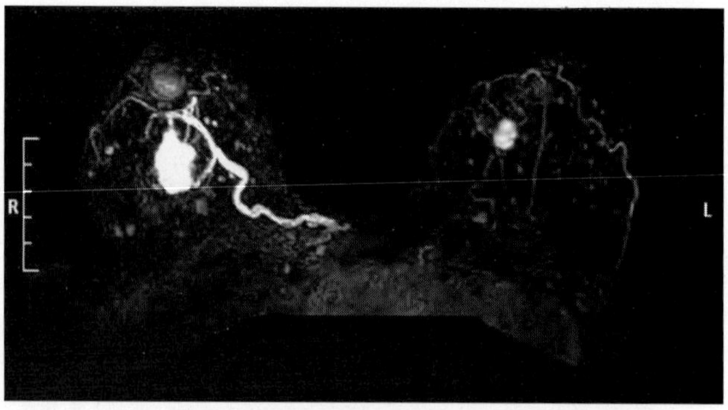

图 4-4-62　双侧乳腺癌 MRI 图像

双侧乳腺病灶的血管增加、增粗，可见瘤周血管增多，呈"瘤周血管征"。病理：右侧病灶为浸润性导管癌；左侧病灶为导管原位癌伴早期浸润

（四）鉴别诊断

双侧原发性乳腺癌有以下诊断标准可与双侧转移性乳腺癌相鉴别：①部位：原发癌多位于外上象限乳腺实质内，转移癌通过皮下淋巴途径或血液循环转移到对侧，常位于乳腺内侧象限或近胸正中线的脂肪组织内；②组织类型：两侧乳腺组织完全不同，或核分化程度明显差异，可作为原发癌的诊断标准，如果两侧乳腺组织类型完全不同，同时伴有淋巴结转移阴性或后发病灶核分化程度比先发侧高，考虑双侧原发性乳腺癌；③原位性病变：双侧病变中存在原位癌或者原位癌演变成浸润性癌状态；④生长方式：原发癌多为单发、浸润性生长；转移癌为多发，成膨胀性生长；⑤首发乳腺癌术后 5 年以上，无局部复发或原处转移证据，属于双侧原发乳腺癌。

（五）融合影像的建议

MRI>US/MG，MRI 诊断双侧乳腺癌的优势：微小病灶的检出较钼靶及超声更敏感；对双乳多发病灶敏感性和特异性较高。

（六）述评

双侧乳腺癌发病率较低，发病率与家族病史、第一原发灶为浸润性小叶癌及淋巴结转移情况呈正相关。研究发现双侧乳腺癌更易发生骨转移和脏器转移，双侧同时性乳腺癌是导致乳腺癌死亡的一个独立危险因素。融合影像及乳腺癌术后随访有助于诊断双侧乳腺癌。另外，通过 MRI 的特殊序列（如：弥散加权序列、乳腺血管成像、乳腺动态增强）可为诊断提供更多有效信息补充。

（袁家琳）

第五节　特殊类型浸润性乳腺癌

浸润型乳腺癌包括一些特殊类型，常见的有乳腺髓样癌、黏液腺癌、Paget 病和炎性乳癌等。

一、乳腺髓样癌

乳腺髓样癌是一种少见的低度恶性的浸润性导管癌，以癌主质多、间质少为特征表现，间质中弥漫性淋巴细胞浸润。

（一）定义与概况

乳腺髓样癌（medullary breast carcinoma，MBC）是浸润性导管癌（invasive ductal carcinoma，IDC）一种少见的亚型，低度恶性，其发病构成在 IDC 中约占 1%~7%，男性罕见，日本女性和美国非裔女性相对多见，分典型和非典型两种类型。发病年龄集中在 45~52 岁，约 26% 的女性是在 35 岁以前诊断的，肿瘤中位大小约 2~3cm。

MBC 触之柔软、边界清楚，可移动，无明显疼痛，常伴随同侧腋淋巴结（axillary lymph node，ALN）肿大，但以反应性增生多见，转移少见。术前乳腺粗针穿刺或者切除活检、前哨淋巴结活检可以诊断，手术采用乳房肿瘤切除术或（和）放射治疗，必要时可以行乳腺根治术，后者取决于肿瘤大小和淋巴结情况。MBC 总体预后好，5 年生存率为 89%~95%，非典型 MBC 预后较典型 MBC 差，与浸润性导管癌相似。肿瘤术后复发一般发生在早期，5 年后出现复发者罕见。

（二）病理基础

肉眼观呈椭圆形，表面可呈分叶状或小分叶状；边缘清楚，局部可侵袭性生长；病灶内可有坏死或出血，可见钙化但并不常见。镜下观察癌主质多、间质少，合体细胞结构在肿瘤组织中占比大于 75%；组织学边界清楚或具有推挤性边缘；没有腺管结构；伴有中度至多量弥漫淋巴浆细胞浸润；显著核多形性（图 4-5-1）。非典型 MBC 为非特殊型的浸润性导管癌（infiltrating ductal carcinoma，not otherwise special，IDC NOS）伴有髓样特征。25% 的 MBC 有 *BRCA1* 基因突变，13% 的 *BRCA1* 基因突变的乳腺癌为 MBC，最常见的体细胞改变是 TP 53 突变。

典型 MBC 的特征是间质中弥漫性淋巴细胞浸润，宿主对肿瘤细胞存在积极有效的免疫应答，约 75% 的乳房淋巴引流至同侧 ALN，故肿大的 ALN 中存在反应性增生的比例较大。MBC 免疫表型以雌激素受体（estrogen receptor，ER）、孕激素受体（progesterone receptor，PR）和 HER-2 阴性多见，不同程度表达 CK 5/6、CK 14、EGFR、P-cadherin、p53 和 Caveolin-1。ER 为阴性的 TMBC 病人较阳性病人 ALN 转移率高。

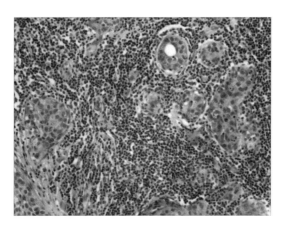

资源4-5-1

图 4-5-1　乳腺髓样癌病理（镜下观）
乳腺间质内弥漫性淋巴细胞浸润，符合乳腺髓样癌表现

（三）影像特征

1. 超声特征

（1）圆形，椭圆形或分叶状的低回声肿块；偶见小分叶状改变，仅次于 DCIS；

（2）边缘大部分清楚，部分模糊；

（3）内部回声不均匀，病灶较大时可表现为囊性坏死；

（4）瘤周水肿表现为低回声晕；

（5）后方回声增强类似假囊肿表现，容易和淋巴瘤混淆；

（6）腋窝淋巴结增大常见，通常为增生而非转移；

（7）能量多普勒和彩色多普勒：肿瘤内未见血管（图 4-5-2）。

2. X 线特征

（1）椭圆形、圆形肿块或非对称致密，钼靶有时亦可呈阴性改变；

（2）边界部分欠清，表面可有分叶；

（3）病灶密度高于周边腺体密度；

（4）合并钙化不常见（图 4-5-3）。

3. MRI 特征

（1）病变为稍长 T_1、稍长 T_2 信号肿块，病灶内可有少量出血、坏死；

（2）DWI 病变扩散受限呈高信号；

（3）增强扫描肿块实质部分明显强化，强化曲线成平台型或流出型（图 4-5-4）。

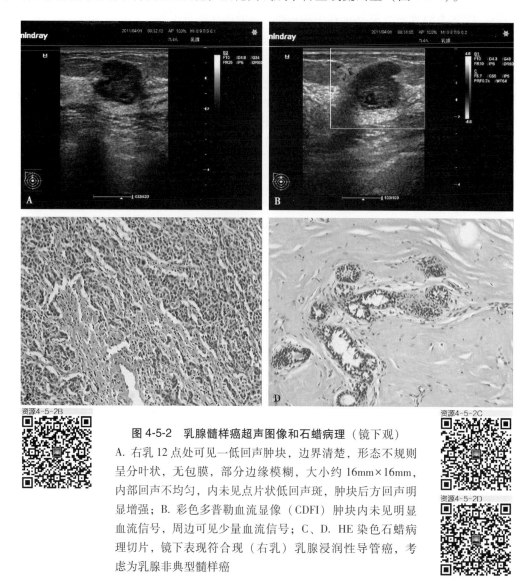

图 4-5-2　乳腺髓样癌超声图像和石蜡病理（镜下观）

A. 右乳 12 点处可见一低回声肿块，边界清楚，形态不规则呈分叶状，无包膜，部分边缘模糊，大小约 16mm×16mm，内部回声不均匀，内未见点片状低回声斑，肿块后方回声明显增强；B. 彩色多普勒血流显像（CDFI）肿块内未见明显血流信号，周边可见少量血流信号；C、D. HE 染色石蜡病理切片，镜下表现符合现（右乳）乳腺浸润性导管癌，考虑为乳腺非典型髓样癌

4. 综合影像特征　该类肿瘤形态学表现多样，无特异性，呈圆形、类圆形或分叶状肿块；淋巴浆细胞脂肪浸润可以导致边缘模糊，病灶内钙化并不常见，灶周可伴卫星结节。肿瘤血供不丰富，血流动力学呈平台型或流出型。超声检查显示为低回声肿块伴后方回声增强，类似假囊肿表现，易和淋巴瘤混淆。肿块生长迅速。腋窝淋巴结肿大的常见。

（四）鉴别诊断

与良性肿瘤纤维腺瘤临床、影像表现相似，但纤维腺瘤发病率明显较高，发病年龄较年轻；纤维瘤镜下有纤维包膜，髓样癌无确切包膜，后者常表现为浸润性或小分叶的恶性征象；纤维瘤富间质，髓样癌富细胞，故纤维瘤密度稍低。髓样癌 MRI 强化程度较纤维瘤高。恶性肿瘤要和其他局限性乳腺癌，如 IDC NOS、黏液性 IDC、乳头状 IDC 鉴别。MBC 外上象限最多见，易误认为乳腺内淋巴结转移。

（五）融合影像的建议

MG/US+MRI，三种影像均能反映肿块膨胀性生长的特征，MG 对边缘及内部结构的显示不及 US 及 MRI，腺体较致密时有假阴性诊断的可能。超声和 MRI 能反映肿瘤的边缘和内部特征，能提示肿块内囊变和出血，MRI 对肿瘤边缘及内部结构成分的判断及反映血流动力学特点更为准确。

建议影像组合：US/MG+MRI。

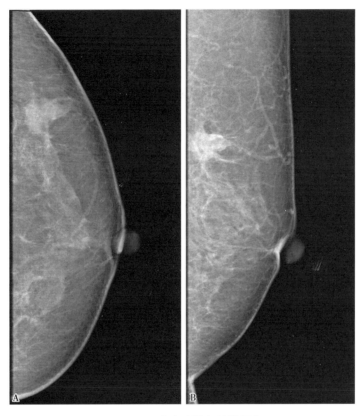

图 4-5-3 乳腺髓样癌 X 线图像

A、B. 分别为 CC 位和 MLO 位。左乳外上象限见一不规则稍高密度肿块，边界清楚，呈分叶状，局部毛糙并见长短毛刺，内部密度欠像均匀，内未见明显钙化。未见明显结构扭曲。乳晕、乳头和皮肤未见明显异常。腋下未见明显肿大淋巴结影

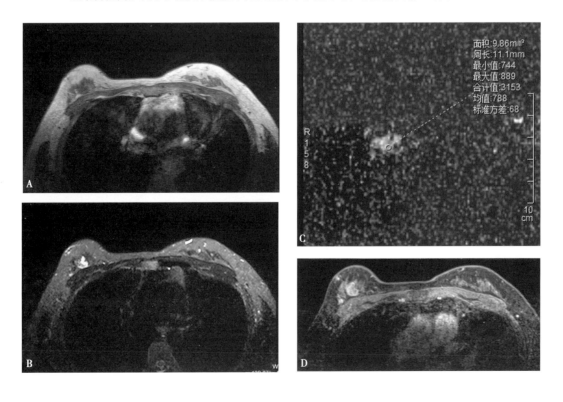

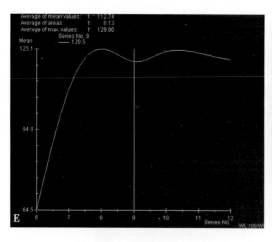
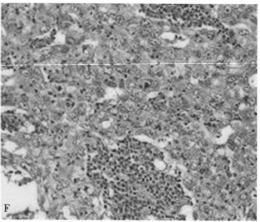

图 4-5-4　乳腺髓样癌 MRI 图像和石蜡病理（镜下观）

A~E. 为乳腺 MRI 图像，分别为 T_1WI、T_2WI 抑脂序列、DWI、增强扫描和强化曲线图像。右乳外上象限见一不规则肿块，边缘呈浅叶状，局部毛糙并见短毛刺，呈稍长 T_1、稍长 T_2 信号；肿块局部扩散受限呈高信号；增强扫描环形轻度强化，病灶实性区域时间-信号曲线呈平台型；F. HE 染色石蜡病理切片图像，镜下观符合乳腺髓样癌表现

资源4-5-4F

（六）述评

乳腺髓样癌呈圆形或卵圆形，浅分叶，往往体积较大、生长快速、以膨胀性生长为主，质地柔软。主要鉴别诊断考虑纤维腺瘤、侵袭性癌及乳腺肉瘤。年龄特点、发病率及随年龄增长变化特征有助于鉴别。纤维腺瘤好发于年轻女性，细胞型纤维腺瘤生长快，体积大，但随年龄增长有逐渐退化，玻璃样变及钙化的特点。总之，年龄、肿瘤形态特征、生长方式是病灶鉴别和预后判断的关键。

（七）案例分析（图 4-5-5~图 4-5-8）

女，37 岁。左乳 12 点可触及直径约 2cm 肿块，触之柔软、边界清楚，可移动，无明显疼痛，同侧腋淋巴结增大。

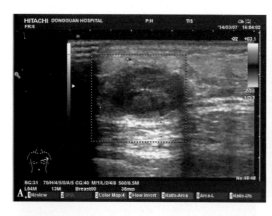
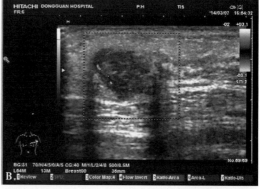

资源4-5-5A

图 4-5-5　超声图像

A. 超声所见：左侧乳腺内可见一椭圆形低回声肿块，位于 2~3 点钟方向，大小约 32mm×28mm，横向生长，形态不规则，边界清楚，无包膜，边缘模糊，可见分叶，内部回声不均匀，内见少许点状强回声斑，肿块后方回声增强，局部浅筋膜浅层连续性不完整；B. CDFI：肿块内及周边可见少量血流信号

资源4-5-5B

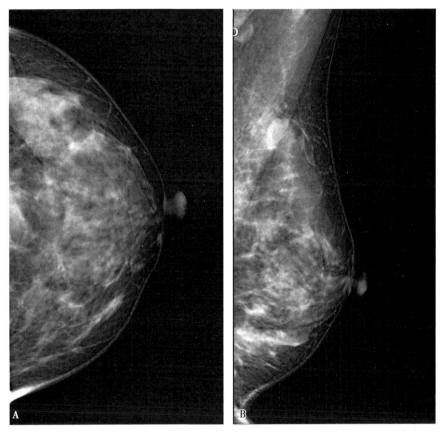

图 4-5-6　X 线图像

A. CC 位；B. MLO 位，左乳外上象限见一类椭圆形稍高密度分叶状肿块，边界清晰，表面见分叶，边缘部分欠清，大小约 32mm×30mm，未见钙化及结构扭曲。乳晕、乳头和皮肤未见明显异常。腋下可见小淋巴结

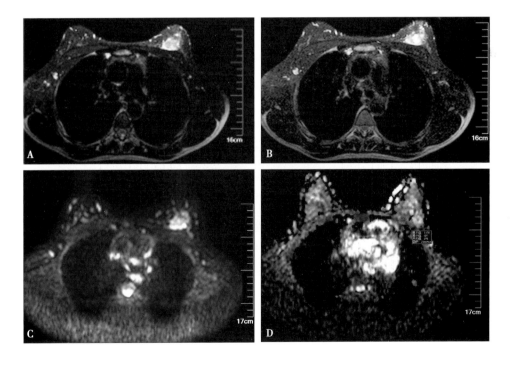

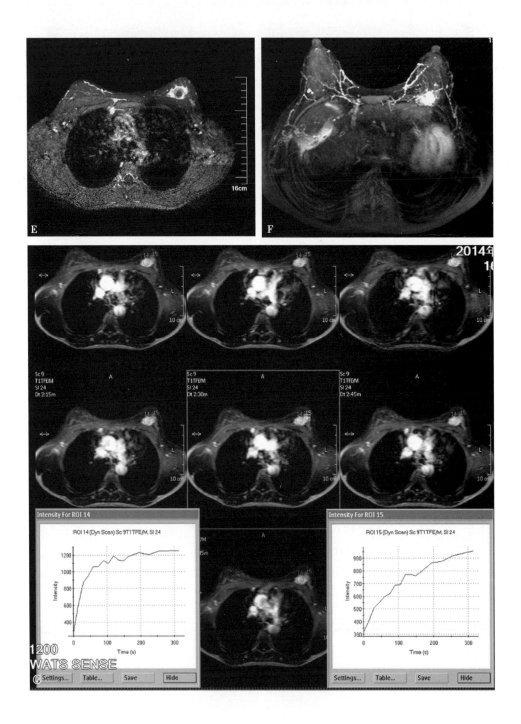

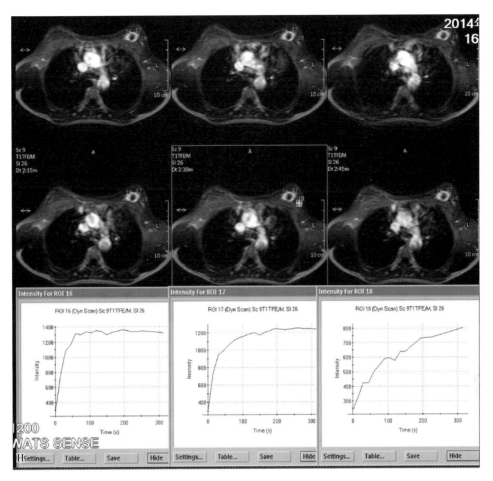

图 4-5-7　MRI 图像

A~B. T$_2$WI 脂肪抑制序列图像，左侧乳腺上部约 2~3 点方向见一不规则肿块，边缘呈浅分叶状，局部毛糙并见短毛刺，病灶在呈稍高信号，内见高信号囊变区；C~D. 分别为 DWI 和 ADC 图像，肿块内局部扩散受限，ADC 值降低；E~F. 为轴位动态增强扫描和 MIP 图像，早期病灶实质部分强化明显，囊变区无强化；G~H. 为动态增强扫描图像、病灶实性区域和病灶周围腺体组织时间-信号强度曲线，病灶实性区域强化曲线呈平台型，周围腺体强化曲线呈流入型

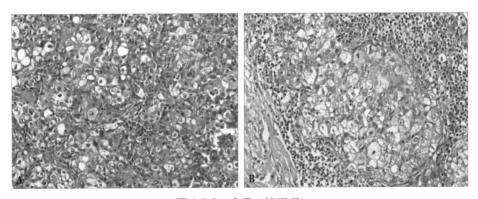

图 4-5-8　病理（镜下观）

资源 4-5-8A

资源 4-5-8B

A、B. 部分乳腺小叶结构被破坏，并见异型细胞增生呈巢片状浸润性生长，细胞大小形态不一，核大，空泡状，核仁明显，可见怪异核及巨核细胞，核分裂象易见，胞浆丰富，粉染或透明，似呈合体样，伴大量中性粒细胞、淋巴细胞及组织细胞浸润。符合乳腺髓样癌

（黄　嵘）

161

二、黏液癌

乳腺黏液癌以产生大量的细胞外黏液为特征，生长缓慢，浸润性不强，易误诊为良性肿瘤。

（一）定义与概况

乳腺黏液癌（mucinous carcinoma，MC）又称胶样癌（colloid carcinoma）、黏液腺癌（mucinous adenocarcinoma）、黏液样癌（mucoid carcinoma）、凝胶状癌（gelatinous carcinoma）等，是浸润性癌导管（invasive ductal carcinoma，IDC）一种少见的特殊类型，以产生大量的细胞外黏液为特征，发生率占全部乳腺癌的1%~5%，多发生于50岁以上绝经后妇女，小于35岁的女性病人约占1%，大于75岁的女性病人约7%。

MC与一般乳腺癌相比病程长、肿瘤生长缓慢且体积大，多为膨胀性生长，边缘清晰，浸润性不强，易误诊为良性肿瘤。根据是否含有其他类型肿瘤成分再分成单纯型黏液癌（pure MC，PMC）和混合型黏液癌（mixed MC，MMC）。PMC多见于绝经后妇女，体积一般较MMC小，腋下淋巴结转移率很低，约6%，预后较好，10年生存率为90%。MMC较常见于年轻女性，相对而言腋下淋巴结转移率高，为30%~40%，10年生存率接近于IDC NOS。MC并发症偶见黏液栓塞引起脑梗死，腹膜假黏液瘤等。目前多主张PMC可行乳房肿瘤切除术，对于较大肿瘤或多中心肿瘤则行保乳术治疗，MMC则采取乳腺癌根治术。

（二）病理基础

肿块较大，多呈膨胀性生长，无真正包膜，质软，触之有捻发音。大体病理PMC切面浅灰，半透明胶冻样；MMC视其他癌所占比例而异，质地较硬。光镜下可见在癌组织中有大量细胞外黏液，癌细胞常漂浮于黏液之中，癌细胞多形性不明显，胞浆嗜酸性，偶见印戒细胞；核分裂象少见，形成腺管状、小乳头状或小巢状。1/4病例伴有神经内分泌分化，但与预后无关。PMC纤维间质少且分散而形成清晰的边缘，MMC含少量的浸润性导管癌成分且纤维间质多。免疫组化：ER（+）90%，PR（+）50%~68%；HER2免疫反应≤5%；低S期；MUC2和MUC5表达增加；MUC1表达下降；与IDC NOS相比，染色体异常少（图4-5-9）。

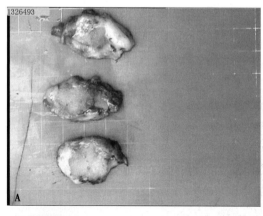
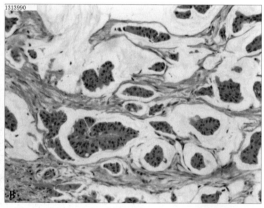

资源4-5-9A

资源4-5-9B

图4-5-9　黏液癌大体病理和镜下病理

A. 肉眼观察结节切面灰白，边缘清楚，半透明，细颗粒状，最大径17mm；B. 为HE染色病理图像，镜下观符合乳腺黏液癌表现。免疫组化：ER（+）、PR（+）、Her-2（+）、Ki-67（5%~10%+）

（三）影像特征

1. 超声特征

（1）圆形或椭圆形肿块，也可为不规则形；

（2）边缘局限、部分边界可模糊，可见小分叶、毛刺或成角；

（3）病灶较小时内部回声可为等回声（≤1.5cm），较大时表现为低回声或者混杂回声（低等回声混杂）；

（4）超过一半病灶伴后方回声增强；等回声肿块容易漏诊，后方回声增强可以帮助发现病灶；

（5）PMC 回声较均匀，回声较低；MMC 回声混杂，呈囊实性改变；

（6）肿块内部和周边可检测出不同程度的血流信号，部分病灶内可检出动脉血流频谱；

（7）大多数病灶为水平方向走行，当病灶<1cm 时可呈纵向走行；

（8）质地较脂肪瘤和纤维腺瘤软（图 4-5-10）。

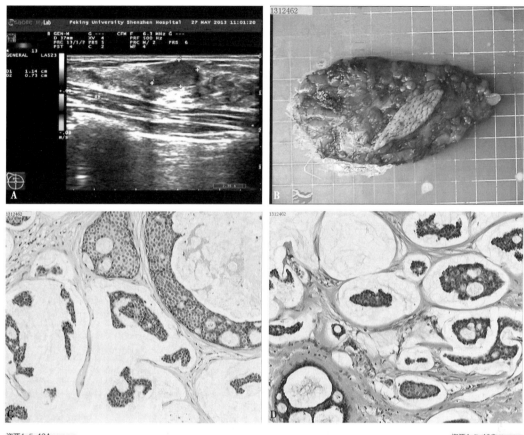

资源4-5-10A

资源4-5-10B

资源4-5-10C

资源4-5-10D

图 4-5-10　黏液癌超声图像、大体病理和石蜡病理（镜下观）

A. 右乳可见多个散在低回声结节，形状呈椭圆形，未见包膜，边界尚清，内部回声均匀，后方回声稍增强。CDFI：结节内血流稀少。较大者位于 12 点方位 NT 25mm 处大小约 11mm×7mm；B. 手术标本，乳腺深部较密集大小不等肿物呈扇形分布，分布内上象限及部分内下象限，多为囊性，质地韧，边界清，见包膜；C、D. HE 染色病理切片，符合（右乳）黏液癌，另见多量中级别导管原位癌（其内见黏液分泌）。免疫组化：ER（＋＋＋）、PR（＋＋）、Her-2（－）、Ki-67（约 20%＋）。"右乳房腋窝淋巴结"未见转移（0/9）

2. X 线特征

（1）肿块为圆形或椭圆形，边缘清楚，MC 作为浸润性癌的一种，仍可表现出浸润性生长方式的特征，表现为肿块形态不规则呈小分叶状，边缘毛糙；

（2）由于瘤体间质含黏液，癌细胞量少，肿块密度多比较淡，若肿瘤内有出血时，密度可增高；PMC 瘤体间质含大量黏液，X 线密度低，肿块与腺体重叠就显示不清，约20%病变漏诊；MMC 肿块较 PMC 高；

（3）MMC 的特征是浸润性生长，向瘤周浸润，并发纤维组织增生，肿块周边导管增粗、结构紊乱，附近的乳腺小梁可有扭曲、牵拉、变形；

（4）肿块内可有钙化，MMC 更常见，其形态多为无定形和点状钙化，多形性钙化罕见；

（5）基于肿块位置和分化级别不同，可出现一些如皮肤局部增厚，血供增加等继发征象（图 4-5-11）。

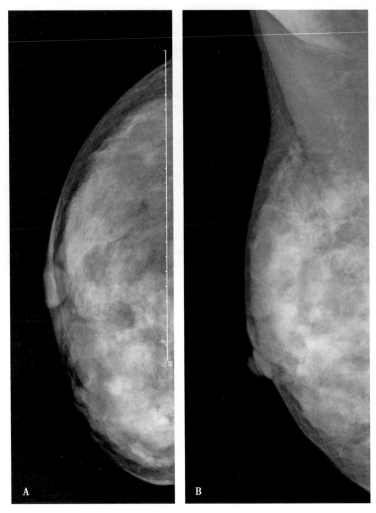

图 4-5-11　黏液癌 X 线图像

与图 4-5-10 为同一病人的乳腺 X 线摄影检查；A. CC 位；B. MLO 位，右乳可见多个散在稍高密度结节，形状呈椭圆形或圆形，边界尚清，密度均匀，以外上象限较多，部分病灶内见点状钙化，其中一个直径约 20mm

3. MRI 特征

（1）肿块为圆形、椭圆形或不规则形，可呈小分叶改变；

（2）边缘清楚，部分不清楚，局部可有毛刺、成角等浸润性生长表现；

（3）平扫 T_1WI 信号据肿块内蛋白含量不同而异，可呈低、等或者高信号；STIR T_2WI 呈高信号；

（4）DWI 呈高信号，但 ADC 值不减低，反而高于正常腺体，提示为 T_2 效应所致；

（5）动态增强 MRI 表现与一般类型乳腺癌相似，增强早期肿块不均匀环形强化，强化方式由外周向中心性强化，反映了肿块中心为黏液湖，肿瘤细胞成簇分布肿块周边的病理特征；强化曲线呈平台型或流出型（图 4-5-12）；

（6）可出现一些如皮肤局部增厚，血供增加等继发征象。

4. 综合影像特征　US、MG、MRI 均能反映 MC 膨胀性生长的病理特征，影像特征与病理分型密切相关。MC 肿块没有确切包膜，形态多为圆形或椭圆形肿块，边缘清楚提示肿瘤级别低；部分边缘不清，呈毛刺或小分叶状，提示浸润性生长方式，以 MMC 多见。肿块间质富含黏液，肿瘤细胞漂浮于黏液湖，两者比例决定了影像表现的差异，肿块内部和周边检测出不同程度的血流信号与肿瘤细胞所占比例相关。肿块周边导管增粗、结构紊乱，提示肿块浸润性生长方式。肿块可合并出血、钙化，MC 以 MMC 更常见，其形态多为无定形和点状，多形性钙化罕见。亦可出现一些如皮肤局部增厚，血供增加等继发征象。

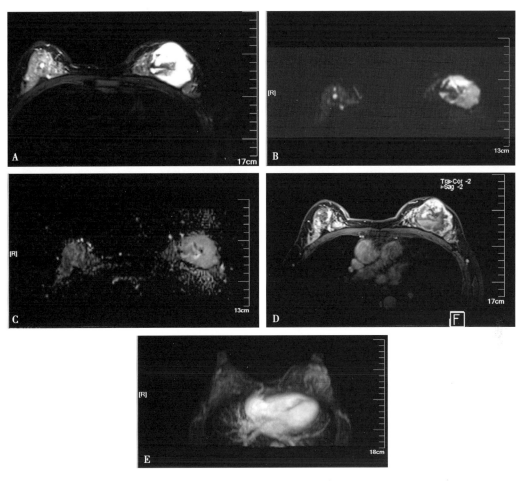

图 4-5-12 黏液癌 MRI 图像

A~E. 分别为乳腺 MRI 的 T_2WI 抑脂成像、DWI、ADC 图、增强扫描和增强扫描 MIP 图像。左乳外上象限见一巨大分叶状肿块，边缘清楚，大小约 60mm×36mm，T_2WI 肿块实质部分呈等信号，黏液湖部分呈明显高信号；DWI 病灶内见片状高信号，对应 ADC 图较相邻腺体信号略高，提示 T_2 效应所致。增强扫描早期肿块呈不规则环形强化，随时间延长向内向心性强化

（四）鉴别诊断

纤维腺瘤（myxoid fibroadenoma，FA）间质粘液变性时和 MC 影像表现相似，但 FA 有包膜，病灶内钙化粗大有助于鉴别。浸润性导管癌（invasive ductal carcinoma，NOS）不规则肿块，边缘模糊，可见毛刺，内部可见囊变坏死和多形性钙化，但高等级 IDC 鉴别困难。黏液囊肿样病变（mucocele-like lesion）病灶为含黏液囊肿，影像表现和 MC 类似，但大多数病灶内有不定形或粗大钙化有助于鉴别。含碎片囊肿（cyst with debris）为囊性病灶，内无血流信号，有助于鉴别。

（五）融合影像的建议

MG/US+MRI，三种影像均能反映肿块膨胀性生长和局部浸润性生长的特征。MG 显示肿块内部结构不及 US 及 MRI，显示病灶内钙化有优势。US 检出伴后方回声增强和内部血流信号的低/等回声无包膜肿块，能提示 MC 诊断。MRI 更能反映肿块的病理结构及血流动力学特点。

（六）述评

MC 生长缓慢，体积较大，主要为膨胀性生长，浸润性不强，质地柔软，临床触诊和影像学检查都易误诊为良性肿瘤。主要鉴别诊断考虑黏液状纤维腺瘤、浸润性导管癌、黏液囊肿样病变和含碎片囊肿。年龄特点、发病率及生长速度等特征有助于鉴别。MC 以绝经后妇女多见，FA 好发于年轻女性，有

包膜，病灶内钙化粗大有助于鉴别。IDC NOS肿瘤浸润性较强，内部出现囊变坏死和多形性钙化有助于鉴别。黏液囊肿样病变内出现不定形或粗大钙化有助于鉴别。残囊内无血流信号，有助于鉴别。

总之，年龄、肿瘤形态特征、有无包膜、生长方式、内部成分、有无钙化及钙化形态、肿瘤周围组织特征是病灶鉴别和预后判断的关键。

（七）案例分析（图4-5-13～图4-5-15）

女，40岁。无意发现左乳内上象限较大肿块，触之柔软、边界清楚，有捻发音，无明显疼痛。

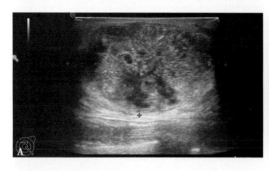
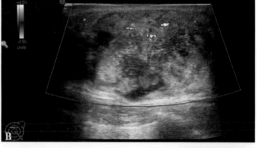

图4-5-13 超声图像

A. 左乳腺内11～12点钟方向见一巨大分叶状肿块，边缘清楚，内部回声混杂，以等回声为主，内见不规则片状低回声，肿块后方回声增强，大小约56mm×32mm；

B. CDFI：显示低回声区边缘及内部可见少量点状血流

资源4-5-13B

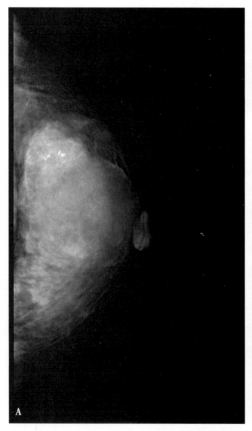
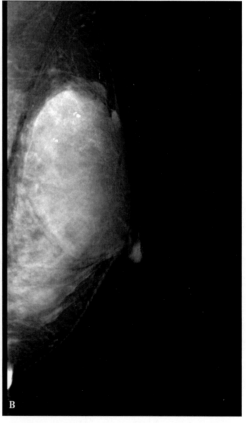

图4-5-14 X线图像

A. CC位；B. MLO位，左乳外上象限见一巨大分叶状肿块，边缘清楚，密度不均匀，呈稍高-等密度，肿块外上部见少量斑片状钙化，大小约60mm×36mm。左乳内未见明显结构扭曲。乳晕、乳头和皮肤未见明显异常。腋下未见肿大淋巴结影

MRI 图像见图 4-5-12A ~ 图 4-5-12E。

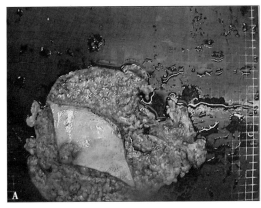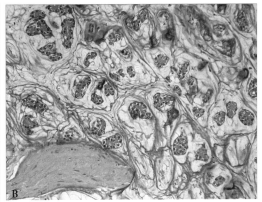

图 4-5-15　大体病理和镜下病理

A. 左乳癌改良根治术标本，肉眼观标本内见一个大小 50mm×40mm× 35mm 的肿物，肿物内见大片"黏液湖"；B. HE 染色石蜡病理切片，镜下观其内可见腺癌细胞呈微乳头状结构漂浮生长，符合乳腺黏液腺癌（细胞稀少型），脉管及神经未见癌累及。送检乳头、皮肤上切缘、皮肤下切缘、基底切缘均未见癌累及。送检淋巴结未见癌转移（前哨淋巴结 0/3、腋窝淋巴结 0/9）。免疫组化：ER（约 95%+，强阳性）PR（约 40%，弱阳性），Her-2（2+），P53（部分细胞+），Ki-67（约 15%+）

（黄　嵘）

三、Paget 病

Paget 病是一种罕见的上皮内肿瘤，乳腺 Paget 病以乳头、乳晕湿疹样改变为特征，发病率低，占所有乳腺癌的 1% ~ 2%。

（一）定义与概况

Paget 病（Paget's disease，PD）又称湿疹样癌，是一种罕见的上皮内肿瘤，分为乳腺 Paget 病（mammary Paget's disease，MPD）和乳腺外 Paget 病。MPD 又称乳腺湿疹样癌，是乳腺癌的一种特殊类型，以乳头、乳晕湿疹样改变为特征，发病年龄 27 ~ 88 岁（平均 54 ~ 63 岁），男女都可发病，20% ~ 30% 为绝经前妇女。

MPD 可分为单纯乳头 Paget 病、乳头 Paget 病伴浸润性导管癌、乳头 Paget 病伴导管内癌。约 50% 的病人可触及乳腺肿物，而其中 90% 以上有浸润性癌；无可触及肿瘤的病人中半数存在导管内癌。2/3 的病灶局限于乳晕下或乳腺中区，1/4 的病灶位于乳头乳晕复合体（nipple-areolar complex，NAC）。淋巴结常受累。MPD 预后与肿瘤大小及淋巴结状况密切相关。

（二）病理基础

MPD 的来源目前尚有争议，有嗜导管理论和支持表皮细胞原位恶性转化学说。目前多数学者认为本病为乳腺导管或大汗腺导管内发生癌变的癌细胞沿导管扩展所致，向下沿乳腺导管及腺上皮扩展，最终可侵入结缔组织；向上则扩展到表皮内而形成 Paget 病皮损。特征性表现为乳头下沿导管方向走行分布的多发细小点状、线样或分支状钙化，走向乳头。

病理特征是在表皮内，特别是基底层或棘层下部能找到 Paget 细胞，Paget 细胞镜下形态大而圆，有大量透明胞质、不典型细胞核和粗大核仁，肿瘤细胞可以孤立散在分布于表皮细胞之间，也可以呈巢状或管状聚集（图 4-5-16）。乳腺内癌灶多为浸润性癌和导管内癌。

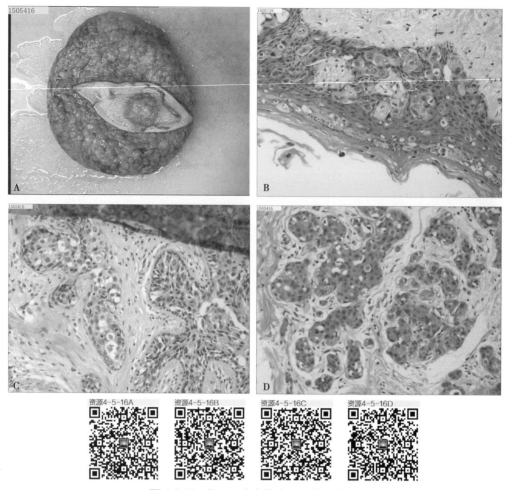

图 4-5-16 Paget 病大体病理和镜下病理

A. 乳晕轻度糜烂；B~D. 镜下显示乳腺导管非典型增生，

有异型，部分形成微乳头、筛状或实性结构，核仁明显，粉刺样坏死，局灶见浸润性细胞巢

（三）影像特征

1. 超声特征

（1）乳头乳晕复合体可扁平、不对称增厚；乳头变形或凹陷；

（2）乳晕下导管不规则扩张；

（3）乳头乳晕内钙化、沿乳晕后大导管分布的钙化；

（4）回声不均匀的肿块，常合并潜在 DCIS，或者浸润性癌；

（5）可合并腋下淋巴结肿大（图 4-5-17）。

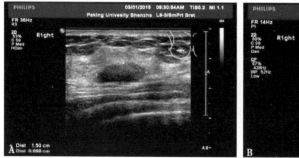
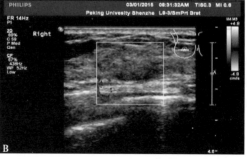

图 4-5-17 Paget 病超声图像

A. 左侧乳晕区皮下软组织稍厚，呈不均匀的低回声；B. CDFI 显示其内可见稍丰富的血流信号

2. X 线特征

（1）乳头乳晕皮肤增厚；乳头变形或凹陷；

（2）乳头乳晕内钙化、沿乳晕后大导管分布的钙化为本病的特征；

（3）乳晕后方腺体见纤维索条与乳晕后方相连，有时乳晕后方形成致密三角形；

（4）乳头下一支或数支乳导管阴影增密、增粗、边缘粗糙，并指向癌灶方向，导管造影可见导管僵直，内壁毛糙，粗细不均，有时管内癌向导管分支蔓延；

（5）肿块伴/不伴恶性钙化；结构紊乱伴/不伴恶性钙化；

（6）单纯恶性钙化（图 4-5-18）。

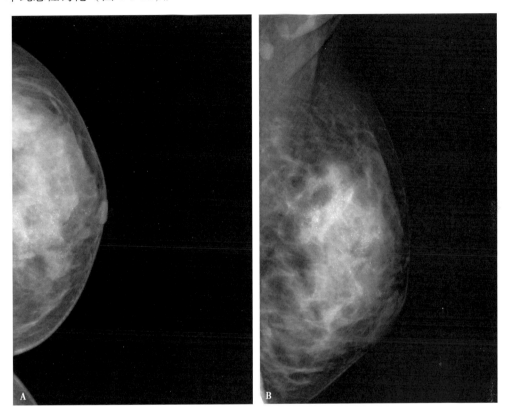

图 4-5-18　Paget 病 X 线图像

A. CC 位；B. MLO 位，左侧乳晕不规则增厚，乳头乳晕内钙化、左乳中、上象限及乳晕沿乳晕
后大导管分布的大量分支状、沙砾样钙化，呈区段分布。穿刺病理和免疫组化诊断为（左乳）
Paget 病，病人未行手术

3. MRI 特征

（1）平扫见乳头乳晕复合体增厚，边界不清，乳头变形或凹陷；

（2）乳头下可见一支或数支扩张的乳导管，导管僵直，内壁毛糙，粗细不均；

（3）增强扫描乳头异常强化（>2mm），乳头乳晕复合体非对称性结节状、盘状或不规则强化，强化曲线呈速升流出型或速升平台型；

（4）检测隐匿性恶性肿瘤和明确病变范围有优势；

（5）诊断/评估肿瘤的乳头和乳晕后方区域肿瘤敏感性高于乳腺 X 线检查（图 4-5-19）。

4. 综合影像特征　乳头乳晕皮肤增厚。乳头变形或凹陷，乳头乳晕内钙化、沿乳晕后大导管分布的钙化或乳腺肿瘤等为本病的特征。

（四）鉴别诊断

主要为临床鉴别诊断，如①皮肤病湿疹，牛皮癣，接触性皮炎，黑色素瘤等；②乳头腺瘤；③乳头扩大，导管内乳头状突起；④乳晕下脓肿，蜂窝织炎；⑤皮肤增厚，乳晕后肿块等。乳头乳晕内钙化、

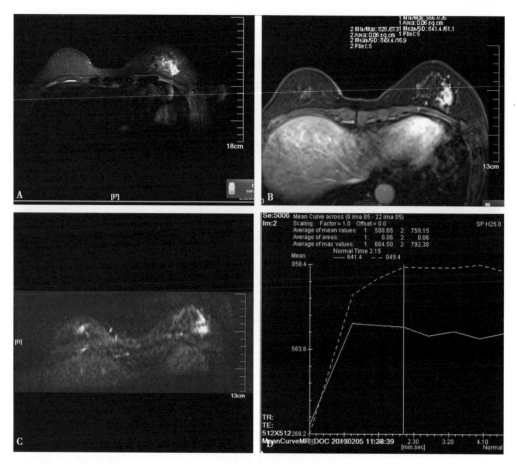

图 4-5-19 Paget 病 MRI 图像

A. T_2WI 左乳外下象限见一不规则团片状长 T_2 信号，边缘不清，信号不均匀；B. 增强扫描轴位
显示左侧乳晕增厚、强化，左乳外下象限病灶明显强化；C. DWI 显示病灶扩散受限，呈不均匀
高信号；D. 时间-信号强度强化曲线，左乳外下象限病灶强度曲线为平台型

沿乳晕后大导管分布的钙化或乳腺肿瘤等为本病的特征，可供鉴别。

（五）融合影像的建议

MG/US+MRI。所有病人均要求拍乳腺 X 线片，放大观察可疑钙化、乳头乳晕增厚，这可能是诊断
MPD 的唯一线索。对可疑肿块和腋下淋巴结进行超声引导下穿刺活检。当乳腺 X 线片和超声检查结果
为阴性时，行 MRI 检查指导保乳手术，以明确有无恶性肿瘤及其范围。

（六）述评

MPD 罕见，早期容易误诊，临床表现常酷似湿疹的皮损，多表现为湿疹样改变、脱屑瘙痒、乳头
出血及糜烂溃疡，易与其他皮肤疾病混淆，经常延误诊断，确诊依靠乳头乳晕皮肤全层活检。乳头乳晕
皮肤增厚。乳头变形或凹陷，乳头乳晕内钙化、沿乳晕后大导管分布的钙化或乳腺肿瘤等为本病的特
征。活检证实为 Paget 病有 22%~50% 的乳腺 X 线片表现正常。当乳腺 X 线片和超声检查结果为阴性时，
行 MR 检查指导保乳手术，以明确有无恶性肿瘤及其范围。前哨淋巴结活检多判断预后非常重要。发病
年龄小于 60 岁、可触及肿块、淋巴结受累和男性是 Paget 病预后不良的危险因素。

（黄 嵘）

四、炎症型乳腺癌

（一）定义与概况

炎症型乳腺癌（inflammatory breast cancer，IBC）是乳腺癌的一种特殊类型，占全部乳腺癌的 1%~
4%，为一种具有临床特征而非病理组织学特定类型的乳腺癌。发病年龄 12~83 岁，平均年龄 48~52.7

岁，大多数发生于绝经期后妇女。临床特点为病变发展迅速，预后极差。常常是病人自己"发现炎症"后检出，临床触诊可扪及较大的肿块。具体表现为：①乳房疼痛、皮温增高；②乳腺快速出现弥漫性硬结、皮肤红斑；③乳房肿大，有张力；④乳头通常回缩、结痂；⑤常见腋窝淋巴结肿大。一般无畏寒、全身发热和白细胞增高等全身炎性反应，抗炎治疗无效。

（二）病理基础

炎症型乳腺癌病理大体所见，乳腺弥漫肿大，质地坚实，常无局部肿块。皮肤水肿，使表皮、真皮增厚。肿瘤组织浸润整个乳房，使其肿大形成巨大肿块，与正常组织无明显界限。显微镜肿瘤组织分型不特定性，大多数为未分化癌、非典型性癌等分化很差的腺癌，也可以是管内癌、局部性癌、浸润性导管癌，有时可能为多中心性癌（图4-5-20）。癌细胞分布弥漫，不形成小管或腺管样结构，细胞大小形态不一，胞浆丰富而淡染。其重要病理特征是在扩张的表皮下淋巴管中充满癌栓，皮内浅淋巴管和乳房内的淋巴管、甚至血管内也充满癌栓，而真正的炎症反应并不存在。

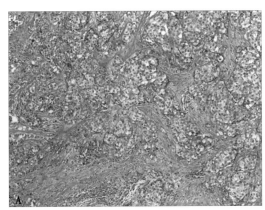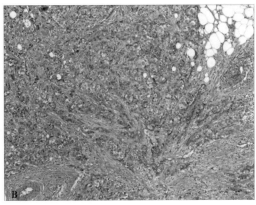

图 4-5-20 炎症型乳腺癌病理（镜下观）

A. 异型导管上皮细胞（癌细胞）呈小巢团状浸润性生长，缺乏腺腔及腺样结构，间质纤维增生，癌细胞异型明显，核增大深染，部分可见核仁；B. 异型导管上皮细胞（癌细胞）呈片状或条索状浸润性生长，右上角见癌浸润脂肪组织，生长结构紊乱，边界不清，癌细胞大小不等，差异明显

（三）影像特征

1. 超声特征

（1）皮肤回声增高、增厚。可见皮肤淋巴管扩张。

（2）皮下脂肪层增厚，呈鹅卵石样回声增高，也可有液性回声区。

（3）乳腺腺体增厚，回声普遍减低，呈蜂窝状改变，无明确肿块样回声。

（4）后方回声轻度衰减。

（5）CDFI 见病变乳腺组织内较丰富的血流信号，血管形态异常，粗细不均，走行紊乱、扭曲，部分有囊性扩张。在彩色血流显示下呈"火海"征（图4-5-21）。

2. X线特征

（1）双侧乳腺明显不对称，患侧乳腺体积增大、致密。

（2）皮肤增厚，皮肤呈橘皮样凹陷。乳头凹陷。

（3）皮下脂肪浑浊，内见条状、细网状影。且皮肤后缘模糊不清。Cooper 韧带增粗。

（4）乳腺腺体改变：①乳腺密度增高，实质紊乱；②乳腺内见肿块，边缘有毛刺或呈分叶状改变；③病变伴或不伴恶性钙化。如有钙化，多为泥沙样或小杆状。

（5）腋窝淋巴结肿大。

（6）患侧可见增粗、增多血管（图4-5-22）。

3. MRI 特征

（1）皮肤增厚，以乳晕下方皮肤增厚为主，表现为皮肤和皮下脂肪特有信号消失，代以稍长 T_1、T_2 信号。

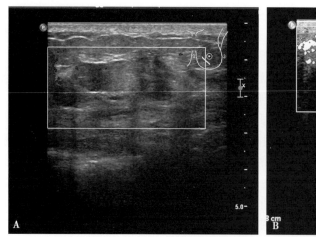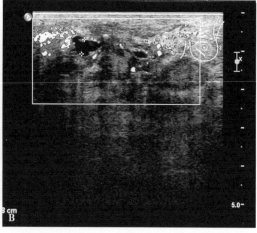

图 4-5-21 炎症型乳腺癌超声图像

A. 左乳外上、内下象限均可见范围分别约 51mm×25mm、35mm×18mm 的片状不规则低异常回声区，边界不清，内回声不均；B. CDFI 示低回声区内见少量星点状血流信号

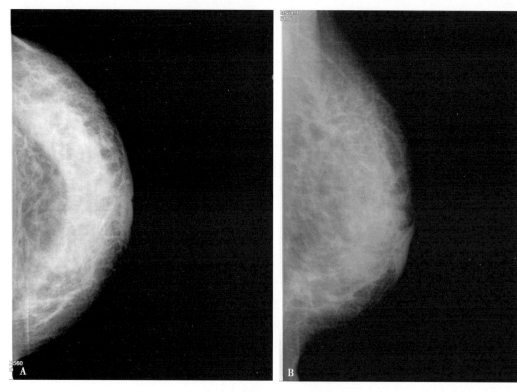

图 4-5-22 炎症型乳腺癌 X 线图像

A. CC 位，左侧乳腺外象限腺体较对侧增厚、致密，腺体结构扭曲，无明显边界，周围脂肪间隙内可见斑片状、片块状稍高密度影；B. MLO 位，左侧乳腺上象限腺体较对侧增厚、致密，腺体结构扭曲，无明显边界，左侧乳 cooper 韧带增厚，左侧乳房皮肤及左侧乳晕增厚，左侧乳头凹陷，左乳可见增粗血管影。左侧腋下见一淋巴结部分显示

（2）双侧乳腺不对称，患侧乳腺明显增大，变形、固定，乳头回缩凹陷。

（3）胸大肌前方及胸大肌间隙内水肿，呈长 T_2 信号改变，T_2WI 脂肪抑制序列显示清楚，是其特征性表现之一。

（4）乳腺腺体紊乱，呈肿块型或非肿块型改变，在 T_2WI 序列中为等或低信号，是因肿瘤中结缔组织增生反应形成的纤维组织导致。

（5）DWI 呈不均匀高信号，ADC 图为低信号。

（6）血管图见患侧乳腺供血血管（内乳动脉、胸长动脉和肋间动脉）增粗，乳腺内见粗大、紊乱、迂曲的血管影像，乳腺内见片状、肿块状或不定形状的高信号。

（7）增强扫描为肿块型或非肿块样强化，也有呈弥漫性鹅卵石样强化，同一乳腺内不同处的时间-信号强度曲线为流出型或渐进型。皮肤、皮下脂肪和乳头均有明显强化（图 4-5-23）。

（8）腋窝淋巴结明显肿大。

4. 综合影像特征　患侧乳腺弥漫性肿大，皮肤增厚伴乳头凹陷，乳腺密度、信号、血流异常，腋下淋巴结肿大。

（四）鉴别诊断

炎症型乳腺癌需要与乳腺急性炎症鉴别，两者临床表现均有起病急、疼痛、乳腺红肿、皮温增高等炎性症状。但急性炎症可出现全身反应，即畏寒、体温增高、白细胞增高较明显，且抗炎治疗有效。而炎症型乳腺癌全身炎症反应较轻，抗炎治疗无效。急性乳腺炎症多发生于哺乳期，但哺乳期发生炎症型乳腺癌者也较常见，故在前者的诊断中，一定要注意排除炎症型乳腺癌。X 线表现，急性乳腺炎乳腺肿大，一般无局部橘皮炎改变和乳头凹陷；乳腺腺体密度增高，但无结构扭曲、带有毛刺的肿块及恶性钙化影；腋窝淋巴结肿大较乳腺癌程度轻。超声检查炎症型乳腺癌皮肤增厚、皮肤和真皮下淋巴管扩张，内有癌栓，真皮呈鹅卵石样回声增强，而乳腺急性炎症不具上述表现。CDFI 乳腺急性炎症血流丰富，血管轻度增粗、走行规则自然，而炎症型乳腺癌乳腺内血管增粗、扭曲、囊样扩张及"火海"征恶性肿瘤血管征象。MRI 表现为急性乳腺炎症和炎症型乳腺癌均有乳腺增大，皮肤增厚，但乳腺癌乳头凹陷多见，而炎症乳腺一般无乳头凹陷。乳腺癌 T_2WI 信号减低，胸大肌间隙和其筋膜水肿，ADC 值减低，增强呈肿块状或非肿块样强化，动态曲线为流出型，可见淋巴结明显肿大；而急性乳腺炎症多无上述恶性征象，其病变的腺体无明显扭曲，边缘模糊，部分病人可见环形强化的脓肿。

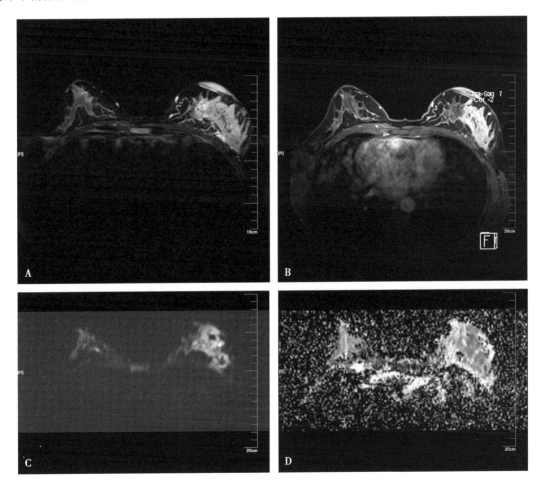

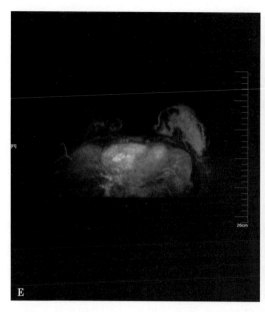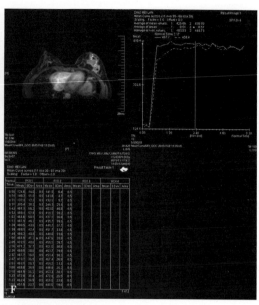

图 4-5-23 炎症型乳腺癌 MRI 图像

A. MRI T₂WI 序列 T₂WI 压脂呈稍高信号，左乳腺偏外侧象限见一较大不规则团块状异常信号，大小约 39mm×69mm×35mm；B. MRI 增强扫描呈明显非均质性强化，中央见局部无强化区，左侧胸壁软组织稍厚，增强扫描见强化。左侧腋窝可见少量稍大淋巴结，约 10mm×12mm；C. DWI 呈稍高信号，内见小片状更高信号灶；D. ADC 图呈低信号，ADC 值约 0.9；E. 血管减影图左侧片块灶呈分叶状影，内乳动脉明显增粗，发出分支进入病灶内；F. MRI 时间-动态曲线信号强度时间曲线呈快速上升-平台型为主

（五）融合影像的建议

X 线、超声和 MRI 三种影像均能从不同的方面反映炎症型乳腺癌的特征，且各具有不同的优势。X 线能直观显示双侧乳腺不对称，容易发现乳腺异常，整体观察乳腺形态、皮肤、乳头改变，显示腺体异常如扭曲、肿块，对微小钙化灶的检出具有优势。超声检查能显示皮肤增厚，特别是皮下脂肪内鹅卵石状改变、淋巴管和静脉内瘤栓、乳腺内血管异常和"火海"征等特征性的病变，有助于与急性乳腺炎症的鉴别。MRI 具有良好的软组织分辨率和功能成像的能力，具有定性的价值，除显示 X 线、超声所显示的异常结构，尚能显示胸大肌筋膜的水肿，为炎症型乳腺癌的特征表现之一。功能成像包括 DWI 和动态增强，通过其量化参数的分析，对良恶性肿瘤的诊断与鉴别具有重要的作用。在哺乳期急性乳腺炎症病人，需排除炎症型乳腺癌，必要时推荐行穿刺活检。

（六）述评

炎症型乳腺癌可发生于各年龄组。临床上有乳腺炎性症状。炎症型是依临床表现而命名的，并不限于某种病理类型，多为组织学分级高的乳腺癌。乳腺癌的增值指数 ki-67 明显高于其他类型，提示炎症型乳腺癌恶性程度高。病理特点是肿瘤细胞呈浸润性分布，在皮肤、真皮和乳腺内的淋巴管、静脉内形成瘤栓，导致乳腺的组织液回流受阻而出现炎症症状。影像学显示的乳腺内结节、肿块较临床触诊小，为诊断炎症型乳腺癌的依据之一。炎症型乳腺癌极易与乳腺急性炎症混淆，故在诊断炎症型乳腺癌的过程中，应该仔细观察及综合多种影像特征，力求对病灶性质和累及范围作出正确的诊断。

（刘碧华）

第六节 其他特殊型乳腺癌

一、实性乳头状癌

（一）定义与概况

乳腺实性乳头状癌（solid papillary carcinoma，SPC）是乳腺癌的一种少见类型，1995 年由 Maluf 等首先描述的新乳头状肿瘤类型，WHO（2003）乳腺肿瘤分类将其列入导管内乳头状癌的实体变型，WHO（2012）乳腺肿瘤组织学分类将实性乳头状癌独立命名，定义其为一种特殊类型的乳头状癌。

SPC临床上少见，在乳腺癌中所占比例小于1%，多见于绝经后60～70岁的老年女性，临床进展缓慢，表现为乳腺肿块为主，并常伴有乳头溢液或溢血。病理提示肿瘤可能是一种呈推挤性生长的浸润性癌，预后较一般乳腺癌好。由于发病率低，其分子遗传学特征及生物学行为等尚未被充分认识。文献报道SPC的治疗原则是外科手术完整切除。SPC的治疗和预后取决于肿瘤内浸润性癌的成分。

（二）病理基础

以致密排列、膨胀性生长、富于细胞的结节为特征，结节内纤维血管轴纤细，可不明显，低倍镜下表现为实体性结构；可见浸润性生长，常有黏液和（或）神经内分泌特征，将其分为原位实性乳头状癌和实性乳头状癌伴浸润两种类型（图4-6-1）。

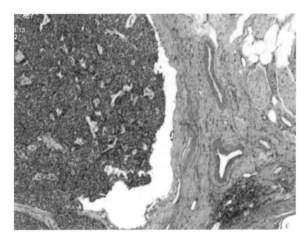

资源4-6-1

图4-6-1　实性乳头状癌病理（镜下观）

病变符合原位乳腺实性乳头状癌，免疫组化结果：ER（95%+），PR（90%+），HER-2（0），Syn（+），CgA（-），CK5/6（-），CK34βE12（-），p63、SMA显示导管周围肌上皮缺失，Ki-67 index ≈20%

（三）影像特征

1. 超声特征

（1）多呈类圆形，少数亦可为不规则形；

（2）边界欠清晰，边缘小分叶多见；

（3）内部为低回声，回声不均匀；

（4）后方回声可无明显改变或稍增强；

（5）有时可见病灶周边导管迂曲扩张；

（6）钙化不多见；

（7）肿块边缘和内部可见点状或穿支血流信号（图4-6-2）。

2. X线特征

（1）类圆形肿块或非对称致密，有时亦可呈阴性改变；

（2）边界欠清晰，边缘小分叶多见；

（3）病灶密度高于周边腺体密度；

（4）合并钙化并不多见（图4-6-3）。

3. MRI特征

（1）T_1WI 稍低信号，有乳头溢血的病例可见高信号；

（2）T_2WI 抑脂呈等或较高混杂信号；

（3）增强后呈肿块或非肿块强化；

（4）内部信号不均匀；

（5）血流动力学多呈流出型或平台型（图4-6-4）。

4.综合影像特征　形态学表现多样，影像表现缺乏特异性。可表现为肿块，也可表现为非肿块样，边界欠清，边缘不光滑，可呈浅分叶，内部不均质，邻近组织可受推压；随着病灶增大，可出现周边腺体实质结构的紊乱及乳头、乳晕和皮肤改变。肿瘤血供呈现偏向恶性的特征。合并浸润性癌时，可出现腋下淋巴结肿大。

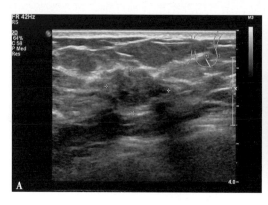
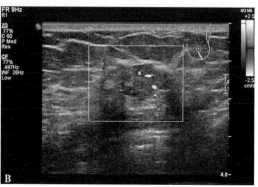

图4-6-2　实性乳头状癌超声图像

A.左侧外下5点处可见一个低回声肿块，大小约18mm×11mm，边界不清晰，边缘分叶，内部回声不均匀，后方回声无明显变化，周边可见扩张导管；B.彩色多普勒血流显像（CDFI）：异常回声内及周边见明显血流信号

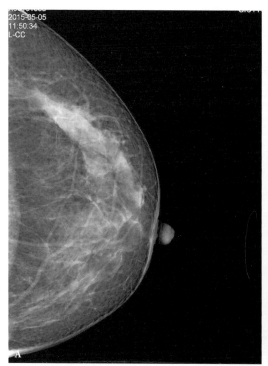
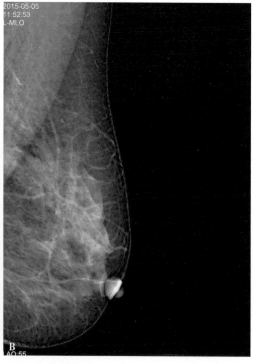

图4-6-3　实性乳头状癌X线图像

A、B.分别为CC位和MLO位图像，左乳外上象限见条片样非对称致密影，沿导管走行分布，边界不清。内未见明显钙化。未见明显结构扭曲。乳晕、乳头和皮肤未见明显异常。腋下未见明显肿大淋巴结影

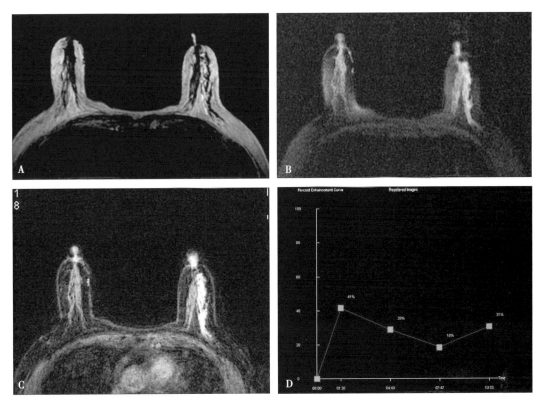

图 4-6-4　实性乳头状癌 MRI 图像

A、B、C、D. 分别为 T_1WI、T_2WI 抑脂序列、增强早期和时间-信号曲线，左乳 2～3 点见异常信号，T_1WI 以高信号为主的混杂信号（导管腔内积血）；T_2WI 抑脂呈高信号。增强后呈段样强化，时间-信号曲线呈流出型

（四）鉴别诊断

肿块虽然边界较清，但边缘欠光滑，在超声及 MRI 上表现明显，且内部不均质；MRI 上血流动力学特征呈平台型或流出型。在乳腺 X 线上肿瘤密度较一般良性肿瘤为高，这些特点都能与良性肿瘤相鉴别。肿瘤在 T_2WI 上信号比一般的乳腺癌稍高，这是与普通型浸润性乳腺癌的一个鉴别点，可能与肿瘤细胞内外含有黏液相关。肿瘤伴钙化并不很多见，病灶较小时不易出现乳头乳晕皮肤受侵改变，这一点是在 X 线上与最常见的浸润性导管癌有所不同之处。病灶较小时，不易与导管内乳头状瘤鉴别，因为两者在临床表现及强化方式上有相似之处且 SPC 易与乳头状瘤合并，但 SPC 发病年龄较乳头状瘤大 10～20 岁，这一点能给诊断提供线索。SPC 表现为 MRI 上的段性非肿块强化时，很难与导管原位癌鉴别。由于膨胀性的生长方式，较少呈现毛刺边缘，且细胞内外含有黏液，有时亦较难在影像上与黏液腺癌相鉴别。

（五）融合影像的建议

MG、US 及 MRI，三种影像均能反映肿瘤膨胀性生长的特征。MG 对边缘及内部结构的显示不及 US 和 MRI，腺体较致密时有假阴性诊断的可能。超声和 MRI 能反映肿瘤的边缘和内部特征，还可观察到病灶周边导管的扩张，MRI 对肿瘤边缘及内部结构成分的判断更为准确，且更能反映血流动力学特点。

建议影像组合：US/MG+MRI。

（六）述评

与导管内乳头状癌同属于乳腺乳头状病变，是乳头状肿瘤的一种特殊类型。该类肿瘤多呈类圆形或分叶，以膨胀性生长为主。临床发病年龄较大，多见老年女性，常以乳腺肿块为首发症状，伴有乳头溢血常见；有时仅表现为乳头溢血。病灶较小时，不易出现乳头、乳晕及皮肤的伴随改变，随着病灶增大，病程进展，可出现肿瘤周边腺体结构的紊乱、扭曲及乳头乳晕回缩及邻近皮肤增厚等膨胀性浸润的改变。合并浸润性癌时，可出现腋下淋巴结肿大。在各种影像学表现上缺乏特异性。鉴别诊断需要考虑浸润性导管癌、导管内乳头状瘤、导管原位癌、黏液腺癌等。影像诊断要点主要包括：肿瘤易有分叶且不均质；乳腺 X 线上密度较良性肿瘤高；MRI 上 T_2WI 信号较一般恶性肿瘤高；动态增强多呈平台型或流出型的特点；超声和 MRI 上易出现病灶周边导管的迂曲扩张。结合临床表现和影像特征，不难做出恶性的判断。

总之，年龄和乳头溢血是该病诊断的关键点。根据年龄、肿块和（或）乳头溢血病史以及影像学上的一些支持恶性的证据，在诊断时应考虑到该病的可能。

（七）案例分析

【案例一】 女，69 岁，右乳肿块（图 4-6-5~图 4-6-8）。

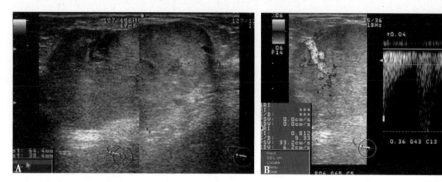

图 4-6-5 超声图像

A、B. 右乳腺内可见 1 个椭圆形低回声区，大小约 38mm（纵径）×64mm（横径），边缘清晰，内部回声均匀，后方回声无明显改变，位于 10 点钟处，距乳头 50mm。CDFI：低回声区边缘及内部可见 1~2 处点状血流。血流频谱 RI：0.81。双侧腋窝未探及肿大淋巴结回声

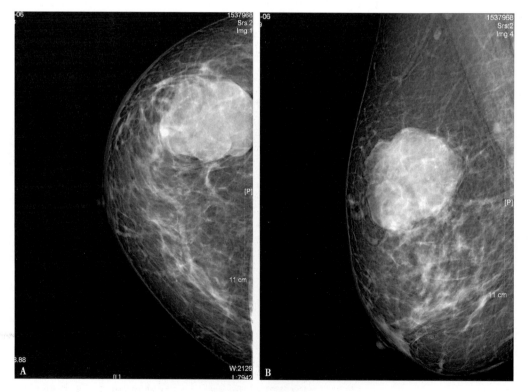

图 4-6-6 X 线图像

A. CC 位；B. MLO 位。右乳外上象限见一不规则高密度分叶状肿块，边界清晰，稍高密度，大小约 62mm×52mm，未见钙化及结构扭曲。乳晕、乳头和皮肤未见明显异常。腋下未见肿大淋巴结

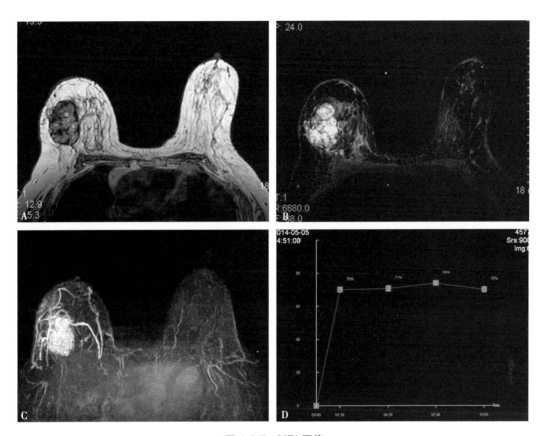

图 4-6-7　MRI 图像

A. T₁WI 序列；B. T₂WI 抑脂序列；C. 3DMIP 减影；D. 时间-信号曲线。右乳外上 9～11 点区域见一卵圆形肿块影，T₁WI 上呈等-稍高信号，T₂WI 抑脂序列略高信号，增强后边缘较光整，早期强化明显，病灶内部强化不均匀，见厚壁小环形强化，延迟期强化未见降低，TIC 曲线呈平台型，病灶大小约 50mm×49mm。病灶前缘见索条样强化。对应皮肤稍增厚伴强化

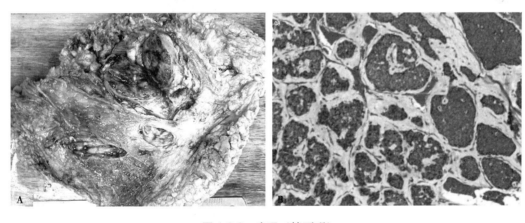

图 4-6-8　病理（镜下观）

资源4-6-8A

资源4-6-8B

（右侧）乳腺实性乳头状癌伴浸润，Ⅱ级，评分 6 分（腺管形成 3 分，核异型 2 分，核分裂象 1 分），肿物大小 50mm×50mm×40mm，周围乳腺组织见原位实性乳头状癌成分，乳头、皮肤、基底切缘未见癌。免疫表型：ER（95%＋），PR（80%＋），HER-2（0），Ki-67（5%＋），Syn（＋），CgA（＋），EGFR（－），CK5/6（－），PTEN（少许＋）

【案例二】 女，69 岁，右乳肿块伴溢血（图 4-6-9~图 4-6-12）。

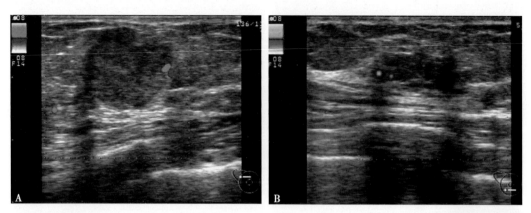

图 4-6-9 超声图像

A、B. 右侧乳腺外侧 6~10 点多发低回声区，最大约 19mm×17mm，结节状，边界欠清晰，形态不规则，无包膜，后方回声可见增强。CDFI：低回声区边缘及内部可见 1~3 处点状血流。双侧腋窝未探及肿大淋巴结回声

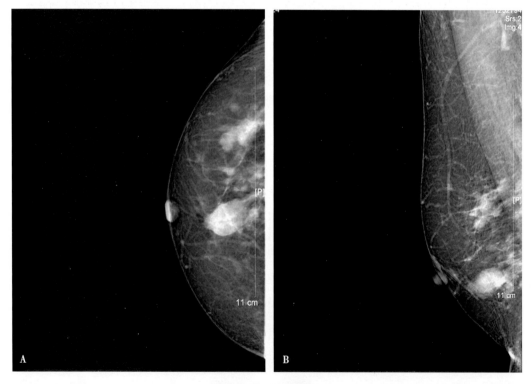

图 4-6-10 X 线图像

A. CC 位；B. MLO 位。右乳内可见多个肿块影，大部分边界清晰，呈高密度，较大者位于右乳下方，大小约为 25mm×16mm，未见钙化及结构扭曲。乳头、乳晕、皮肤未见异常改变。腋下未见肿大淋巴结

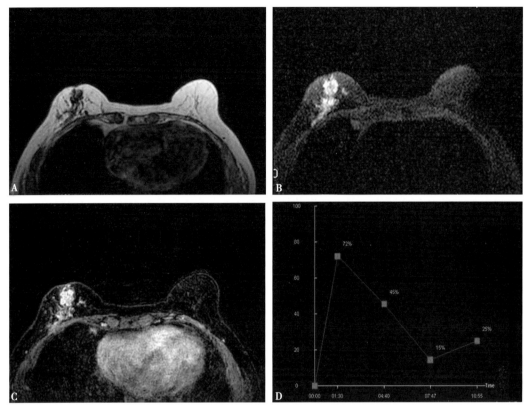

图 4-6-11 MRI 图像

A. T₁WI 序列；B. T₂WI 抑脂序列；C. 增强早期；D. 时间-信号曲线图。右乳 6～10 点多发肿块及非肿块强化，呈长 T_1、长 T_2 信号，较大肿块位于 6 点及 10 点，大小分别约 26mm×16mm、13mm×14mm，形态不规则，边缘欠清，增强后早期强化，内部不均匀强化，延迟期强化明显减低，TIC 曲线呈流出型，其中 10 点病灶与胸大肌分界不清。右乳头稍内陷

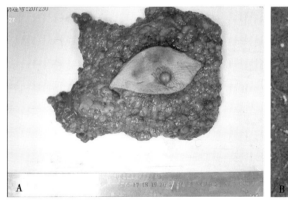
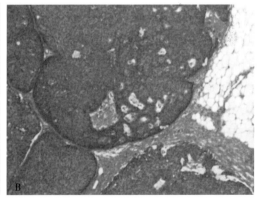

图 4-6-12 病理（镜下观）

A、B.（右侧）乳腺实性乳头状癌伴神经内分泌分化，I 级，评分 4 分（腺管形成 2 分，核异型 1 分，核分裂 1 分），肿瘤多中心，可见肿物 2 枚，大小分别为 40mm×35mm×15mm，20mm×20mm×10mm，周围乳腺组织内散在导管内癌成分，乳头、皮肤、基底切缘未见癌。（右乳前哨）淋巴结未见癌（0/3），淋巴结 CK19（-）。免疫组化结果：ER（95%+），PR（95%+），HER-2（1+），Ki-67（30%+），Syn（+），CgA（-），EGFR（-），CK5/6（-）。SMA 与 p63 显示肿瘤周围肌上皮缺失

（张 嫣）

二、导管内乳头状癌

（一）定义与概况

导管内乳头状癌（intraductal papillary carcinoma，IPC）是指肿瘤性增生衬覆于纤维血管轴心表面而形成的非浸润性恶性乳头状病变。导管内乳头状癌可以是中央性和孤立性，如囊内乳头状癌（intracystic papillary carcinoma）；也可发生于终末导管小叶单位（TDLU），如乳头状导管原位癌。囊内乳头状癌一直以来都被列入导管内乳头状癌的一个亚型，发生于囊状扩张的导管内。WHO（2012）乳腺肿瘤组织学分类将其独立命名为包裹性乳头状癌（encapsulated papillary carcinoma）。

此类病变较少见，在乳腺癌中的比例低于2%。好发于老年女性，平均发病年龄约65岁。肿瘤大小不等，常形成可触及的结节或肿块，偶可伴有疼痛，浆液性或血性溢液可见到。乳头状导管原位癌的预后和预测因素与普通导管原位癌相同；而包裹性乳头状癌的预后与肿瘤周围乳腺组织内是否伴随导管原位癌和浸润性癌有关。肿瘤周围不存在导管原位癌和浸润性癌时，预后非常好，仅需局部切除治疗。如肿瘤周围存在原位癌或浸润性癌，前者将导致局部复发风险增高，后者易导致局部复发和转移率增高。因此完全切除病灶时对病变及周围组织广泛取材是决定和判断复发风险所必需的。包裹性乳头状癌的分期目前仍缺乏共识，如果伴有普通浸润性癌，则应按照浸润癌的大小进行分期。

（二）病理基础

组织病理学检查，以纤细分枝状的纤维血管轴为特征，不同的是包裹性乳头状癌呈中央性、孤立性；而乳头状导管原位癌发生于TDLU，呈多灶性（图4-6-13）。这些纤维血管细乳头表面衬覆低-中核级别的单一型肿瘤上皮细胞，上皮细胞可呈微乳头、筛状或实性结构。乳头状原位癌乳头内缺乏肌上皮细胞，但导管周围存在受压的肌上皮细胞。而包裹性乳头状癌的纤维血管乳头内和病变周围都缺少肌上皮细胞，与目前所公认的原位性病变有所不同，这一现象最近才得以认识，这提示包裹性乳头状癌有可能是一种最低级别的浸润癌或者是一种惰性浸润癌，而不是原位性病变。这也应是WHO（2012）乳腺肿瘤组织学新分类将其从原先的导管内乳头状癌分类中单独列出并命名的原因。本节内容导管内乳头状癌的影像表现部分将乳头状导管原位癌和包裹性乳头状癌一并叙述。

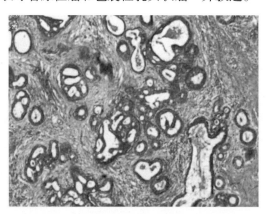

资源4-6-13

图4-6-13 导管内乳头状癌病理（镜下观）

乳腺多发性导管内乳头状瘤，癌变（导管内乳头状癌），伴微浸润（<1mm）。免疫组化：ER（70%＋）、PR（80%＋）、HER-2（1＋）、p53（个别细胞＋）、CK5/6（－）、EGFR（－）、PTEN（－）、Ki-67index≈5%。p63、SMA显示导管内及部分导管周围肌上皮缺损

（三）影像特征

1. 超声特征

（1）类圆形或不规则形肿块，可多发；

（2）边界清或欠清；

（3）内部回声不均匀，实性或囊实性；可见到囊内实性结节的典型改变；

（4）后方回声无明显改变或混合性回声；

（5）可见病灶周边导管扩张；

（6）可见细小钙化；

（7）肿块的实性部分可见点状或穿支血流信号（图4-6-14）。

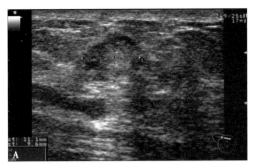 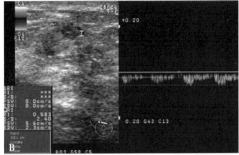

图 4-6-14　导管内乳头状癌超声图像

A. 右乳腺内 12 点可见 1 个不规则形混合性回声区，距乳头 40mm，大小约 10mm（纵径）×11mm（横径），边缘尚清，内部回声不均匀，后方回声无明显改变；
B. CDFI：混合性回声区边缘及内部可见 1～3 条血管。血流频谱 PSV：5.6cm/s，RI：0.58

2. X 线特征

（1）肿块或非对称致密；

（2）边界不清；

（3）病变密度高于周围腺体组织；

（4）细小钙化常见；

（5）肿块周围局限性腺体结构紊乱有时可见（图4-6-15）。

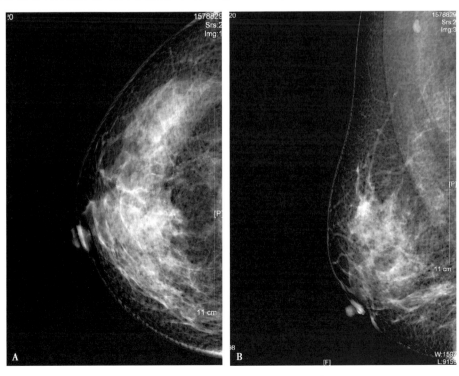

图 4-6-15　导管内乳头状癌 X 线图像

A. CC 位；B. MLO 位，右乳上方见结节致密影，边界欠清，范围约 8mm×13mm。其周围见多发点状钙化影，分布密集；未见明显结构扭曲。右乳头、乳晕和皮肤未见明显异常。腋下未见肿大淋巴结影

3. MRI 特征

（1）平扫 T_1WI 和 T_2WI 抑脂信号多不均匀，可见导管扩张积液；

（2）增强后呈肿块或非肿块强化病灶，有时可见囊内实性肿块的典型改变；

（3）内部信号不均匀；

（4）血流动力学多呈平台型或流出型（图 4-6-16）。

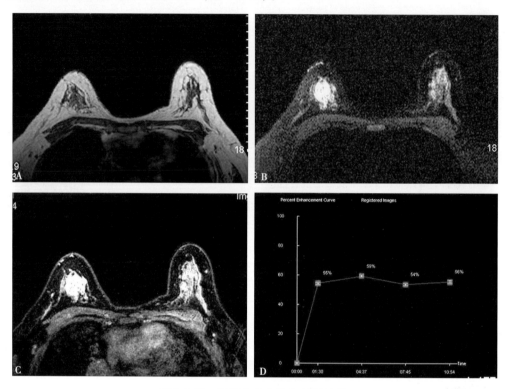

图 4-6-16　导管内乳头状癌 MRI 图像

A. T_1WI 序列；B. T_2WI 抑脂序列；C. 增强早期；D. MRI，时间-信号曲线，右乳 12~1 点见不规则肿块，边界欠清，范围约 23mm×20mm。平扫 T_1WI 序列呈等信号，T_2WI 抑脂序列呈等高混杂信号。增强早期明显不均匀强化，延时强化未见降低，时间-信号曲线呈平台型

4. 综合影像特征　导管内乳头状癌除一些包裹性乳头状癌有时可呈现囊内实性肿块的典型表现以外，影像学表现一般缺乏特异性，乳头状导管原位癌与普通导管原位癌类同，位于外周的病变多表现为肿块或肿块并细微钙化。无乳头、乳晕、皮肤受侵及腋下淋巴结肿大，合并浸润性癌成分时可出现上述表现。

（四）鉴别诊断

在超声及 MRI 上呈现的肿瘤内部不均质，有时乳腺 X 线上的细微钙化和较高密度、MRI 动态增强平台型或流出型的强化特征等，这些都是与一般良性肿瘤的鉴别要点。在 X 线上有微钙化表现的病例或 MRI 呈段性非肿块强化的病例均不易与导管原位癌鉴别。一些表现为囊性扩张导管内的实性肿块病灶，具有一定诊断特异性。若表现不典型时，也很难在影像上与同属于导管内乳头状肿瘤的导管内乳头状瘤、实性乳头状癌等鉴别，且这一类导管内肿瘤性病变均易有乳头溢液或溢血及发病年龄偏大等特点，这一类疾病无论在临床表现、组织形态学及影像上均有相似之处，不易鉴别。

（五）融合影像的建议

MG、US 及 MRI 三种影像均缺乏一定的特异性。MG 上与导管原位癌相似易出现细微钙化。若为无钙化病例，则 MG 对病灶显示不及 US 及 MRI。若表现为囊状扩张导管内的实性小肿块时表现有特征性，US 及 MRI 能清晰显示病变内部成分特征。MRI 更能反映实性部分的血流动力学特点，弥散加权成像也能一定程度辅助诊断。建议影像组合：US+MG+MRI。

（六）述评

导管内乳头状癌是导管内乳头状肿瘤的一种类型。病理上有特征性的纤维血管乳头样结构。临床发

病年龄较大，多见老年女性，临床上表现为乳腺肿块，伴或不伴乳头溢液、溢血；有时仅表现为乳头溢血。在影像学上与一组导管内乳头状肿瘤性病变的表现多有重叠。鉴别诊断需要考虑导管内乳头状瘤、导管原位癌、浸润性导管癌等。影像诊断要点主要包括：MG 上部分出现细小钙化、肿瘤内部不均质、MRI 和 US 易观察到扩张导管内小肿块的表现；动态增强多呈平台型或流出型；超声和 MRI 上多见病灶周边导管扩张。诊断需要结合临床表现和影像特征。

　　总之，与 SPC 相似，年龄和乳头溢液或溢血病史能为诊断提供一些线索和方向。若出现有一定特征的影像学改变时，应考虑到有该病的可能。

（七）案例分析

【案例一】　女，45 岁。左乳溢液伴肿块（图 4-6-17～图 4-6-20）。

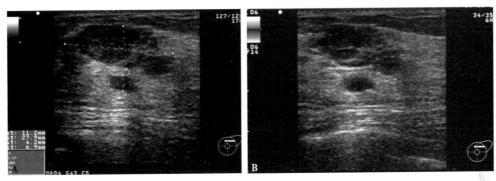

图 4-6-17　超声图像

A、B. 左乳腺内 1 点钟距乳头 10mm 可见 2 个椭圆形低回声区：大小分别约 11mm（纵径）×28mm（横径）、4mm（纵径）×7mm（横径），边缘清晰，内部回声不均匀可见条索状高回声，后方回声部分增强。CDFI：低回声区边缘及内部可见 1～2 处点状血流。双侧腋窝未探及肿大淋巴结回声

资源4-6-17B

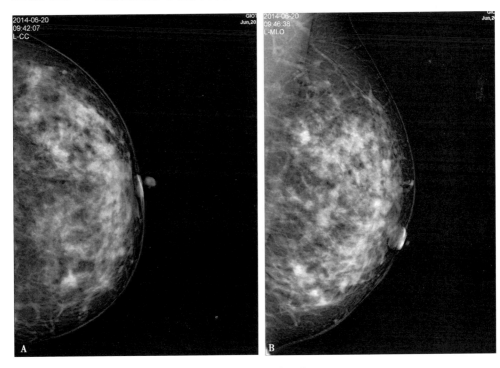

图 4-6-18　X 线图像

A. CC 位；B. MLO 位。左乳外上象限腺体呈索条状增厚，可见多个结节，呈稍高-高密度，最大约 12mm，周围见数个小钙化影，分布略呈段样。未见明显结构扭曲。乳晕、乳头和皮肤未见明显异常。腋下未见肿大淋巴结影

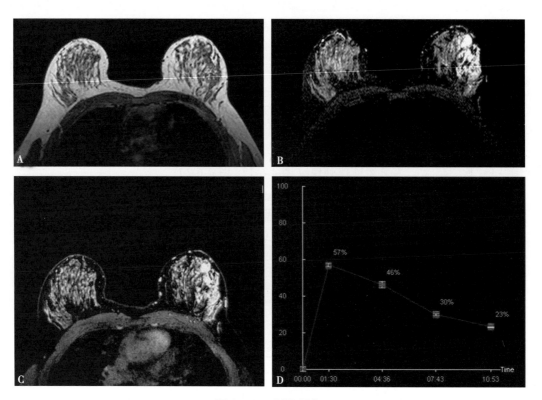

图 4-6-19　MRI 图像

A. T_1WI 序列；B. T_2WI 抑脂序列；C. 增强早期；D. 时间-信号曲线。左乳 1～3 点见肿块及非肿块强化，呈段样分布，平扫呈等 T_1、长 T_2 信号，肿块位于 1 点，大小约 19mm×10mm，形态欠规则，增强早期中度强化，延时强化逐渐降低，TIC 曲线呈流出型，其后方另见一强化结节，大小约 10mm×7mm，延时强化稍降低，TIC 曲线呈平台型；左乳 2 点局部腺体紊乱、纠集，乳头受牵拉

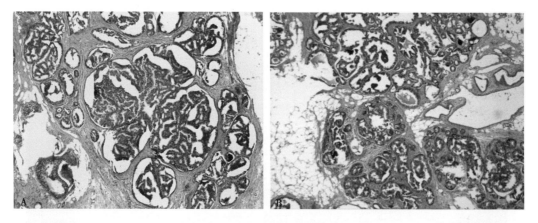

图 4-6-20　病理（镜下观）

资源4-6-20A

资源4-6-20B

A、B.（左侧）乳腺导管内乳头状癌，累及小叶，伴微浸润，浸润灶 <1mm。（左乳前哨）淋巴结未见明显癌转移（0/1），CK19（-）。免疫组化：ER（90%+）、PR（60%+）、HER-2（2+）、p53 部分（+）、CK34βE12（-）、CK5/6（-）、Ki-67（20%+）、PTEN（-）。SMA、p63、CD10 示大部分导管周围肌上皮完整，部分缺失，导管内肌上皮缺失

【案例二】　女，54岁。右乳头溢血（图4-6-21~图4-6-24）。

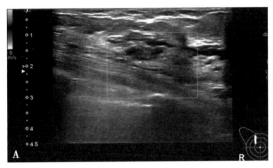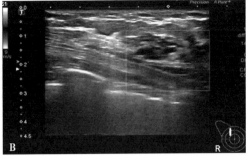

图4-6-21　超声图像

A、B. 右乳外上区域局部导管扩张，呈弯曲管状低回声。右乳10点钟距乳头10mm
处可见1个不规则形低回声区，大小约6mm（纵径）×12mm（横径），边缘尚清晰，
内部回声欠均匀，后方回声无明显改变。CDFI：低回声区边缘及内部未检出血流信
号。左侧腋窝可探及1个淋巴结回声，大小约23mm×6mm，边界清晰，皮髓质分界清
晰，最大皮质厚度约3.3mm，内部血流信号不丰富

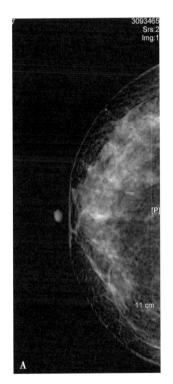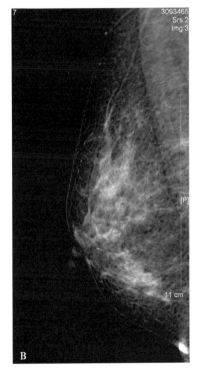

图4-6-22　X线图像

A. CC位；B. MLO位，右乳外上象限腺体不均匀增厚，见多个等密
度结节影，较大结节约10mm×7mm，边界欠清晰。右乳未见钙化及结
构扭曲。乳晕、乳头和皮肤未见明显异常。腋下未见肿大淋巴结影

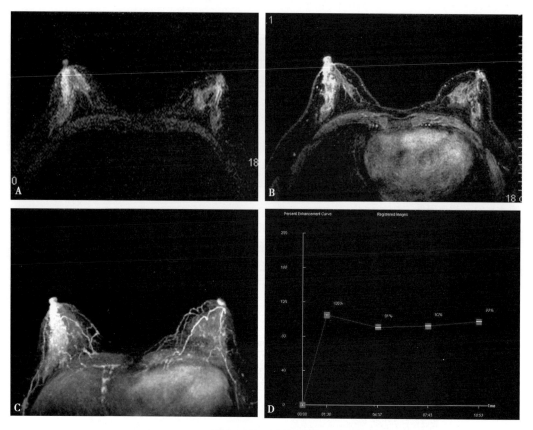

图 4-6-23　MRI 图像

A. T$_2$WI 抑脂序列；B. T$_1$WI 抑脂增强早期；C. 3DMIP 减影；D. 时间-信号曲线，MRI 所见：右乳外侧 7~12 点见一不规则形异常强化灶，段样分布，T$_1$ 加权像上呈低信号，T$_2$ 加权像上稍高信号，增强后早期强化明显，内部不均匀强化，延迟期强化略降低，TIC 曲线呈平台型。双侧皮肤未见增厚，乳头未见凹陷，胸壁肌肉未受侵。右侧腋下可见一稍大淋巴结，皮髓质分界清晰

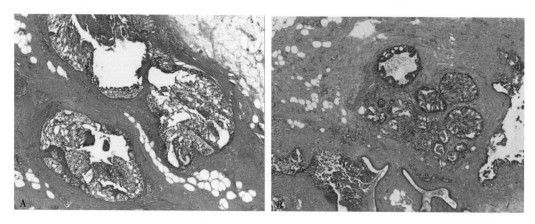

图 4-6-24　病理（镜下观）

资源4-6-24A

资源4-6-24B

A、B.（右侧）乳腺导管内乳头状肿瘤，细胞增生活跃伴异型，结合免疫组化结果符合导管内乳头状癌（中级别），部分累及小叶。免疫组化：CK5/6 部分（-），CK34βE12 部分（-），Ki-67（50%+），SMA、p63 显示导管内肌上皮缺失。ER（90%+），PR（60%+），HER-2（2+）

【案例三】 女，42 岁。左乳肿块并溢液（图 4-6-25 ~ 图 4-6-28）。

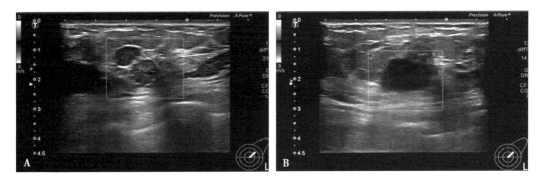

图 4-6-25 超声图像

A、B. 左乳腺内可见多个椭圆形低回声区：较大约 6mm（纵径）×9mm（横径）（位于 3 点钟处，距乳头 20mm）、8mm（纵径）×10mm（横径）（位于 3 点钟处，距乳头 20mm），边缘清晰，内部回声均匀，后方回声无明显改变。CDFI：低回声区边缘及内部未检出血流信号。腋窝未探及肿大淋巴结回声

资源 4-6-25B

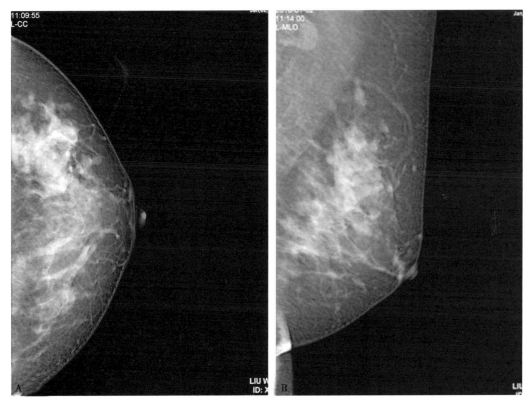

图 4-6-26 X 线图像

A. CC 位；B. MLO 位。左乳外上可见不规则形态致密影并混杂多个结节影，边界欠清，病灶范围约 43mm×35mm，其内可见多个散在点状钙化。局部结构显扭曲。乳晕、乳头和皮肤未见明显异常。腋下见一稍大淋巴结影

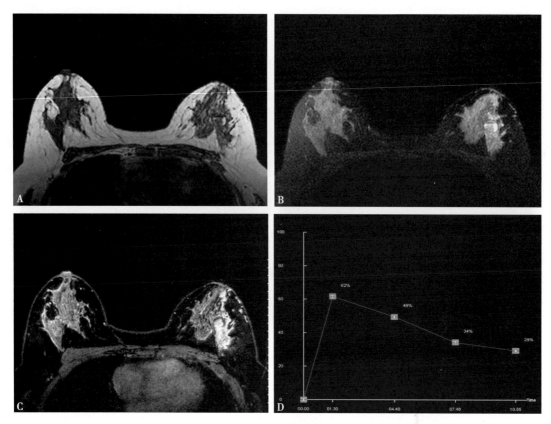

图 4-6-27 MRI 图像

A. T$_1$WI 序列；B. T$_2$WI 抑脂序列；C. 增强早期；D. 时间-信号曲线，左乳 1~4 点见段样分布非肿块强
化，病灶边界欠清，最大层面范围约 72mm×23mm，其内见导管扩张及囊状信号影，呈长 T$_1$ 长 T$_2$ 信号，
囊内可见结节影，结节大小约 13mm×13mm，平扫呈长 T$_1$ 等 T$_2$ 信号，增强后病灶早期强化，延迟期强化
程度减低，TIC 曲线呈流出型。两侧皮肤无增厚，两侧乳头对称无凹陷。胸壁肌肉未见异常改变。左侧
腋下见一淋巴结，皮质稍增厚

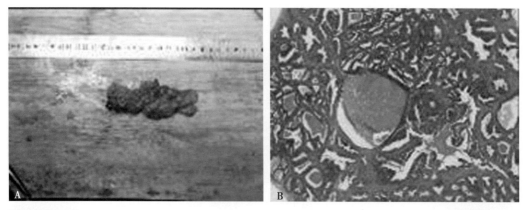

资源4-6-28A 资源4-6-28B

图 4-6-28 病理（镜下观）

A、B. （左侧）乳腺多发性导管内乳头状瘤，上皮增生活跃伴不典型
增生，局部癌变（低级别导管内乳头状癌）。肿物范围 40mm×40mm×
20mm。左乳前哨淋巴结未见癌转移（0/3）。免疫表型：CK34βE12
（+）、CK5/6（-）、PTEN（+）、Ki-67index≈10%。ER（90%+）、PR
（85%）、HER-2（1+）。SMA、p63（部分乳头纤维血管轴心周围肌上
皮缺失，导管周围肌上皮完整）。淋巴结 CK19 均（-）

（张 嫣）

三、乳腺叶状肿瘤

1938 年 Mueller 首先使用叶状囊肉瘤这一术语，1981 年 WHO 推荐使用"叶状肿瘤"以涵盖从良性到恶性叶状囊肉瘤的整个肿瘤谱，相对少见，发病率占乳腺肿瘤的 0.3% ~ 0.9%。

（一）定义与概况

乳腺叶状肿瘤（phyllodes tumors of the breast，PTB）属于纤维上皮型肿瘤，根据细胞分化程度及临床表现分为良性、恶性和交界性，其中恶性约 25%。叶状肿瘤常具备良性肿瘤的生长特点（膨胀性生长，分叶状，边界清楚，包膜完整、无坏死及出血），恶性叶状瘤可具备恶性肿瘤的特点，如大片坏死及出血、血行转移，其血行转移率高达 29%，但腋下淋巴结转移较少。肿瘤可持续缓慢生长，病程较长，也可短期急剧增大。大的肿瘤可造成皮肤紧绷伴浅表静脉曲张，但溃疡少见。叶状肿瘤术后易复发。

（二）病理基础

由纤维、上皮两种成分组成，瘤组织间质纤维明显增生，细胞排列密集，镜下间质成分呈分叶状突入囊变间隔内（图 4-6-29），叶状肿瘤的名称由此而来。

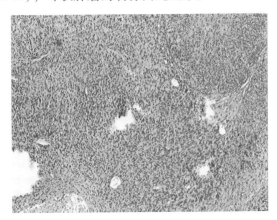

资源4-6-29

图 4-6-29　乳腺恶性叶状肿瘤病理（镜下观）
病变符合乳腺恶性叶状肿瘤，伴有片状坏死。
IHC 示：Vimentin+，AE1/AE3-，CD34-，S-100-，Desmin-

（三）影像特征

1. 超声特征　良性叶状肿瘤与纤维腺瘤超声学表现相似，但内部回声及血流改变有利于两者的鉴别。

（1）分叶状；

（2）边缘光滑、边界清楚；

（3）内部为低回声，并可见囊样分隔或囊性暗区，部分囊内可见乳头状突起；

（4）有侧边声影，后方回声稍增强；

（5）具有可压迫性；

（6）无钙化或可有粗大钙化；

（7）肿块内血流较丰富，可见曲张的静脉血流信号（图 4-6-30）。

2. X 线特征　乳腺内单发圆形、类圆形软组织密度肿块，肿块密度均匀，其内未见钙化。肿块边缘光滑，可有分叶，邻近组织呈推压改变，皮肤及皮下脂肪层清楚，双腋下淋巴结多无肿大（图 4-6-31，图 4-6-32）。

3. MRI 特征　T_1WI 及 T_2WI 及增强显示病灶内信号不均匀，纤维含量多时 T_2WI 信号偏低，可见病灶内囊腔或裂隙状液性区域。不规则囊壁和 T_2WI 信号低于正常组织时常提示恶性。肿块实质部分常快速明显强化。病灶周围组织呈长 T_2 信号（图 4-6-33）。

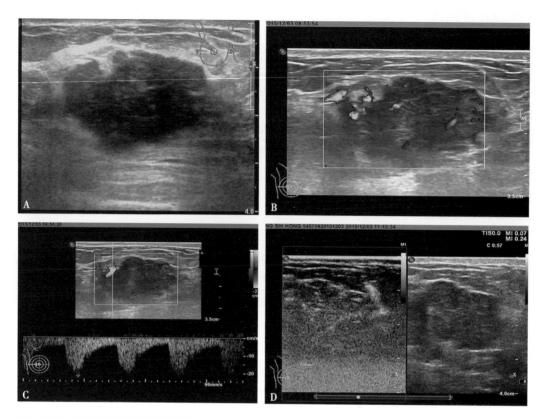

图4-6-30 乳腺叶状肿瘤超声图像

A. 右侧乳房约9点处可见一个肿块，大小约33mm×23mm，形状呈分叶状，边界尚清楚，未见明显包膜，内部回声呈稍低回声，并可见多个片状无回声，后方回声稍增强；B. CDFI：肿块周边及内部可见较丰富血流信号，血管走向弯曲；C. 频谱多普勒显示：峰值流速28cm/s，阻力指数0.81，呈高速高阻血流信号；D. 超声造影：约6秒造影剂进入肿块，呈不均匀性高增强，约43秒达高峰，约180秒消退

资源4-6-30B

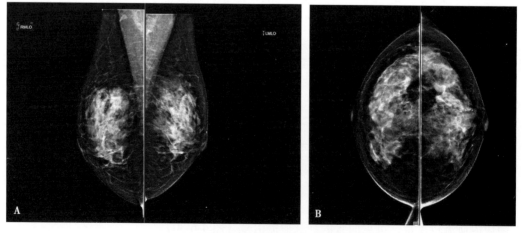

图4-6-31 乳腺叶状肿瘤X线图像

A. MLO位，显示右乳后上部可见一类圆形等密度肿块，肿块大部边界清楚，边缘可见小分叶，肿块内未见钙化，周围结构轻度推压；B. CC位，肿块受周围腺体遮盖，显示欠清楚。手术病理为恶性叶状瘤

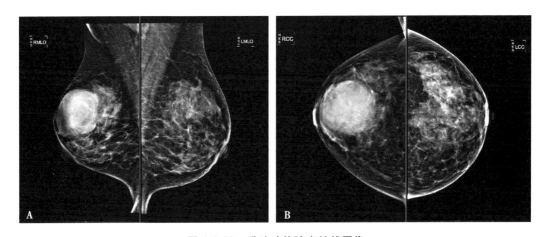

图 4-6-32 乳腺叶状肿瘤 X 线图像
A. MLO 位，显示右乳中央区上部可见一类圆形高密度肿块，肿块边界清楚，未见分叶，
肿块内未见可疑钙化，周围结构推压移位；B. CC 位图像

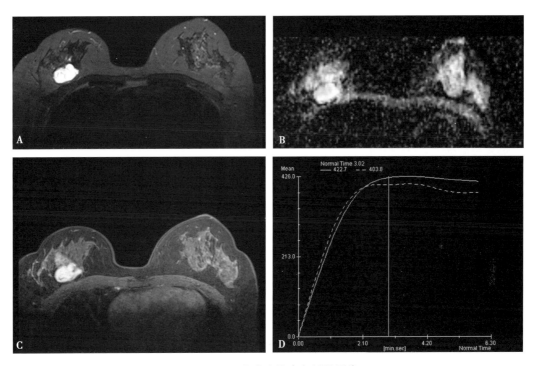

图 4-6-33 乳腺叶状肿瘤 MRI 图像
A. T_2WI 序列显示病灶呈不均匀高信号，边缘可见稍低信号包膜；B. DWI 序列病灶弥散未见明显受限；C. MRI 增强序列示肿块明显强化，内可见局灶性囊变区；D. MRI 时间-动态曲线，呈快速-平台型曲线

4. 综合影像特征 乳腺内单发圆形、类圆形肿块，边缘光滑，可有分叶，邻近组织呈推压改变，病灶内无钙化，密度和回声可不均匀，肿块血流较丰富，皮肤及皮下脂肪层清楚，双腋下淋巴结多无肿大。

（四）鉴别诊断

肿块不含钙化，边缘光滑，无周围组织浸润及皮肤增厚、不合并淋巴结肿大，有助于与乳腺癌鉴别。其与纤维腺瘤影像表现相似，但叶状肿瘤常大于 5cm，而纤维腺瘤直径多在 1 至 3cm。但富细胞型纤维腺瘤常生长快，体积较大，形态与叶状肿瘤极为相似，有文献报道叶状肿瘤多为较深分叶，而纤维腺瘤分叶较浅。且纤维腺瘤发病率较高，发病年龄较轻，发生在中年的纤维腺瘤常有退化形成的粗大钙化。流出型时间强度曲线提示叶状肿瘤。肿瘤内部囊性变是叶状肿瘤较为特征的表现。叶状肿瘤的分叶征及强化程度多较肉瘤显著，有助于鉴别诊断。

（五）融合影像的建议

X线、超声以及动态增强MRI均有典型的特征：肿块大、分叶且较深，对周围腺体推压形成低密度晕环，极少合并异形钙化是本病的特点，MRI更能反映肿块的病理及血流动力学特点，增强后含上皮成分可表现为早期强化及DWI高信号。

（六）述评

乳腺叶状瘤在临床及病理与青春期腺纤维瘤极其相似，均表现为瘤体大、分叶、短期迅速增长、触诊质韧、边界清楚、与胸壁及周围组织无粘连。但叶状肿瘤发病年龄多在40岁以上，多单发肿块，后者好发于青春期女性，可为多发肿块。影像学特征同时具有良恶性肿块特点，由于肿块具有上皮和间叶两种成分，动态增强MRI可表现为部分早期强化及流出性曲线的特点，但瘤体部分T_2WI高信号，可与完全来源于上皮的乳腺癌鉴别，交界性及恶性乳腺叶状肿瘤手术后复发率高，良性叶状肿瘤病理成分与青春期腺纤维瘤基本一致。

纤维腺瘤较大、无钙化时较难和叶状肿瘤鉴别，一般较大的纤维腺瘤细胞成分较多，T_2WI以高信号为主，弥散加权ADC值较高，动态增强可明显、较快速强化。叶状肿瘤实质部分T_2WI呈低信号，弥散加权ADC值较低，瘤周T_2WI信号增高，均与纤维腺瘤不同。肿瘤内裂隙状液性信号区是叶状肿瘤较为特征的表现。叶状肿瘤淋巴结转移较少见，可有肺及骨质转移。叶状肿瘤的间叶成分可肉瘤样化生，与肉瘤鉴别困难。

总之，年龄、肿瘤形态特征、生长方式是病灶鉴别和预后判断的关键。

（李 莹 黄绍庭 刘俊茹）

四、伴癌的腺肌上皮瘤

（一）定义与概况

2012年WHO乳腺肿瘤组织学分类中将乳腺腺肌上皮瘤（adenomyoepithelioma，AME）归类为上皮-肌上皮肿瘤，并将原恶性腺肌上皮瘤更名为伴癌的腺肌上皮瘤。伴癌的腺肌上皮瘤（malignant adenomyoepithelioma，MAME）是乳腺的罕见肿瘤，多数认为，恶性AME由AME中腺腔上皮与肌上皮同时或分别恶变而来，因此MAME可为腺腔上皮癌、肌上皮癌或上皮-肌上皮癌（同时来源于腺腔上皮和肌上皮的癌）。恶性AME较为罕见，文献报道均发生于女性，多见于中老年人，年龄分布26~86岁，是一组谱系复杂的肿瘤，仅有少量病例报道。

（二）病理基础

恶性AME恶性成分不同，形态有所差异，恶性AME具有AME的背景特点。典型病变呈浸润性生长，肿瘤细胞巢被增生的间质纤维分割呈岛状或结节状，结节由腺腔上皮和肌上皮细胞组成，腺腔上皮细胞具有红染胞质，呈管腔或腺泡状位于结节中心，有的腺管或腺泡结构不明显；肌上皮呈层状或套状围绕腺管生长，有时呈乳头状结构。肌上皮病变有时非常明显，出现成片的胞质透明的梭形细胞巢；还会发生黏液变性，出现软骨样基质，甚至出现成熟或不成熟的骨化生（图4-6-34）。肿瘤细胞异型性明显，核分裂增多，坏死常见。间质可见侵袭性的肌上皮和腺腔上皮成分。若只有腺腔上皮恶变，则一般为浸润性导管癌，也有恶变为腺样囊性癌的报道。

（三）影像特征

1. 超声特征

（1）不规则形或椭圆形；

（2）边缘微小分叶；

（3）低回声灶，后方回声增强；

（4）中间可有囊性成分；

（5）内可显示点样强回声钙化（图4-6-35~图4-6-36）。

2. X线特征

（1）肿块形态不规则；

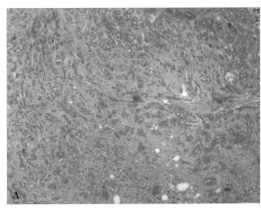
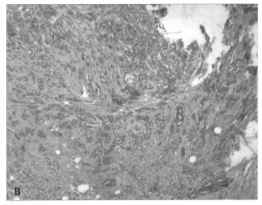

图 4-6-34　上皮-肌上皮癌病理（镜下观）

A、B. 镜下见肿瘤呈分叶状，中心部位为硬化性间质，瘤细胞呈腺管状、条索状或实性片状，细胞中度异型，核分裂象易见，瘤细胞有腺上皮和肌上皮两种成分，且浸润性生长伴灶性坏死。IHC：ER（－）、PR（－）、c-erbB-2（2＋）、Ki-67（50%＋）、E-Cadherin（＋）、p120（包膜＋）、p63（＋）、CK5/6（＋）、CK8/18（＋）、EGFR（＋）、calponin（－）、S-100（＋）、Myosin（－）、CD10（－）

（2）边缘微小分叶，无钙化；

（3）稍高密度肿块；

（4）可为不对称致密（图 4-6-37）。

3. MRI 特征

（1）实性肿物，形态不规则，边界不清楚；

（2）T_1WI、T_2WI：长 T_1 及长 T_2 信号灶；

（3）T_1WI 增强：不均匀强化，早期强化明显，病灶中央可见不规则坏死或囊变区（图 4-6-38）。

4. 全身骨显像（图 4-6-39）

5. 综合影像特征　多为单发实性肿块，具备恶性肿瘤的影像征象。

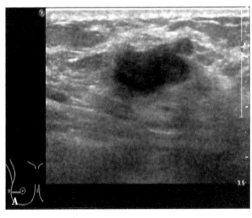
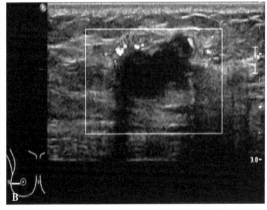

图 4-6-35　上皮-肌上皮癌超声图像

A. 右侧乳腺外象限 9 点可见极低回声肿块，形状不规则，边界不清，呈蟹足状，内有稀疏点样强回声；B. 彩色多普勒血流显像（CDFI），肿块周边可见散在血流信号，内部未见血流信号

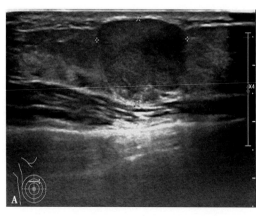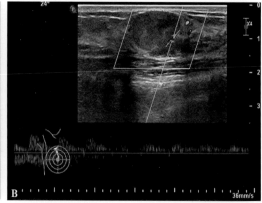

图 4-6-36　肌上皮癌超声图像

A. 右侧乳腺上象限 12 点可见低回声肿块，形状椭圆形，边界不清，后方回声增强，内有稀疏点样强回声；B. 彩色多普勒血流显像（CDFI），肿块周边可见散在血流信号，内部未见血流信号，RI：呈高阻

资源4-6-36B

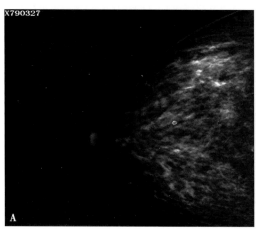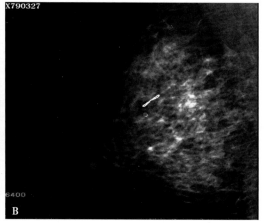

图 4-6-37　上皮-肌上皮癌 X 线图像

A. CC 位；B. MLO 位，右乳外上象限可见非对称密度增高影，
边界不清、周围结构未见扭曲，右侧腋下可见实性淋巴结影

（四）鉴别诊断

（1）纤维腺瘤：呈类圆形、边界清楚的肿块，伴或不伴有粗大钙化。

（2）囊内乳头状瘤与乳头状癌：圆形或卵圆形，边界清楚的局限性肿块，可伴随导管扩张，临床上常有乳头溢液。

（3）浸润性或者导管内癌：可伴恶性钙化，与 AME 有相似形态特征，鉴别困难。

（4）叶状肿瘤：常较大，边界清楚，T_2WI 信号较 AME 高，良性肿瘤包膜清楚，纤维间隔不强化，局限性肿块，少伴钙化。

（五）融合影像的建议

US 及 MRI 能显示肿块的形态和内部特征，对明确肿块范围及恶性性质优于 X 线。

（六）述评

伴癌的乳腺腺肌上皮瘤是一种较少见的乳腺肿瘤，与腺肌上皮瘤以及腺样囊性癌、多形性腺瘤同属于上皮-肌上皮肿瘤。病例积累有限，临床发病年龄较大，多数病人表现为乳腺单发无痛性实性结节，如肿块快速增大则高度怀疑恶性改变，伴癌的腺肌上皮瘤大体表现均多呈结节状肿瘤，可有不完整包膜，剖面实性，灰白，部分区域可有出血坏死，通过影像筛查可发现肿块，其预后差，除复发外，还可以转移，包括淋巴结或远隔器官转移，是诊断恶性 AME 可靠的指标。鉴别诊断需要考虑纤维腺瘤、囊内乳头状瘤与乳头状癌、浸润性或者导管内癌、叶状肿瘤等。影像诊断要点：超声以及乳腺摄影见肿块形状多不规则、微小叶，MRI 上 T_2WI 呈不均匀强化。结合临床表现以及影像学表现不难作出恶性的判断。

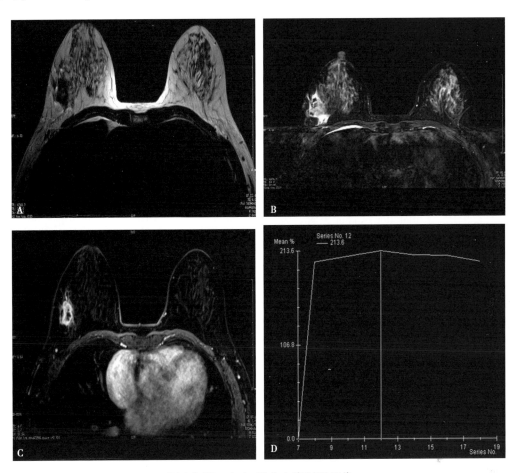

图 4-6-38　上皮-肌上皮癌 MRI 图像

A. T_2WI 示右乳外侧稍低信号肿块；B. T_2WI 压脂序列示肿块呈稍高信号，灶周可见高信号水肿信号；C. MRI 早期增强图，肿块呈明显不均匀强化，形态不规则，边界欠清，周围可见毛刺样强化；D. TIC 曲线图，呈速升-平台型

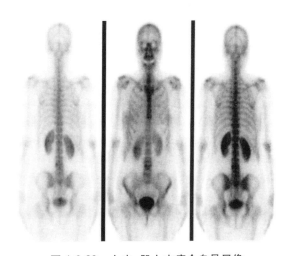

图 4-6-39　上皮-肌上皮癌全身骨显像

右乳癌术后 1 个月，骨扫描示：第 L4 椎体左缘局限性放射性轻度浓聚

（方　静　张　海）

五、男性乳腺癌

男性乳腺主要由脂肪组成，含少量导管，缺乏乳腺小叶，因此男性乳腺癌十分罕见。虽然男性和女性乳癌之间有很多相似点，但重要的差异在于男性乳房组织较小，更易向皮肤及胸壁扩散，另外因为男性乳腺癌多发于乳晕后区，该区域淋巴管较为丰富，因此较容易发生淋巴结转移。由于公众对男性乳腺癌缺乏认识，多错过早期诊断及治疗的机会。

（一）定义与概况

男性乳腺癌（male breast cancer，MBC）是一种罕见的疾病，只占乳癌的0.6%，约占男性癌症1%。遗传因素是男性乳腺癌发生的重要原因，大概有20%有家族遗传倾向。如果男性BRCA1或者BRCA2基因突变，他们患乳腺癌的风险会增加，这两种基因突变使男性患乳腺癌的风险分别达1%和6%。近期香港研究人员发现中国乳腺癌相关的新型基因变异，在乳腺癌患者检测发现RECQL出现在0.54%的中国南方人群中，而来自中国北方的样本中RECQL出现的概率为2%。这个概率意味着RECQL突变可能成为中国家族遗传性乳腺癌筛查的重要指标。

后天的因素包括：Klinefelter综合征患者，发病概率比正常人高20倍。（其特点是睾丸小、无精子及尿中促性腺激素增高等。本病患者性染色体比正常男性多了1条X染色体，因此本病称为47，XXY综合征；肝功能损害（如肝硬化，体内分泌的雄激素偏低，雌激素偏高）；缺乏活动和肥胖（脂肪细胞将雄激素转化为雌激素）；电离辐射或电磁场照射；临床应用雌激素治疗；隐睾、睾丸损伤、睾丸炎症、垂体催乳素瘤等也是诱发因素。也有人认为男性乳腺发育症是癌前期病，易导致乳腺癌发生，不过概率较小，只有1%左右。不管是先天因素还是后天因素，雄性激素缺乏、雌性激素分泌过多的男性，都容易罹患乳腺癌。

（二）病理基础

男性乳腺癌多发生于左侧，好发于乳晕后区，常侵犯乳头，表现为坚硬无痛性肿块，可与皮肤粘连，常呈结节样隆起，形成溃疡，也可向深处扩散与胸肌粘连固定。其组织学形态基本与女性乳腺癌相似，以浸润性导管癌多见（图4-6-40）。导管原位癌，导管内乳头状癌也可发生。正常男性乳腺缺乏小叶组织结构，小叶癌罕见，但近年报道男性乳腺小叶癌文献个案增多。免疫组化检查ER、PR多数阳性。男性乳腺癌发现时多发生转移，转移部位常出现于淋巴结、骨、肺、肝、胸膜、皮肤等。

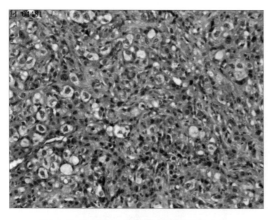

资源4-6-40

图4-6-40 男性乳腺癌病理（镜下观）
乳腺浸润性导管癌，Ⅱ级

（三）影像特征

1. 超声特征 男性乳腺癌与女性乳腺癌超声学表现相似，小的肿块与良性肿块难以鉴别。

（1）肿块多偏于乳头或乳晕下方一侧生长，可位于导管内，形态不规则；肿块较小时可为椭圆形或类圆形。

（2）大的肿块边界不清、边缘不整齐，呈角状、蟹足状或毛刺状；较小的肿块边界尚清。

（3）内部为低回声或极低回声，周边回声增强，乳房皮下组织可增厚。

（4）呈实性回声时后方回声衰减或无明显改变，位于导管内呈混合回声时后方回声可增强。

（5）多无钙化。

（6）较小的肿块内部可无血流信号显示；大的肿块内部血流较丰富，可见穿支样或扭曲的血管回声，阻力较高（图 4-6-41）。

（7）肿块质硬（弹性成像评分较高）。

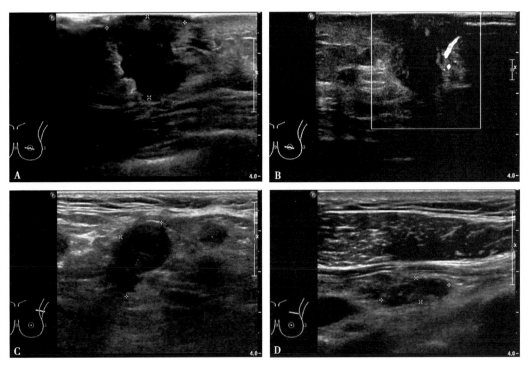

图 4-6-41 男性乳腺癌超声图像

A. 左乳皮肤及皮下脂肪层回声增强，不均匀增厚，于乳头下方处可见一实质性占位病变，范围约 19.8mm×19.7mm，内呈不均匀低回声，形态不规则，边界不清晰；B. CDFI：肿块周边及内部可见较丰富血流信号，血管走向弯曲；C. 双腋下可见多个淋巴结，大小不等，形状呈圆形及不规则形，皮质增厚，内部不均质，淋巴门偏心或消失；D. 双侧胸小肌后方、锁骨上区及颈部大血管旁均可见多个肿大淋巴结

资源4-6-41B

2. X 线特征 男性乳腺癌病灶虽然位于乳晕下方，但多数偏离乳头中心，小的乳腺癌可呈单发圆形、类圆形，较大的肿块多呈不规则形，肿块密度不均匀，其内多无钙化。肿块边缘不光整，可见毛刺及成角，邻近组织呈浸润改变，皮肤及皮下脂肪层分界不清，大多数有腋下淋巴结肿大。

3. CT 特征 平扫显示乳腺内软组织肿块影，较小的肿块形态呈椭圆形或类圆形，较大肿块形态不规则，边界不清，边缘有毛刺，局部皮肤增厚，乳房后间隙消失，胸肌见浸润。增强扫描肿块均见强化（图 4-6-42）。双侧腋下及锁骨下淋巴结可见肿大，也可见骨、肺、肝、胸膜转移结节病灶（图 4-6-43）。

4. 综合影像特征 乳腺内偏乳头或乳晕下方一侧生长的实质性肿块，较小的肿块与良性肿块难以鉴别。大的肿块边缘不整，可有毛刺及蟹足样改变，表面皮肤增厚，邻近组织浸润改变，病灶内多无钙化，内部密度或回声不均匀，肿块血流较丰富，皮肤及皮下脂肪层分界不清，常合并腋下淋巴结肿大。

（四）鉴别诊断

（1）男性乳房脂肪沉积：由肥胖引起，超声或 X 线检查显示乳头下方未见明显腺体组织，未见局限性肿块，可见增厚的脂肪组织。

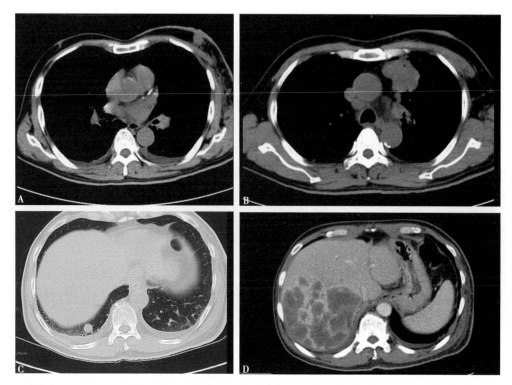

图 4-6-42　男性乳腺癌双肺及肝脏转移 CT 图像

A. 左乳可见椭圆形肿块影，大小约 20mm×15mm；B. 左侧胸壁皮肤增厚、脂肪密度增高；C. 左肺上叶胸膜旁及右肺下叶可见多发团块影及结节影；D. 肝实质内见多个大小不等的低密影。增强后双期扫描肝内病灶表现为边缘强化为主，较大的病灶中央有无强化坏死区，类似"牛眼征"

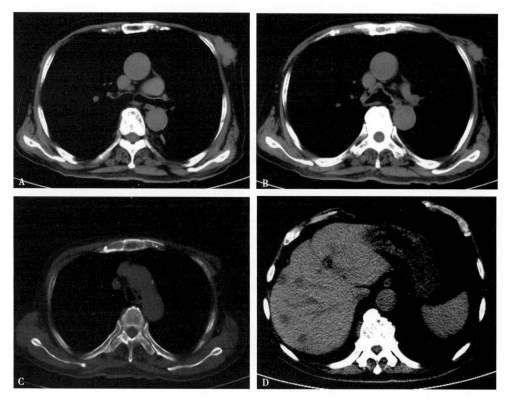

图 4-6-43　男性乳腺术后复发及转移 CT 图像

A、B. 左乳团块影，形态不规则，边界不清，可见毛刺状改变。左乳皮肤及皮下脂肪层回声增强，不均匀增厚；C. 肋骨和胸椎骨质密度不均匀，内可见多发小囊状低密度影；D. 肝脏多发低密度结节

（2）男性乳腺发育症（gynecomastia，GYN）：由于生理性或病理性因素引起雌激素增加或雌激素与雄激素比例失调而导致的男性乳腺结缔组织异常增生的一种临床疾病。生理性主要在三个时期，新生儿期（出生后1~3周），男性青春期（10~12岁开始，13~14岁为高峰期），老年期（50~80岁，60~69岁为高峰期）。病理性主要由睾丸疾病、肾上腺疾病、肝功能异常、甲状腺功能异常及长期应用激素或其他药物引起。

影像诊断首选超声检查，其表现为乳晕下方可见扇形低回声，大部分可见腺体样纹理及细小导管回声（图4-6-44A），小部分呈均匀低回声（图4-6-44B），均匀分布在乳晕下方，与周围组织分界清楚，部分边界可见细小分叶，其内血流不丰富。与乳腺癌的鉴别点在于乳晕下方仅见腺体组织，腺体回声纹理走行自然清楚或为均匀低回声，未见占位效应，未见明显局限性肿块回声。X线检查表现为乳头下方结节状、树枝状或弥漫性腺状均匀致密影，病灶以乳头为中心呈扇形辐射状，边缘光滑与周围组织分界清楚（图4-6-44C）。值得注意的是早期的乳腺发育症X线呈结节状，因处于急剧扩张期，部分结节周边可见细小分叶状及粗大触角样表现。与乳腺癌的鉴别在于乳房发育症的结节仅位于乳头下方，而乳腺癌的生长多偏于乳头一侧生长，乳腺癌形态多不规则，内部回声不均质，边界不清，表面呈针刺状，与周围组织分界不清，乳头内陷呈漏斗样，皮肤组织增厚，淋巴结肿大等。

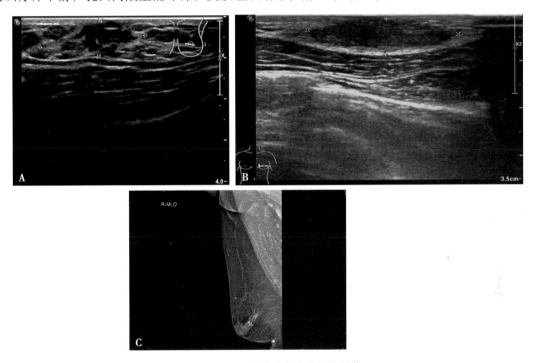

图4-6-44　男性乳腺发育症影像图像

A. 超声图像：乳晕下方可见腺体样回声，纹理走行自然并可见细小导管回声；B. 超声图像：乳腺发育早期，表现为乳晕正下方扇形低回声，内回声均匀，边界清楚；C. X线图像：少量腺体型乳腺；乳头未见凹陷、变形；乳晕、皮肤未见异常增厚；皮下脂肪清晰，悬韧带未见异常增粗。腺体量较少，呈小片絮状，密度不均，乳腺内未见簇状钙化及明确肿块；腺体后脂肪层未见异常密度灶

（3）肌纤维母细胞瘤：男性乳腺因缺乏乳腺小叶，因此极少发生纤维腺瘤，但男性肌纤维母细胞瘤发生率却高于女性。肌纤维母细胞瘤超声表现与女性纤维腺瘤类似，形态呈椭圆形或分叶状，内部呈等回声或稍低回声，边界清，内回声均匀，可见少许血流信号。X线显示肿块位置偏离乳头，呈椭圆形或小叶状，内呈均匀致密影，无钙化。

（4）乳腺脂肪瘤：位于皮下脂肪层处，其内呈均匀低回声，并可见条纹状稍高回声（超声）、密度均质（X线），边界清晰，形态规则，包膜显示尚清晰，其内无血流信号。

（五）融合影像的建议

肿块较小时，建议超声检查。超声简单方便，不仅能提供形态学信息，而且能对肿块内血流信号及阻力指数进行检测，也可以应用弹性成像对肿块进行硬度评分，有利于早期乳腺癌的筛查，对可疑病灶可超声引导下穿刺活检。晚期的乳腺癌肿块较大者建议 MRI、CT 或 PET/CT 检查，以全面了解病灶范围及全身转移情况。

（六）述评

男性乳腺癌与女性乳腺癌病理及影像学表现相似，主要表现为偏离乳头下方的实质性占位病变，形态不规则，内部回声不均质，边界不清，边缘毛刺，内血供丰富，质硬，呈浸润性生长，皮肤增厚，乳腺下脂肪间隙消失，胸壁及周围组织粘连，腋下淋巴结及全身多处器官转移。值得注意的是，对于小的肿块影像学不容易区分良性或恶性，这种情况下，活检是必需的。

男性乳腺癌易发生于中老年病人，当乳头或乳晕下方发现无痛性肿块，乳房、乳晕或乳头皮肤破溃、乳头溢血、溢液，乳头凹陷，腋下淋巴结肿大时要警惕乳腺癌的发生。

（黄绍庭 李 莹）

第七节 转移性乳腺癌

乳腺为浅表器官，血供比内脏骨骼少，因此血行转移较罕见。乳腺转移瘤多来自乳腺外器官的富血供肿瘤，少数情况来自对侧乳腺。发病率不到乳腺恶性肿瘤的 3%，常是肿瘤全身侵犯的局部改变。

一、乳腺转移瘤

（一）定义与概况

乳腺转移瘤（metastatic cancer of the breast，MCB）是指其他器官的原发肿瘤转移至乳腺，并继续增殖生长，形成与原发肿瘤同样性质的肿瘤。女性发病率是男性的 5～6 倍，预后差，确诊后平均生存时间小于 1 年。因乳腺癌与乳腺转移瘤的治疗与预后不同，因此鉴别诊断有重要的意义。乳腺多发癌肿时，多灶或多中心性乳癌的概率较乳腺癌乳腺内转移更大。乳腺转移瘤常见的原发灶有血液系统肿瘤（如淋巴瘤、白血病）、黑色素瘤、肺癌、前列腺癌、横纹肌肉瘤（儿童或青春期最常见）、胃癌、卵巢癌等。乳腺血行转移灶呈乳腺肿块表现，淋巴管转移则为乳腺弥漫癌性淋巴管炎表现。

（二）病理基础

其组织学形态与已有原发肿瘤相同，血行转移癌在乳腺内多呈膨胀性生长，界限清楚，位于小叶间，癌旁组织内见不到原位癌和导管上皮不典型增生性病变（图 4-7-1）。

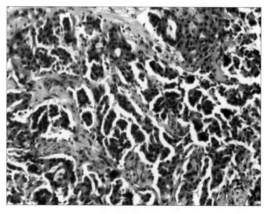

资源4-7-1

图 4-7-1 病理表现（镜下观）
符合肺癌乳腺浸润

（三）影像特征

1. 超声特征单发肿块型转移瘤形态呈分叶状或椭圆形，膨胀状生长（图 4-7-2D）；多发转移瘤可呈弥漫性分布。

（1）单发肿块边界多较清，多发病灶常边界不清（图 4-7-2A）；

（2）内部回声不均，低回声为主（图4-7-2A）；

（3）后方回声可衰减（图4-7-2A）；

（4）钙化少见；

（5）血流较丰富，可见穿支血管进入肿块内部（图4-7-2B）；

（6）血流频谱阻力较高，舒张期血流可反向（图4-7-2C）。

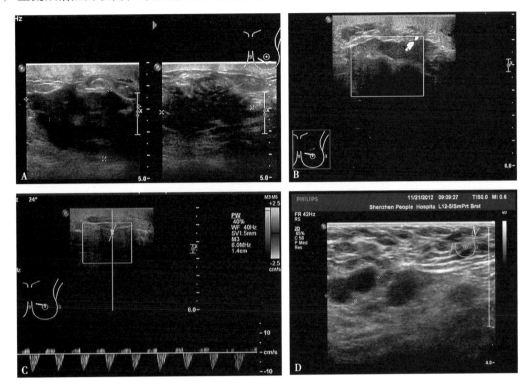

图 4-7-2　肺癌乳腺转移超声图像

A. 左侧乳房内下象限处可见一个肿块图像，范围约 39mm×34mm×19mm，形状呈不规则形，边界尚清，内部为低回声，分布不均匀，后方回声可见衰减；B. CDFI：肿块可见穿支血流深入内部；C. 频谱多普勒显示呈高阻血流信号，舒张期血流反向；D. 左侧腋下可见肿大淋巴结，形态失常，淋巴门消失

2. X 线特征

（1）单发肿块多见，常位于外上象限，浅层，边界清楚或不清，无毛刺及微钙化，无乳腺结构扭曲。

（2）多发及弥漫型较少见，淋巴管转移时患侧乳房弥漫性肿大，不对称致密，皮肤弥漫性增厚或呈多结节状（图4-7-3）。

3. MRI 特征

（1）肿块型病灶呈长 T_2 信号，快速强化，以 Ⅱ 型及 Ⅲ 型动态强化为主。

（2）弥漫型病灶乳房皮肤及间质弥漫性增厚、信号异常、弥散受限及异常强化。

（3）乳腺癌对侧乳腺转移，原发灶形态常不规则，边缘有分叶及毛刺征象，而转移瘤一般小于原发灶且边缘较清楚。

（4）腋下淋巴结转移表现为淋巴结肿大，弥散受限，可合并坏死。

4. CT 特征　肿块型病灶呈圆形软组织密度肿块；弥漫型双侧乳腺间质常增粗，皮肤增厚，有时见多发皮下小结节（图4-7-4）。

5. 综合影像特征　已知恶性肿瘤的病人乳腺发现肿块诊断相对容易，单发肿块型常位于乳腺外上象限，浅层，类圆形多见，边界清楚或不清，大小不定，25%～50%有腋下淋巴结受累；多发及弥漫肿块型可有淋巴管转移，患侧乳房弥漫性肿大，不对称致密，皮肤弥漫性增厚或呈多结节状。

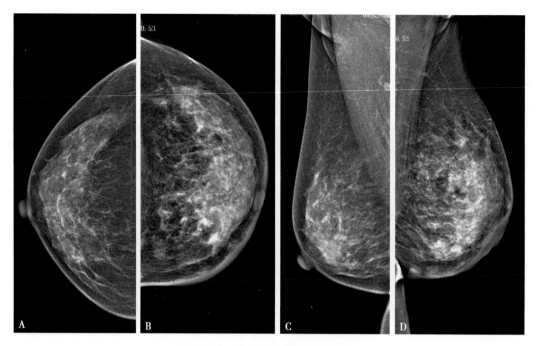

图 4-7-3 肺癌乳腺转移 X 线图像

A、B、C、D. 分别为双乳 CC 位及 MLO 位，X 线示：左乳腺体较右侧致密，左侧腺体小梁增粗模糊并乳头凹陷，内下份皮肤明显增厚，皮下脂肪模糊，悬韧带增粗，呈牛角样改变，左乳未见可疑或恶性钙化。右乳未见簇状钙化及明确肿块，腺体后脂肪层未见异常密度灶。双侧血管分布均匀。双侧腋下未见肿大淋巴结。符合肺癌左乳弥漫型转移改变，右乳小转移灶待排除

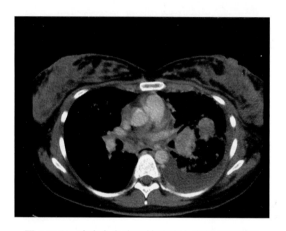

图 4-7-4 肺癌全身广泛转移病人胸部 CT 图像

CT 增强纵隔窗见左上肺肿块并两肺、胸膜多发转移；
纵隔、肺门淋巴结转移；双乳纤维腺体密度增高；皮下
脂肪层多发小结节并双乳晕及周围皮肤增厚，符合肺癌
并乳腺弥漫型转移

（四）鉴别诊断

乳腺转移瘤无毛刺、微钙化及乳腺结构扭曲，有助于与浸润性导管癌鉴别。乳腺弥漫型转移灶，当原发病灶不明确时与多中心乳癌、炎性乳癌、乳腺炎、淋巴瘤、白血病鉴别困难。因此原发灶病史、抗生素治疗效果及穿刺活检有助于鉴别诊断。单发肿块型转移瘤应与纤维腺瘤、乳腺黏液癌、乳腺髓样癌、乳腺乳头状癌等鉴别。

（五）融合影像的建议

X 线和超声为最简单有效的诊断方法，X 线对致密型腺体的评估有限，MRI 有助于与鉴别诊断及评估淋巴结情况。乳腺转移瘤需全面评估全身情况，明确原发灶及肿瘤的分期情况，如胸部 CT 评价肺部

情况，PET/CT 了解原发灶及转移病灶的整体分布及大小。

（六）述评

有原发恶性肿瘤的病史，特别淋巴瘤、白血病、黑色素瘤病史时，乳腺出现无痛性包块时，首先要想到乳腺转移瘤。病人多为老年女性，病灶常位于皮下脂肪层或腺体浅层，活动度好，触诊易发现。单发转移瘤的概率远大于多发转移瘤。肿块呈类圆形，边界清楚或不清，由于淋巴瘤、白血病、黑色素瘤细胞密度大，超声上常呈极低回声，血供较丰富。X 线对鉴别原发肿瘤和转移肿瘤有一定价值：原发肿瘤常发生在腺体实质内；乳腺癌常呈不规则形、边缘毛刺，可合并多形性钙化；含脂肪的良性肿瘤及退化的纤维腺瘤均有一定特征性，易于与转移瘤鉴别。但圆形或卵圆形密度较均匀的乳腺原发肿瘤与转移瘤鉴别有一定难度。MRI 能反映转移瘤丰富血供，细胞密度高的病理特征，也能对肿块的数目、腋下及内乳淋巴结的情况进行全面评估。对于乳腺淋巴道转移的病人，MRI 增强能显示增厚强化的皮肤、结节状强化的皮下脂肪层及弥漫强化的纤维腺体组织，DWI 序列能显示乳腺弥漫受侵及淋巴结的情况。乳腺炎 ADC 值较弥漫性乳腺转移高。对疑似乳腺转移的病人应行全身 PET/CT 或胸、腹、盆腔 CT 扫查，进行评估及分期。

（李　莹　黄绍庭　刘俊茹）

二、白血病乳腺浸润

白血病、淋巴瘤是最常见的乳腺转移瘤。临床常表现为无痛性乳腺肿块，可合并腋下淋巴结肿大。

（一）定义与概况

白血病乳腺浸润（leukemia of the breast）指白血病细胞浸润乳腺导管和小叶引起的局部肿瘤。分为急性淋巴母细胞白血病、急性髓细胞性白血病、慢性淋巴细胞性白血病、小淋巴细胞性白血病。急性髓细胞性白血病又名髓样肉瘤，易浸润乳腺导管和小叶形成局部肿块。慢性淋巴细胞性白血病则以淋巴结肿大为主。

（二）病理基础

乳腺正常小叶组织结构消失代之以白血病瘤细胞弥漫浸润，结合骨髓片及外周血异常可做出诊断（图 4-7-5）。

（三）影像学特征

1. 超声特征　乳腺组织排列紊乱，回声杂乱；内部回声不均，见多发不规则及边缘不清的低回声病灶围绕导管及小叶呈浸润性生长；伴导管扩张，扭曲成团，导管内充满低回声；无钙化或少量点状钙化；病灶血流不丰富（图 4-7-6）。

2. X 线特征　患侧乳腺密度增高，乳腺肿块常双侧，多发，边缘清楚或模糊。腋下淋巴结肿大，呈卵圆形或圆形，高密度，常缺少淋巴结门（图 4-7-7）。

3. MRI 特征　常为多灶性肿块，信号不均匀，T_2 加权呈高信号，快速-平台或流出型动态强化（图 4-7-8）。

4. 综合影像特征　常为双侧乳腺多发肿块，伴双腋下多发淋巴结肿大。

（四）鉴别诊断

白血病病史明确时诊断难度不大，以乳腺为首发器官的白血病仅占 17%。但病史不明确时，乳腺白血病应与原发性肉瘤、淋巴瘤、浸润型导管癌鉴别。慢性淋巴细胞性白血病应与腋下淋巴结肿大的疾病鉴别，如淋巴结转移、淋巴瘤、胶原血管病、HIV 等。

（五）融合影像的建议

各种影像均能反映乳腺多发或单发肿块及腋下淋巴结肿大的特征，乳腺白血病 X 线瘤灶不合并微钙化有助于与乳腺导管来源恶性肿瘤鉴别，但 X 线显示肿块内部结构不及超声和 MRI。MRI 能反映肿块的弥散及血流动力学特点。因病人常有骨髓、肝脏、脾脏病变或其他区域淋巴结肿大，因此要全面评估病灶需结合 CT、MRI，最好行 PET/CT 检查。

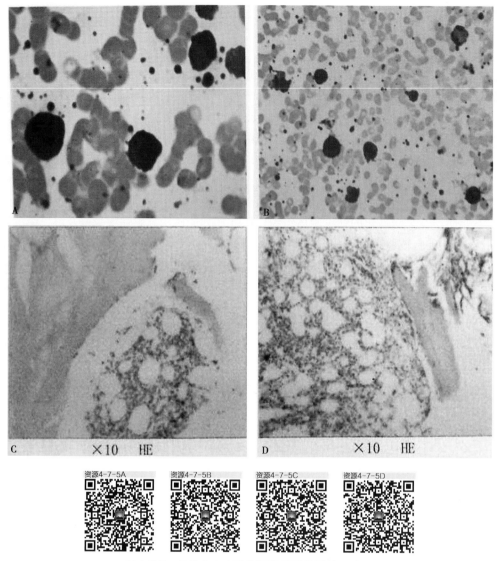

图 4-7-5 急性白血病乳腺浸润骨髓片及镜下病理

A、B. 骨髓片：骨髓增生活跃（70%），粒红比例增大，粒系各阶段细胞可见，早幼粒细胞增多，以中、晚期细胞为主，红系细胞减少，巨核细胞可见；C、D. 乳腺病理；镜下见乳腺组织被恶性肿瘤细胞广泛浸润，结合免疫组化及临床外周血异常，考虑髓系白血病侵犯乳腺

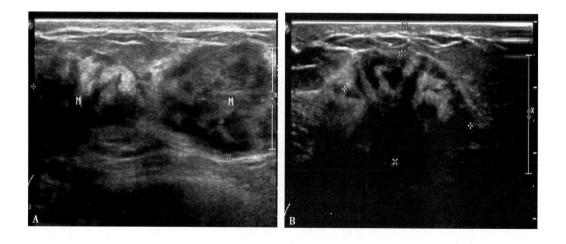

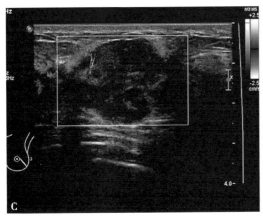
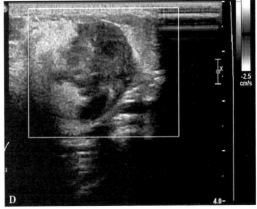

图 4-7-6　超声图像

A、B. 超声显示左侧乳房外下象限 5 点钟可见范围 51mm×20mm 的肿块图像，呈哑铃状，边界欠清，形状不规则，包膜不明显，内部回声不均匀，呈低回声，可见散在点状钙化回声，后方回声稍增强；C、D. 彩色多普勒血流显像（CDFI）：肿块内及周边见少许星点状血流信号

资源4-7-6C

资源4-7-6D

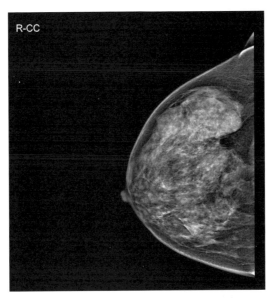

图 4-7-7　X 线图像

右乳 CC 位见右乳外侧较大卵圆形稍高密度肿块

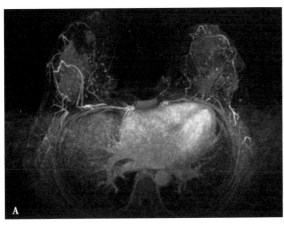
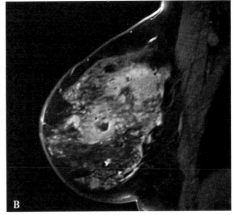

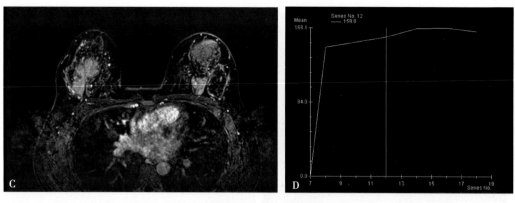

图 4-7-8 MRI 图像

A、B. 分别为横断面、矢状面增强图像：两侧乳腺多发大小不等的实质性肿块，呈明显均匀强化；
C. 最大密度投影；D. 时间-密度曲线，肿块呈快速-平台型强化

（李 莹 黄绍庭 刘俊茹）

第八节 腋下肿块

一、腋下淋巴结病变

腋下淋巴结肿大临床多见，病因复杂，常见病因有肿瘤转移、淋巴瘤、白血病、炎症、感染、胶原性疾病等。

（一）定义与概况

腋下淋巴结病变（axillary adenopathy，AA）是指腋下区淋巴结形态、大小或质地异常，另外多发淋巴结堆积、粘连、融合也是异常改变。

（二）病理基础

肿瘤细胞引流到淋巴结，在淋巴结内增殖。病毒、结核杆菌、异物（如硅胶）或免疫异常均能造成淋巴结内淋巴细胞异常增生（图 4-8-1）。

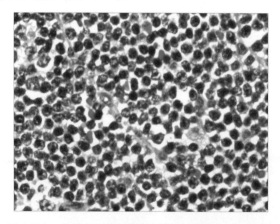

资源4-8-1

图 4-8-1 非霍奇金淋巴瘤腋下淋巴结病理（镜下观）

淋巴结结构破坏，肿瘤细胞弥漫浸润。细胞体积小，胞质少，核型较规则，间质血管丰富。

病理诊断：非霍奇金淋巴瘤，小细胞 B 细胞性，低度恶性

（三）影像特征

1. 超声特征 异常的淋巴结主要表现为淋巴结形态失常，皮质增厚，淋巴门偏心或消失（图 4-8-2A、图 4-8-2B）。

（1）形状呈圆形或椭圆形；

（2）纵横比小于7/5；

（3）内部为极低回声或混合回声，回声不均质，转移性淋巴结肿大内部可见钙化及液性无回声；

（4）结构失常，淋巴门消失或偏心；

（5）呈簇状分布或融合成团；

（6）多普勒显示，内部血流丰富，呈混合型，血流走行不规则，粗细不一，这与肿瘤新生血管形成有关，为中等流速，阻力较高（图4-8-3A、图4-8-3B）。

2. X线特征　腋下淋巴结密度增高，呈圆形或不规则形，淋巴结门移位或消失（图4-8-4）。陈旧性感染性肉芽肿、淋巴瘤治疗后淋巴结内可出现钙化。类风湿关节炎治疗后，淋巴结内可见金粒沉积。

3. CT及MRI特征　MRI能良好反映淋巴结的病理特性，如是否合并坏死，细胞密度高低，有无淋巴结粘连融合等。原发于乳腺的淋巴瘤，乳腺肿块 T_2WI 呈明显高信号改变，且ADC值极低。

4. 综合影像特征　异常淋巴结形态饱满（长径∶短径<1.4），皮质偏心性增厚（>3mm），轮廓模糊欠清，淋巴结门偏心或消失，淋巴结密度增高，内部回声、密度、信号不均匀，多个淋巴结融合成团等。

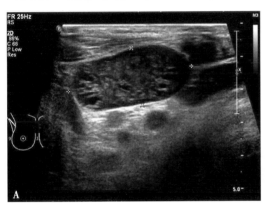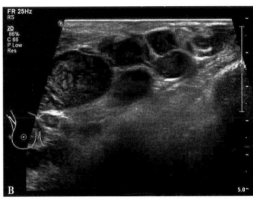

图4-8-2　腋下淋巴瘤超声图像

A、B. 双侧腋下可见多个肿大淋巴结，部分融合成团，大小不等，最大约40mm×13mm，呈椭圆形或圆形，内部回声不均质，可见多个小囊样无回声，淋巴门消失，边界清楚，后方回声增强

资源4-8-2A　　资源4-8-2B

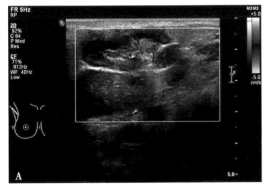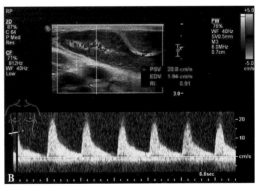

图4-8-3　腋下淋巴瘤超声图像

A. 彩色多普勒显示呈混合型血流信号；

B. 频谱多普勒检查呈高速高阻血流信号

资源4-8-3A　　资源4-8-3B

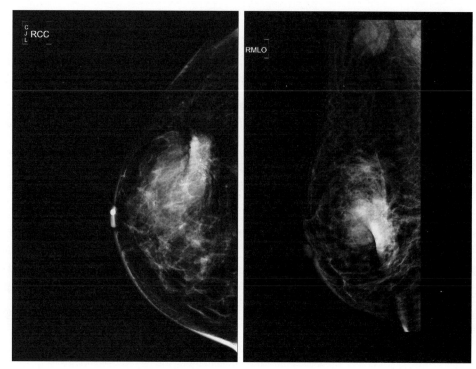

图 4-8-4 右侧乳癌并腋下淋巴结转移

X 线片示右乳外侧较大肿块周围结构扭曲，右侧腋下可见明显淋巴结肿大

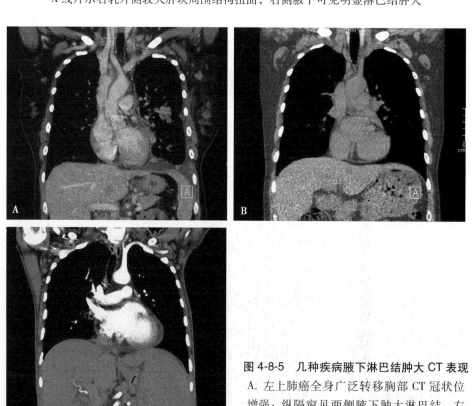

图 4-8-5 几种疾病腋下淋巴结肿大 CT 表现

A. 左上肺癌全身广泛转移胸部 CT 冠状位增强：纵隔窗见两侧腋下肿大淋巴结，左侧较明显，符合腋下淋巴结转移；B. 风湿性关节炎病人胸部 CT 冠状位：两侧腋下多发淋巴结肿大，符合反应性淋巴结增生；C. 淋巴瘤胸腹部 CT 冠状位：两侧腋下淋巴结轻度肿大，腹腔积腹膜后多发淋巴结肿大，脾脏明显肿大

（四）鉴别诊断

诊断腋下淋巴结病变，首先观察有无淋巴结变形，肿瘤淋巴结转移时瘤细胞首先转移到淋巴结包膜下和皮质窦，易造成皮质增厚，而异物淋巴结沉积则最先在髓质窦。除观察淋巴结大小、形态、皮质厚度、淋巴结门、轮廓及密度外，还应结合是否为双侧或单侧淋巴结肿大（图4-8-5）。单侧淋巴结肿大应考虑乳腺癌、黑色素瘤、淋巴瘤等乳腺转移及乳腺炎症、感染所致的反应性淋巴结肿大。双侧腋下淋巴结肿大病因可能是HIV、结核、结节病、淋巴瘤、白血病、胶原血管病等。

（五）融合影像的建议

乳腺X线摄影受体位及视野的影响，对腋下淋巴结的整体评估不及其他影像检查。超声对淋巴结皮质的观察及测量优于X线和MRI。MRI对腋下淋巴结的整体显示优于超声及X线，能够提供血流动力学信息，对发现乳腺内原发恶性肿瘤优于超声及X线。腋下淋巴结肿大往往需进行全身评估，超声检查对淋巴结整体评估价值有限，因此超声及X线需结合CT和MRI进行颈、胸、腹部、盆腔及腋窝、腹股沟等区域的扫描。CT、PET/CT对直径大于7mm的淋巴结的敏感度约60%，有助于对病灶进行全面评估，及治疗前后的疗效评价。

（六）述评

腋下淋巴结肿大往往是全身疾病的局部反应，因此病史、体查及临床体征十分重要，如胸壁和乳腺的感染性病变病程短、局部红肿热痛，肿大淋巴结可有触痛，而淋巴瘤常双侧多发，可能还合并颈部和纵隔、胸腔、腹股沟等区域的淋巴结肿大。另外淋巴结的影像学特征对诊断可能有提示作用，如淋巴瘤和胶原性疾病淋巴结肿大很少坏死，转移瘤可有淋巴结坏死（图4-8-6，图4-8-7），而淋巴结核常有淋巴结坏死和淋巴结粘连融合。腋下淋巴结肿大不合并其他区域淋巴结肿大时常和胸部病变相关，因此要注意乳腺、肺、纵隔、肺门及胸壁病变的排查。如定性困难，可超声引导下穿刺活检。如需短期监测可考虑超声检查。

（七）案例分析（图4-8-6~图4-8-7）

女，39岁。发现左腋下质硬肿块半月余。

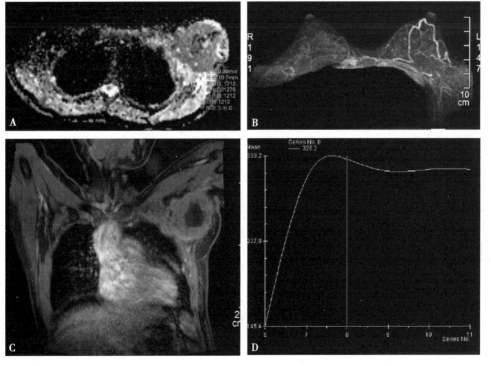

图4-8-6　MRI检查

A~D. 左腋下区可见一个较大卵圆形肿块，肿块中央可见坏死区，周边实质部分均匀强化，且弥散受限，动态增强呈平台型强化，双乳未见异常病灶，病理提示隐匿性乳癌腋下淋巴结转移或其他脏器来源转移

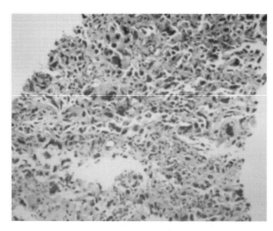

资源4-8-7

图 4-8-7 淋巴结活检病理（镜下观）

HE 染色高倍镜：活检组织中见大量多型异型细胞浸润，
结合形态及免疫组化结果，符合高级别多形性癌，转移可能性大

（李 莹 黄绍庭 刘俊茹）

二、隐匿性乳腺癌

隐匿性乳腺癌是一种少见的特殊类型乳腺癌，据文献报告发病率占乳腺癌的 0.3%~1.0%。由于隐匿性乳腺癌已有腋窝淋巴结转移，故不属于早期癌，5 年生存率为 70% 左右。影响预后的因素如原发乳腺癌的病理类型和腋窝淋巴结转移的数目等。

（一）定义与概况

隐匿性乳腺癌（occult breast cancer，OBC）又称隐性乳腺癌，是以腋窝淋巴结转移癌为主要临床表现，而体检及影像学检查（乳腺 X 线及超声）均未发现乳腺内原发癌。少数病例是在身体的其他部位发现乳腺转移癌，而在乳腺找不到原发病灶。乳腺全切大约 70% 的隐匿性乳腺癌可以在乳腺上找到原发灶，多为浸润性癌，原位癌仅占 5%。

（二）病理基础

双侧乳腺内未见癌细胞组织，腋窝淋巴结内可见浸润性乳腺癌成分，癌组织呈不规则巢团状，细胞异型性明显（图 4-8-8）。

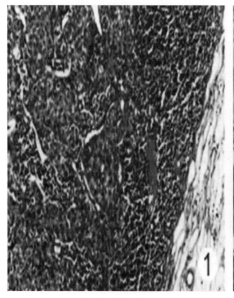
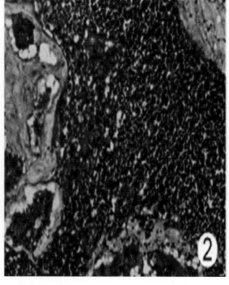

资源4-8-8

图 4-8-8 隐匿性乳癌腋窝淋巴结病理（镜下观）

腋窝淋巴结内见浸润性导管癌成分，癌组织呈不规则巢团状，细胞异型性明显

（三）影像学特征

1. 超声特征

（1）双侧乳腺内未见明显肿块回声；

（2）腋下见肿块或淋巴结肿大；

（3）淋巴结形态不规则，呈圆形或椭圆形；

（4）边界尚清；

（5）纵横比小于二分之一；

（6）淋巴门偏移或消失，皮质增厚；

（7）内未见钙化；

（8）内血流丰富，分布絮乱，以混合型为主（图4-8-9）。

2. X线特征　乳腺未见明显可疑或异常征象，腋下多可见肿大淋巴结（图4-8-10）。

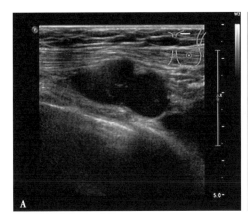
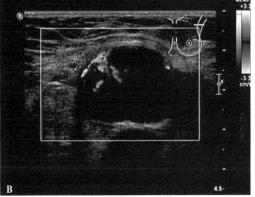

图 4-8-9　超声图像

A. 双侧乳腺未见明显异常声像。左侧腋下及左侧锁骨上下可见多个淋巴结，大小不等，最大约 31mm×20mm，形状呈椭圆形，皮质明显增厚，内部为极低回声，分布较均质，边界清楚，淋巴门消失；B. CFDI 其内可见较丰富的混合型血流信号

资源4-8-9B

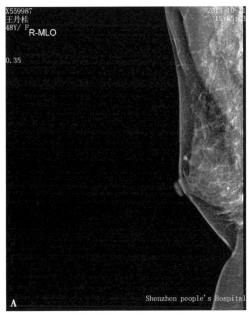
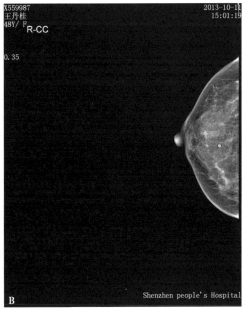

图 4-8-10　X 线图像

A. 右乳 MLO 位，右侧腋下区多发肿大淋巴结，

右乳未见肿块和恶性钙化；B. 右乳 CC 位未见明显异常

3. MRI 特征　MRI 能提高诊断的敏感性，有时能发现超声和 X 线不能发现的小瘤灶（图 4-8-11）。

4. 综合影像特征　腋下和（或）锁骨下肿大淋巴结，乳腺内未见病灶或仅见极小的肿瘤灶。

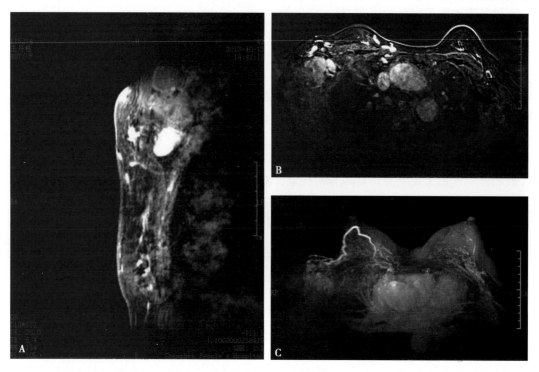

图 4-8-11　MRI 图像

A. 增强 MRI 横断面双乳未见异常强化灶，右侧腋下可见多个大小不等的强化淋巴结；B. 矢状位 MRI
增强显示右侧腋下多发肿大强化淋巴结；C. MIP 显示右侧腋下肿块及右乳血供增多，双乳及左侧腋下
未见明显强化灶

（四）鉴别诊断

主要同常见的腋下或锁骨上淋巴结肿大病变鉴别。

（五）融合影像建议

X 线和超声是隐匿性乳癌的初筛手段，当腋下淋巴结及远处转移存在而 X 线和超声没发现乳腺病灶
时，应进一步行乳腺 MRI 检查，并建议胸部 CT 排查肺部肿瘤，对隐匿性乳腺癌的检出 PET/CT 并不比
MRI 敏感，前者主要用于评价全身转移情况。

（六）述评

标准乳腺 X 线摄影片是诊断腋下病变的前提，因此对于临床发现腋下肿块时应在投照时尽量多的在
片中摄入腋下区。观察腋下病变时应仔细区分腋下淋巴结、副乳及腋下肿块。当腋下病变边界不清、毛
刺、密度较高、有可疑或恶性钙化时应高度怀疑是副乳癌，US、MRI 及 PET/CT 能提供更多的形态学及
功能信息。

（李　莹　黄绍庭　刘俊茹）

三、副乳乳腺癌

副乳腺是常见的正常变异，常发生在腋下，副乳乳腺癌较罕见，易误诊为肿大淋巴结，但由于副乳
乳腺癌预后较差，与肿大淋巴结处置方式不同，因此正确诊断十分重要，往往需要影像与活检相结合。

（一）定义与概况

副乳乳腺癌（mammary of accessory mamma，MAM）是指发生于副乳腺的癌肿，多发生于腋区，少见
部位为锁骨下区、腹部及外阴区，近腋窝处最多见，约 90% 以上。副乳腺癌发生的前提是副乳腺必须有乳
腺腺体组织，单纯有乳头或乳晕不能发生副乳乳腺癌。由于副乳腺有腺体组织，在经期、妊娠期及哺乳期

等生理变化过程中，副乳腺可出现与乳腺同步的胀痛，甚至泌乳。副乳乳腺癌病理结构、特点与正常乳腺无明显区别。副乳腺肿瘤恶变率为24%~63%，且淋巴扩散早，因此发生于副乳的肿瘤宜尽早手术。

（二）病理基础

腋窝残留乳腺组织导管及腺上皮发生的恶性肿瘤，病理类型同乳腺内肿瘤（图4-8-12）。

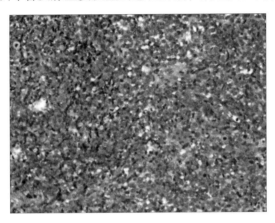

资源4-8-12

图4-8-12　病理表现（镜下观）

送检腋下组织有副乳腺，部分区域见小圆形及短梭形异型细胞弥漫增生，核分裂象易见

（三）影像学特征

1. **超声特征**　肿块发生于腋窝至腹股沟"乳线"上的任何部位，但以乳腺外上方近腋窝处最多见，几乎占90%以上。形态不规则、边界不清，可见毛刺或蟹足，呈浸润性生长。内部回声不均，为低回声或混合回声，可见细小钙化。多普勒显示，内部血流丰富，阻力较高（图4-8-13）。

2. **X线特征**　肿块呈高密度，边界不清，可伴有细小钙化，病灶特征同乳腺内乳癌相似（图4-8-14）。常有邻近皮肤增厚、甚至破溃。

3. **CT特征**　腋下肿块形态不规则，常有邻近皮肤浸润增厚，可合并淋巴结肿大（图4-8-15）。

4. **MRI特征**　肿块增强前后除具有乳腺癌典型的形态特征及强化特点外，弥散受限，快速-平台或快速-流出样动态强化特征均可见。肿块易通过淋巴道扩散，常合并周围组织水肿、皮肤增厚、淋巴结肿大及弥散受限。

5. **综合影像特征**　发生在腋下区肿块，来源于纤维腺体组织，与腋尾区的腺体不连。肿块边界欠清，呈浸润样改变。

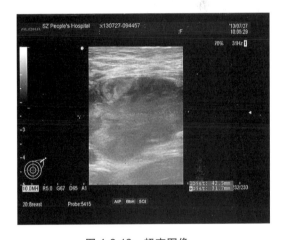

图4-8-13　超声图像

左侧腋下可见一大小约43mm×32mm的低回声肿块，内部回声不均，边界不清

（四）鉴别诊断

副乳乳腺癌应与腋尾部肿瘤、乳腺癌腋窝淋巴结转移、腋窝淋巴结肿大等鉴别。腋尾部肿瘤周边纤维腺体组织与乳腺腺体相连。乳腺癌腋下淋巴结转移常多发，形态规则。腋窝淋巴结肿大病变可双侧，形态较规则，常边缘清楚，多可见淋巴结门。

（五）融合影像的建议

超声或X线一般能良好地显示肿块的恶性形态特征，但MRI有助于病灶的完整显示，并能显示病灶与周围腺体的关系，进一步排除乳腺原发肿瘤腋下淋巴结转移的可能。

（六）述评

腋下肿块首先应区分囊实性、单发或多发、单侧或双侧。孤立囊性病变多为良性，如皮脂腺囊肿，而单发实性肿块则多考虑肿瘤性病变。形态学、钙化特征、是否含脂肪、强化方式及弥散加权均有助于良恶性肿瘤的鉴别。腋下多发结节或肿块多为淋巴结肿大，淋巴结的形态、强化、有无坏死或融合、单侧或双侧分布、肺内及纵隔有无病灶、有无系统性疾病及血液系统病变均有助于诊断和鉴别诊断。

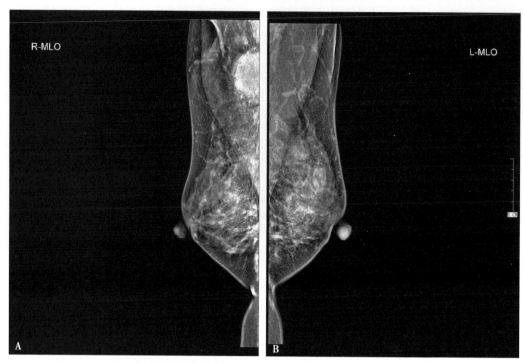

图 4-8-14　X 线图像
双乳 MLO 位，右侧腋下可见一较大类圆形软组织密度肿块，边界模糊欠清

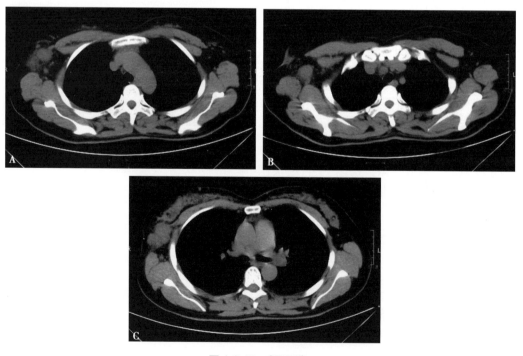

图 4-8-15　CT 图像
CT 显示右腋下多发类圆形软组织密度肿块，其中一个肿块边界模糊欠清，且与皮肤分界不清，
皮肤及皮下软组织浸润增厚，符合副乳乳腺癌并腋下淋巴结转移

（李　莹　黄绍庭　刘俊茹）

第九节 乳腺癌分子分型

乳腺癌在分子水平上具有高度异质性，相同组织形态学的肿瘤，其分子遗传学改变不尽相同，导致肿瘤治疗和预后的差异。随着分子生物学的进展，仅靠传统的病理组织学分类已不能满足当今乳腺癌研究及诊治的要求，精确掌握乳腺癌病人的分子分型特征是个体化精准治疗的必要前提。乳腺癌的治疗经历了从肿瘤分期到免疫组化表型再到分子病理诊断的发展过程。

2000 年，Perou 等从基因表达层面将乳腺癌分成不同的分子分型，以区别于以组织形态学为背景的肿瘤分类方法。2003 年 St. Gallen 共识确定了临床病理分期的重要性，提出了保留乳房、减少腋窝淋巴结清扫及保留卵巢是未来方向，也明确了放疗是保乳手术以及 T_3 和淋巴结转移数目 4 个以上病人的标准治疗方案。2005 年免疫组织化学开始受到重视，强调临床分期是乳腺癌治疗的基础，而免疫组织化学表型是重要参考。2007 年 St. Gallen 国际会议上，首次将靶向治疗归入系统性辅助治疗范畴，提出 HER2（human epidermal growth factor receptor-2，人类表皮生长因子受体 2）阳性乳腺癌病人需要接受曲妥珠单抗靶向治疗，并强调系统性治疗应首先明确肿瘤内分泌治疗反应性，即属于内分泌治疗高反应型、不完全反应型还是无反应型，分子分型指导分类治疗有了初步的模型。

而 2011 年 St. Gallen 国际会议，以分子生物学指标 ER、PR、HER2 为基础指标替代基因芯片的乳腺癌分子分型方法得到广泛认可并且应用，乳腺癌进入分子分型时代。以 ER（estrogen receptor，雌激素受体）、PR（progesterone receptor，孕激素受体）、HER2、Ki-67 水平将乳腺癌划分为 4 种公认的分子分型：Luminal A 型、Luminal B 型、表皮生长因子受体（HER2+）型、基底样型（包含三阴性）。在 2013 年及 2015 年 St. Gallen 共识中，强调了多基因分子检测技术的重要性，若由于标本递送问题或经济原因无法开展，可采用替代分型法，运用免疫组织化学（IHC）方法来检测 ER、PR，使用 IHC 或原位杂交检测人 HER2 过表达或扩增。Ki-67 虽然可靠性较差，但仍可以用作肿瘤增殖的替代标志物，而判断 Ki-67 的表达高低与否需要考虑到检测机构的评定差异。预后方面，Luminal A 型较好，Luminal B 型其次，HER2+型和基底样型预后差。

St. Gallen 共识于 2011 年 6 月份在 *Annals of Oncology* 杂志上公布了针对各分子分型乳腺癌的治疗指南。Luminal A 型乳腺癌推荐使用内分泌治疗，HER2 阴性的 Luminal B 型推荐使用内分泌治疗和（或）细胞毒化疗，HER2 阳性的 Luminal B 型可加用抗 HER2 的靶向治疗，HER2+型以化疗联合抗 HER2 的靶向治疗，基底样型使用化疗，但仍需结合淋巴结状态和其他危险因素制订个体化治疗方案（表 4-9-1）。

表 4-9-1 乳腺癌 4 种分子分型的临床和病理特征

分子分型	免疫表型	组织学分级	治疗策略	预后
Luminal A 型	ER 和（或）PR+，HER2−，Ki-67<14%	1 或 2 级	内分泌治疗	预后较好
Luminal B 型	Luminal B（HER2−）：ER 和（或）PR+，HER2−，Ki-67≥14%	2 或 3 级	内分泌治疗±细胞毒化疗	预后较差
	Luminal B（HER2+）：ER 和（或）PR+，HER2+，Ki-67 任何水平	2 或 3 级	细胞毒化疗+内分泌治疗+抗 HER2 治疗	
HER2+型	ER、PR 均−，HER2+	2 或 3 级	细胞毒化疗＋抗 HER2 治疗	易转移至淋巴结，预后较差
基底样型	ER、PR、HER2 均−	2 或 3 级	细胞毒化疗	易转移至内脏器官，预后最差

一、Luminal A 型乳腺癌

（一）定义和概况

Luminal 型乳腺癌是在基因表达谱上 *ER*、*PR* 基因均高表达的乳腺癌，根据其他基因表达的不同，Luminal 型乳腺癌可分为 Luminal A 型和 Luminal B 型。Luminal A 型乳腺癌的 *ER* 和（或）*PR* 基因高表达，增殖相关基因低表达，*HER2* 基因无过度表达。

（二）病理基础

Luminal A 型乳腺癌是一类恶性程度、增殖指数、复发风险均相对较低的乳腺癌。组织学分级：Luminal A 型乳腺癌多为 Scarff-Bloom-Richardson 1 级或 2 级，黏液癌、小管癌、浸润性筛状癌等预后较好的浸润性癌多表现为 Luminal A 型。免疫表型：Luminal A 型乳腺癌强表达 ER 和 PR，缺乏 HER2 过表达，Ki-67 增殖指数较低。分子遗传学：Luminal A 型乳腺癌大多核型较简单，可伴 16q 缺失和 *PIK3CA* 基因的突变等（图 4-9-1）。

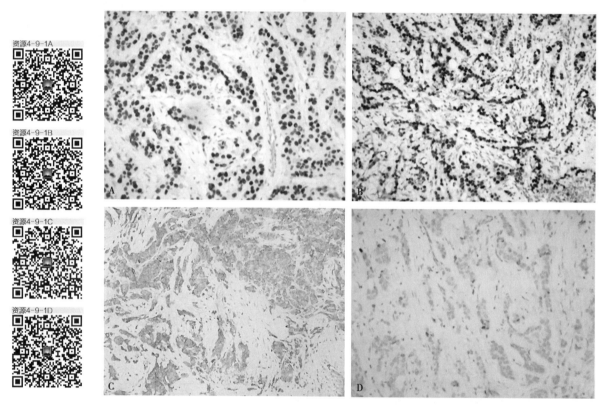

资源4-9-1A
资源4-9-1B
资源4-9-1C
资源4-9-1D

图 4-9-1 Luminal A 型乳腺癌的 IHC 染色结果（EliVision 染色×100）
A. ER 阳性；和（或）B. PR 阳性；C. HER2 阴性；D. Ki-67<14%

（三）影像特征

1. 超声学表现

（1）肿块小，纵横比较大；

（2）形态不规则；

（3）边缘见毛刺，多见高回声晕，比例高于其他分型，边界不清；

（4）内部回声较均匀；

（5）少见钙化及微小钙化灶；

（6）彩色多普勒血流显像（CDFI）：血流丰富程度与其他分型无明显差异；

（7）腋窝淋巴结肿大少见（图 4-9-2）。

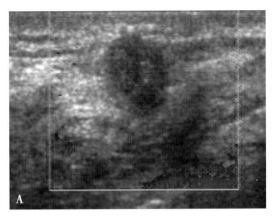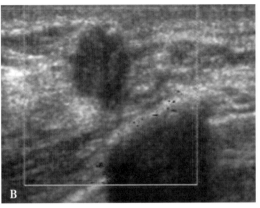

图 4-9-2　Luminal A 型乳腺癌超声图像

A、B. 左侧乳腺 5 点处探及一 0.8cm×0.6cm 的低回声结节，纵横比较大（0.75），形态欠规则，边缘见毛刺及高回声晕，内部回声较均匀，隐见钙化灶，血流 0 级。病理：（左）乳腺浸润性导管癌，肿瘤大小 0.6cm×0.5cm，组织学分级 Ⅱ 级，IHC：ER（95%）、PR（95%）、HER2（1+）、Ki-67（5%）、HER2 的 FISH 阴性

2. X 线摄影特征

（1）皮肤回缩增厚、乳头回缩少见；

（2）范围较小的肿块或结构扭曲区；

（3）形态不规则；

（4）肿块边缘小毛刺或小分叶，边界模糊；

（5）钙化可见，多呈多形性，钙化及微钙化比例低于其他分型，粗大钙化、弥漫性分布比例高于其他分型；

（6）少见腋窝淋巴结肿大（图 4-9-3）。

3. MRI 特征

（1）皮肤增厚、乳头凹陷少见；

（2）多呈范围较小、形态不规则的肿块样病变；

（3）肿块边缘见细小毛刺、分叶，边界模糊；

（4）大部分病灶在 T_1WI 呈等及略低信号，在 T_2WI 呈较均匀高信号；

（5）Gd-DTPA 增强扫描后呈较均匀肿块样强化，内部少见液化、坏死信号；

（6）动态增强时间-信号强度曲线多呈流出型、平台型，流入型少见，平台型比例高于其他分型；

（7）弥散加权成像 ADC 值较其他分型低，ADC 值与生物学特征有相关性：ER（+）低于 ER（-）肿瘤，HER2（+）肿瘤最高；

（8）腋窝淋巴结肿大少见（图 4-9-4）。

4. 综合影像特征　范围较小的肿块，形态不规则，边缘见细小毛刺，边界模糊，内部回声较均匀，钙化及微钙化比例低于其他分型，皮肤及皮下脂肪层清楚，腋窝淋巴结肿大少见。

（四）鉴别诊断

各分子分型乳腺癌：Luminal A 型、Luminal B 型、HER2+型、基底样型之间互为鉴别。基因及细胞因子的存在及表达水平影响乳腺癌的生物学行为，引起组织病理改变，进而影响乳腺癌的影像学表现。LuminalA 型肿块最小，边缘多见细小毛刺，内部回声较均匀，钙化及微钙化比例低；MRI：动态增强时间-信号强度曲线呈平台型比例高于其他分型，弥散加权成像 ADC 值相对低。HER2+型肿块大，钙化及微小钙化灶比例高，ADC 值相对高。基底样（包含三阴性）型肿块形态较规则，MRI 多表现为边缘光滑、环状强化的肿块。LuminalB 型影像学特征与其他 3 型存在较多的交叉重叠性，形态不规则，边缘见长短不一的毛刺、分叶，边界较模糊。

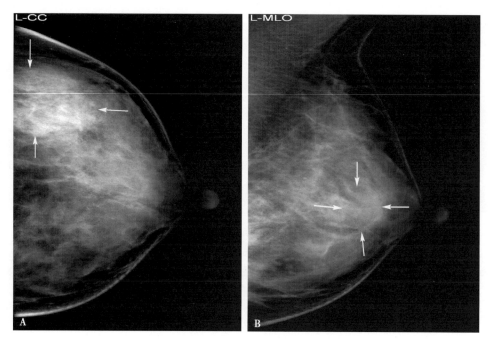

图 4-9-3 Luminal A 型乳腺癌 X 线摄影图像

A. 同一病例 CC 位图像；B. MLO 位图像：左乳外象限片状密度增高影（箭头处），范围约
2.9cm×2.5cm，边界欠清，局部皮下层欠清晰，皮肤增厚，未见乳头回缩，内未见钙化、明
显肿块及增粗血管影，左侧腋窝未见肿大淋巴结

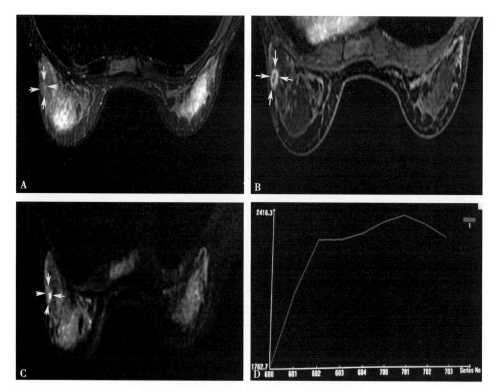

图 4-9-4 Luminal A 型乳腺癌 MRI 图像

A. 同一病例 MRI T_2WI 序列：左乳腺外下象限可见一结节状异常信号灶（箭头处），边缘不
规则，可见毛刺，大小约 1.1cm×0.6cm，T_2WI 呈等信号，局部皮下脂肪层清晰，左侧腋窝
未见肿大淋巴结；B. MRI 增强：呈明显环形强化；C. MRI DWI 序列：呈稍高信号；D. MRI
动态增强时间-信号强度曲线：呈平台型，动脉早期迅速强化

（五）融合影像的建议

US 能较好的显示致密腺体内的小肿块的内部结构和边缘特征，为年轻女性首选的乳腺检查手段，对微小钙化敏感性低于 X 线摄影，不典型病灶、多中心病灶诊断率低于 MRI，结合 X 线摄影/MRI 可提高诊断率，弹性超声、三维超声的应用一定程度上弥补了 US 的不足。乳腺 X 线摄影尤其是数字化乳腺摄影，微细钙化敏感性高于 US、MRI，对致密的腺体缺乏良好的对比，不伴有钙化的小肿块或特殊的肿瘤亚型可在 X 线摄影检查中呈假阴性，X 线摄影在肿块大小测量的准确性上不如 US/MRI，结合 US/MRI 可提高检出率。MRI 不受乳腺致密度的影响，具良好的软组织分辨率和空间分辨率，更能反映肿块的病理结构及血流动力学特点、血流灌注情况，对双侧乳腺、多灶性病灶、胸壁侵犯、胸骨后、腋窝淋巴结显示率高，对微小钙化敏感性低于 X 线摄影。US+X 线摄影+MRI，可以大大提高乳腺癌的诊断率，为乳腺癌的术前预后评估、个体化治疗以及非手术治疗疗效监测提供有价值的影像学信息。

（六）述评

LuminalA 型乳腺癌 *ER* 和（或）*PR* 基因高表达，增殖相关基因低表达，*HER2* 基因无过度表达，恶性程度、增殖指数、复发风险均相对较低，其组织学分级多为 1 或 2 级。综合其影像学表现多呈现较低级的病理组织学征象，肿块最小，边缘多见细小毛刺，内部回声较均匀，钙化及微钙化比例低，MRI：动态增强时间–信号强度曲线呈平台型比例高于其他分型；弥散加权成像 ADC 值相对低，与 ER（+）值呈负相关，皮肤增厚、腋窝淋巴结肿大等间接征象少见。

（七）案例分析

女，59 岁。发现右乳肿物 10 年。

1. 超声声像图（图 4-9-5）

2. X 线摄影（图 4-9-6）

3. MRI 影像（图 4-9-7）

4. 病理结果（图 4-9-8）

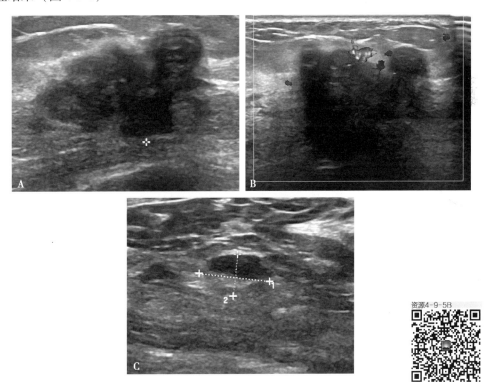

资源4-9-5B

图 4-9-5 超声声像图

A. 右侧乳腺内上象限见一低回声团块，约 2.7cm×1.7cm×2.6cm，界欠清，形态不规则，边缘毛刺，周围见高回声晕，内见短棒状强回声，后方与肌层分界不清；B. CDFI 可见较丰富血流信号；C. 右侧腋窝见数个淋巴结，大者约 1.0cm×0.7cm，皮质局限性增厚，可见点状血流信号。左侧腋窝未见明显肿大的淋巴结回声

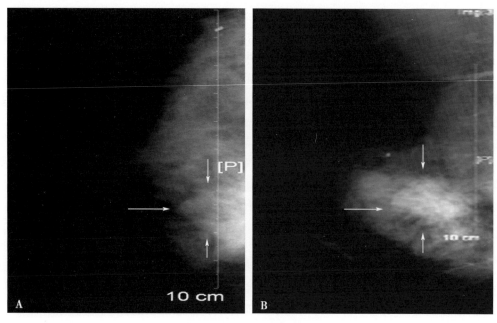

图 4-9-6 X 线摄影图像

A. CC 位图像；B. MLO 位图像：右乳内上象限见一块状影（箭头处），大小约 3.0cm×2.9cm，边缘毛刺，内见泥沙样钙化及潜在钙化影，右侧乳晕增厚、稍凹陷。余双乳未见明显异常钙化、肿块及增粗血管影，皮下脂肪层清晰，皮肤、左乳晕无增厚，双乳头无凹陷。双腋下未见增大淋巴结影

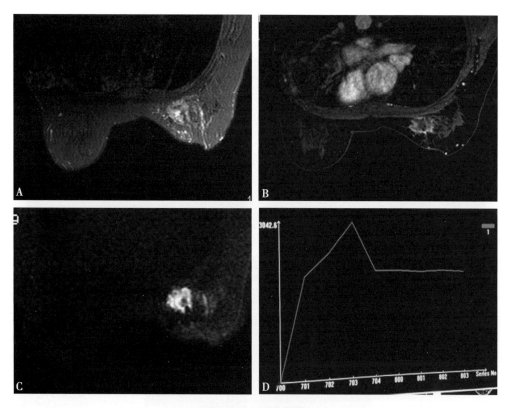

图 4-9-7 MRI 图像

A. MRI T$_2$WI 序列；B. MRI 增强；C. MRI DWI 序列；D. MRI 动态增强时间−信号强度曲线：右侧乳腺内上象限可见一结节状异常信号灶，边缘不规则，可见毛刺，大小约 2.9cm×3.1cm×3.1cm，境界不清，并与局部胸壁肌肉关系密切，T$_1$WI 呈等信号，T$_2$WI 呈不均匀稍高信号，增强后可见明显强化，动态增强时间−信号强度曲线呈流出型，动脉早期迅速强化，右侧腋下散在小淋巴结，最大直径约 0.6cm

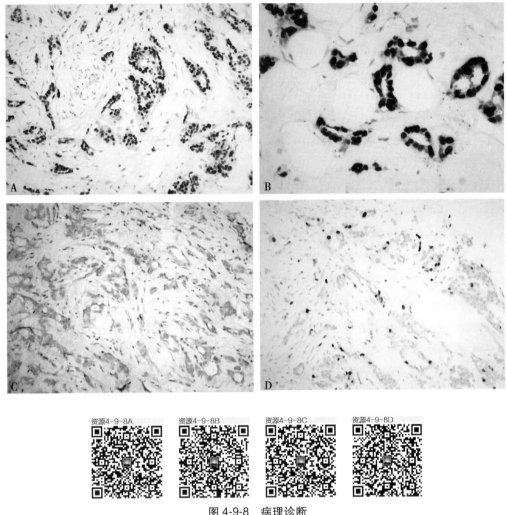

资源4-9-8A　资源4-9-8B　资源4-9-8C　资源4-9-8D

图 4-9-8　病理诊断

A. IHC：ER（95%）；B. PR（45%）；C. HER2 阴性；D. Ki-67（10%）：（右乳肿物穿刺组织）镜下示浸润性癌。IHC：Luminal A 型乳腺癌。P63，SMMHC 示肌上皮消失，CK5/6-。ER（95%）、PR（45%）、HER2（1+）、Ki-67（10%）、P53（-）、nm23（3+）、TOPO Ⅱ（1%）、CK5/6（0）、HER2 的 FISH 阴性

二、Luminal B 型乳腺癌

（一）定义和概况

Luminal B 型乳腺癌的 *ER* 和（或）*PR* 基因高表达；增殖相关基因高表达；部分病例 *HER2* 基因高表达。根据基因表达和免疫表型的不同，Luminal B 型乳腺癌可分为：①Luminal B 型（HER2+）：ER 和（或）PR、HER2 阳性的"三阳性"乳腺癌；②Luminal B 型（HER2-）：ER 和（或）PR 阳性，HER2 阴性，Ki-67 高增殖指数。

（二）病理基础

Luminal B 型乳腺癌的预后较 Luminal A 型相对较差。组织学分级：Luminal B 型乳腺癌多为 Scarff-Bloom-Richardson 2 级或 3 级。免疫表型：可不同程度的表达 *ER*，*PR* 多为弱表达或阴性，Ki-67 增殖指数高于 Luminal A 型。分子遗传学：Luminal B 型乳腺癌大多核型较复杂，遗传学的不稳定性也高于 Luminal A 型（图 4-9-9，图 4-9-10）。

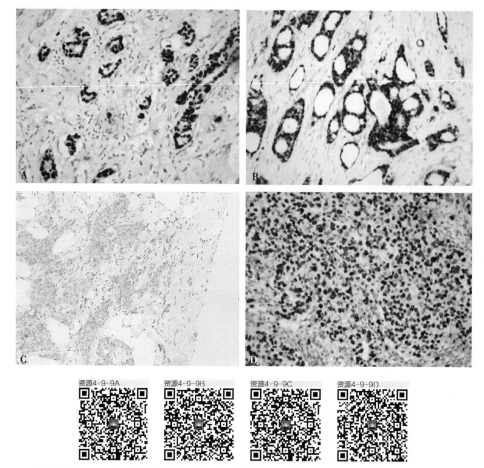

资源4-9-9A　　资源4-9-9B　　资源4-9-9C　　资源4-9-9D

图 4-9-9　Luminal B 型（HER2-）乳腺癌的 IHC 染色结果（EliVision 染色×100）

A. ER 阳性；和（或）B. PR 阳性；C. HER2 阴性；D. Ki-67≥14%

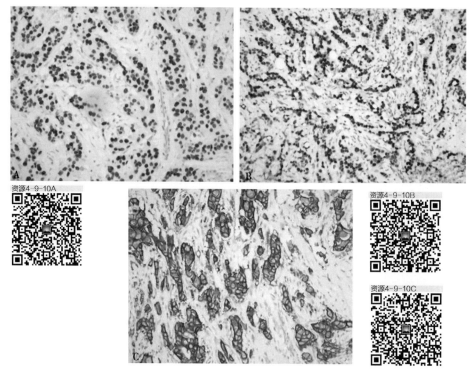

资源4-9-10A　　资源4-9-10B　　资源4-9-10C

图 4-9-10　Luminal B 型（HER2+）乳腺癌的 IHC 染色结果（EliVision 染色×100）

A. ER 阳性；和（或）B. PR 阳性；C. HER2 阳性

（三）影像特征

1. 超声学表现

（1）形态不规则；

（2）边缘可见毛刺、蟹足及高回声晕，边界模糊；

（3）内部回声不均匀；

（4）可见钙化及微小钙化灶；

（5）腋窝淋巴结转移可见（图4-9-11）。

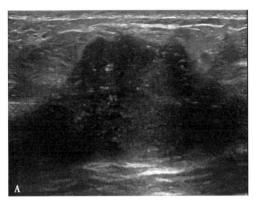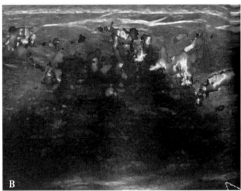

资源4-9-11B

图 4-9-11　Luminal B 型乳腺癌超声图像

A. 右侧乳腺上象限见一约 5.1cm×4.0cm×2.4cm 的低回声团块，纵横比较大（0.784），形态欠规则，边缘见毛刺、蟹足，内部见多个细钙化灶；B. CDFI 示血流 3 级。病理：（右乳）送检穿刺组织见浸润性癌。IHC：ER（95%），PR（60%），HER2（2+），Ki-67（70%），HER2 的 FISH 阴性

2. X 线摄影特征

（1）可伴随皮肤增厚、乳头凹陷、腺体纠集；

（2）呈肿块或结构扭曲区；

（3）形态不规则；

（4）肿块边缘见毛刺，分叶，边界模糊；

（5）钙化可见，形态不一，多成簇、成堆分布；

（6）腋窝淋巴结肿大可见（图4-9-12）。

3. MRI 特征

（1）可见皮肤回缩增厚、乳头回缩；

（2）呈形态不规则的肿块样或非肿块病变；

（3）肿块边缘见长短不一的毛刺、分叶，边界较模糊；

（4）大部分病灶在 T_1WI 呈等或低信号，在 T_2WI 呈不均匀高信号；

（5）Gd-DTPA 增强扫描后呈不均匀肿块样强化、段样强化及不规则强化，内部可见液化、坏死信号；

（6）动态增强时间-信号强度曲线多呈流出型，流入型或平台型少见；

（7）弥散加权成像 ADC 值较 LuminalA 型高；

（8）可见腋窝淋巴结肿大（图4-9-13）。

4. 综合影像特征　形态不规则的肿块，边缘见长短不一的毛刺、分叶，边界模糊，内部回声不均匀，可见钙化及微小钙化灶；可伴随皮肤增厚、乳头凹陷、腋窝淋巴结肿大。

（四）鉴别诊断

各分子分型浸润性乳腺癌：LuminalA 型、LuminalB 型、HER2＋型、基底样型之间互为鉴别。LuminalB 型乳腺癌影像学特征与其他 3 型存在较多的交叉重叠性，形态不规则，边缘见长短不一的毛刺、分叶，边界较模糊。详见 Luminal A 型乳腺癌的鉴别诊断。

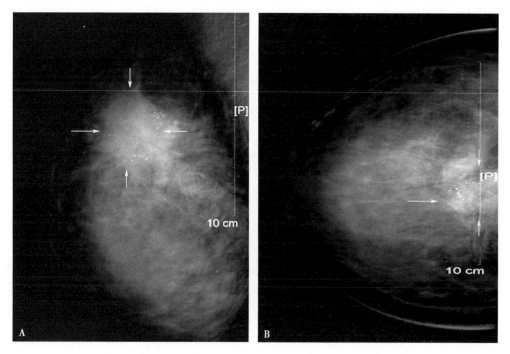

图 4-9-12 Luminal B 型乳腺癌 X 线摄影图像

A. 同一病例 CC 位图像；B. MLO 位图像：右乳上象限结构紊乱破坏，见不规则斑片状密度增高影（箭头处），范围约 3.7cm×2.8cm，境界欠清，边缘毛糙，可见长短不一的毛刺，其内见成簇堆积的斑点状钙化，局部血管影增多增粗，皮下脂肪层结构紊乱，皮肤、乳晕无增厚，乳头无凹陷

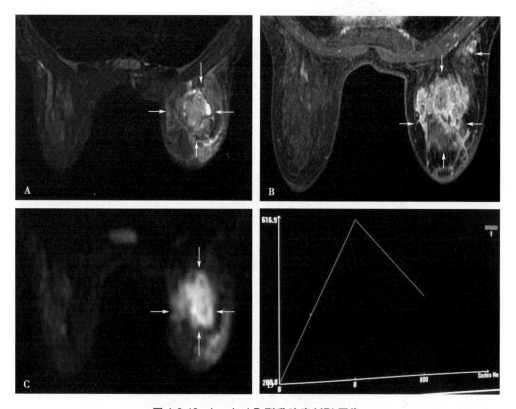

图 4-9-13 Luminal B 型乳腺癌 MRI 图像

A. 同一病例 MRI T_2WI 序列：右乳上象限结构紊乱破坏（箭头处），范围约 4.8cm×3.0cm，境界欠清，边缘毛糙，可见长短不一的毛刺，T_2WI 呈不均匀高信号。局部皮下脂肪层结构紊乱；B. MRI 增强：呈不均匀肿块样强化（箭头处），右侧腋窝见小淋巴结影；C. MRI DWI 序列：呈不均匀高信号；D. MRI 动态增强时间-信号强度曲线：呈流出型，动脉期明显快速强化

（五）融合影像的建议

US 能较好的显示致密腺体内的小肿块的内部结构和边缘特征，对微小钙化敏感性低于 X 线摄影，不典型病灶、多中心病灶诊断率低于 MRI。乳腺 X 线摄影尤其是数字化乳腺摄影，微细钙化敏感性高于 US、MRI，不伴有钙化的小肿块或特殊的肿瘤亚型可在 X 线摄影检查中呈假阴性，US/MRI 在肿块大小测量的准确性上优于 X 线摄影，结合 US/MRI 可提高检出率。MRI 更能反映肿块的病理结构及血流动力学特点、血流灌注情况。US+X 线摄影+MRI，可以大大提高乳腺癌的诊断率，为乳腺癌的术前预后评估、个体化治疗以及非手术治疗疗效监测提供有价值的影像学信息。

（六）述评

LuminalB 型乳腺癌 *ER* 和（或）*PR* 基因高表达，增殖相关基因高表达，部分病例 *HER2* 基因高表达，其较复杂的核型和遗传学上的不稳定性导致其影像学表现缺乏特异性，与其他 3 型存在较多的交叉重叠性，形态不规则，边缘见长短不一的毛刺、分叶，边界较模糊，可见钙化及微小钙化灶。

（七）案例分析

女，29 岁。发现右乳肿物 1 年，伴右乳头溢液 2 个月。

1. 超声声像图（图 4-9-14）

2. X 线摄影（图 4-9-15）

3. MRI 影像（图 4-9-16）

4. 病理结果（图 4-9-17）

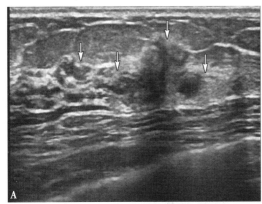
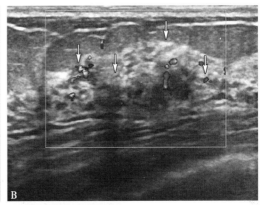

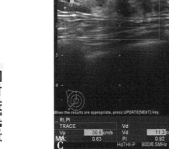

资源4-9-14B　　资源4-9-14C

图 4-9-14　超声声像图

A. 右侧腺体 11～2 点见一回声不均区（箭头处），范围约 2.0cm×1.0cm，无明显边界回声；B. CDFI 示边缘可见较丰富血流信号；C. 血流 RI＝0.63。右侧腋窝见一淋巴结，大小约 1.3cm×0.5cm，界清。左侧腋窝未见明显肿大的淋巴结回声

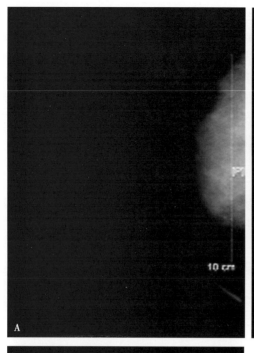

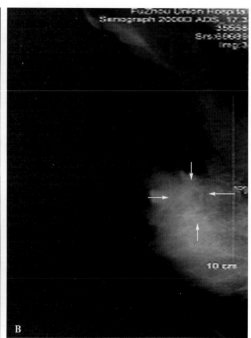

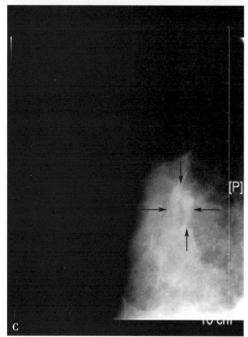

图 4-9-15 X线摄影图像

A. CC位图像：大致阴性图像；B. MLO位图像；C. MLO位局部点压图像：右乳上象限可见一不规则结节影（箭头处），约 1.1cm×1.0cm，可见粗长毛刺影，局部腺体结构紊乱，未见明显钙化影，皮下脂肪层清晰，皮肤、乳晕无增厚，双乳头无凹陷。双腋下可见多个小淋巴结影

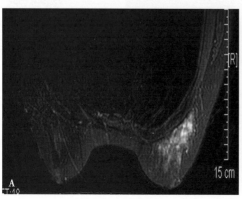

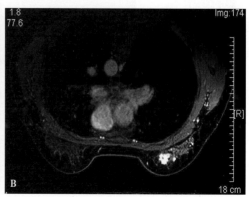

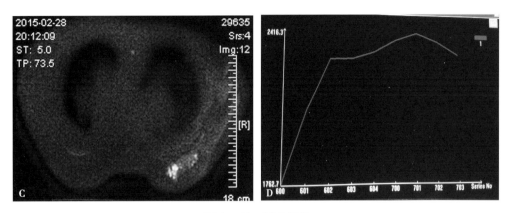

图 4-9-16 MRI 图像

A. MRI T_2WI 序列；B. MRI 增强；C. MRI DWI 序列；D. MRI 动态增强时间-信号强度曲线：右侧乳腺内外上象限内见多发大小不一的结节状异常信号灶，边缘欠清，最大位于内上象限，呈分叶状，大小约 1.8cm×1.6cm，T_1WI 呈等信号，T_2WI 呈稍高信号，DWI 呈明显高信号，增强后可见明显强化，动态增强时间-信号强度曲线呈速升平台型，动脉早期迅速强化。右侧乳腺见不规则片状 T_2 高信号，增强扫描内见多发小血管影。右侧腋窝未见明显肿大淋巴结

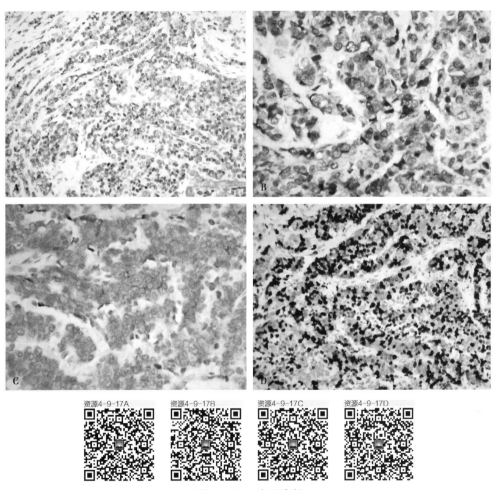

图 4-9-17 病理诊断

A. IHC：ER（>95%）；B. PR（>95%）；C. HER2 阴性；D. Ki-67（50%）：右乳腺浸润性导管癌，大小 1.8cm×1.4cm×1.3cm，组织学 II 级，未累及乳头及皮肤，"右腋窝前哨淋巴结"未见转移 0/3。IHC：Luminal B 型（HER2-）乳腺癌。ER（>95%）、PR（>95%）、HER2（1+）、Ki67（50%）、P53（0）、nm23（3+）、Topo II（1%）、CK5/6（0）、HER2 的 FISH 阴性

三、HER2+型乳腺癌

（一）定义和概况

HER2+型乳腺癌是在基因表达谱上 *HER2*（人类表皮生长因子受体2）基因高表达；*ER、PR* 基因均不表达的乳腺癌。

（二）病理基础

HER2+型乳腺癌恶性程度较高、复发相对较早，预后较差，易转移至淋巴结，且常出现耐药现象，明显影响病人的无病生存率。组织学分级：多为 Scarff-Bloom-Richardson 2 级或 3 级。免疫表型：*ER，PR* 基因均阴性，*HER2* 基因高表达。分子遗传学：除高表达 HER2 蛋白外，其 *p53* 基因的突变率达 40%～86%（图 4-9-18）。

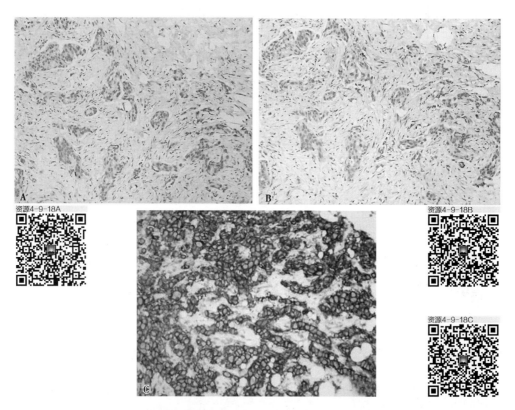

资源4-9-18A

资源4-9-18B

资源4-9-18C

图 4-9-18　HER2+型乳腺癌的 IHC 染色结果（EliVision 染色×100）
A. ER 阴性；B. PR 阴性；C. HER2 阳性

（三）影像特征

1. 超声学表现

（1）肿块大，纵横比较小；

（2）形态不规则；

（3）边缘蟹足及角状突多见，毛刺、高回声晕少见，边界不清；

（4）内部回声不均；

（5）多见钙化及微小钙化灶，微小钙化比例高于其他分型；

（6）腋窝淋巴结肿大可见，比例高于其他分型（图 4-9-19）。

2. X 线摄影特征

（1）可伴随皮肤增厚、乳头凹陷、腺体纠集；

（2）多呈范围较大的结构扭曲区或肿块；

（3）形态不规则；

（4）肿块边缘可见分叶状改变，边界模糊；

（5）钙化比例多见，形态不一，多呈段样分布，钙化及微小钙化比例高于其他分型；

（6）腋窝淋巴结肿大可见，比例高于其他分型（图4-9-20）。

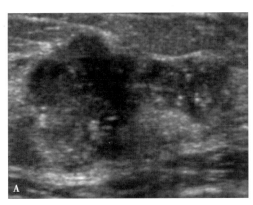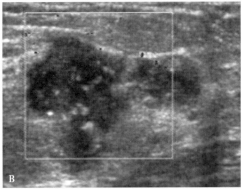

图4-9-19　HER2+型乳腺癌超声图像

A. 左侧乳腺外象限见一约3.1cm×1.9cm×2.0cm的低回声团块，纵横比较小（0.613），形态欠规则，边界欠清，边缘见蟹足及角状突，未见高回声晕，内见多个微小钙化灶；B. CDFI示血流2级。病理：（左乳）送检穿刺活检组织见乳腺浸润性癌；IHC：ER（0），PR（0），HER2（3+），Ki-67（45%），HER2的FISH阳性

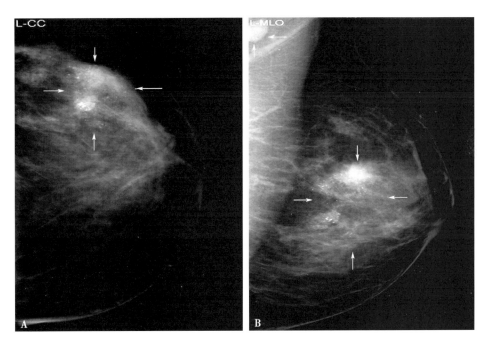

图4-9-20　HER2+型乳腺癌X线摄影图像

A. 同一病例CC位图像；B. MLO位图像：左乳外上象限见结节影（箭头处），大小约1.9cm×1.4cm，边缘见分叶及毛刺影，周围见多发小结节影及多发成簇小钙化灶，皮下脂肪层清晰，皮肤、乳晕无增厚，乳头无凹陷，左腋下见增大淋巴结影

3. MRI特征

（1）可见皮肤回缩增厚、乳头回缩；

（2）多呈病灶范围较大的非肿块病变或形态较规则的肿块；

（3）肿块边缘较光滑，边界较模糊；

（4）大部分病灶在 T_1WI 呈低信号，在 T_2WI 呈不均匀高信号；

（5）Gd-DTPA 增强扫描后多呈不均匀肿块样强化、段样强化及边缘性强化，内部可见液化、坏死信号；

（6）动态增强时间-信号强度曲线多呈流出型，流入型或平台型少见；

（7）弥散加权成像 ADC 值较其他分型高；

（8）腋窝淋巴结肿大多见，比例高于其他分型（图 4-9-21）。

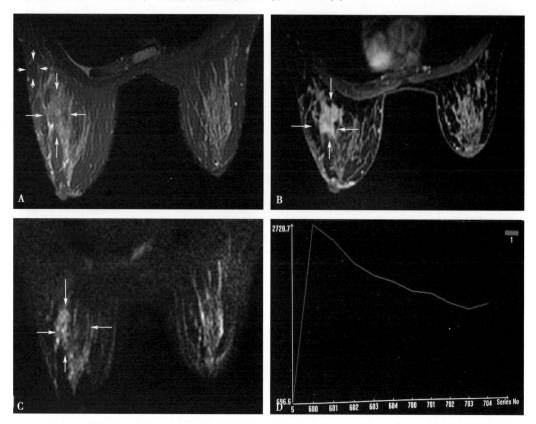

图 4-9-21　HER2+型乳腺癌 MRI 图像

A. 同一病例 MRI T_2WI 序列：左侧乳腺外上象限可见一结节状异常信号灶（箭头处），大小约3.5cm×2.4cm，边缘不规则，可见毛刺，T_2WI 呈不均匀高信号，左侧腋窝见肿大淋巴结；B. MRI 增强：呈明显肿块样强化；C. MRI DWI 序列：呈不均匀稍高信号；D. MRI 动态增强时间-信号强度曲线：呈流出型，动脉早期明显迅速强化

4. 综合影像特征　范围较大的肿块，形态不规则，边缘可见分叶，边界模糊，内部回声不均匀，钙化及微小钙化比例高于其他分型，皮肤增厚、乳头凹陷、腋窝淋巴结肿大可见，淋巴结肿大比例高于其他分型。

（四）鉴别诊断

各分子分型浸润性乳腺癌：LuminalA 型、LuminalB 型、HER2＋型、基底样型之间互为鉴别。HER2+型肿块大，钙化及微小钙化灶比例高，ADC 值相对高。详见 Luminal A 型乳腺癌的鉴别诊断。

（五）融合影像的建议

US 为年轻女性首选的乳腺检查手段，能较好显示致密腺体内小肿块的内部结构和边缘特征，对微小钙化敏感性低于 X 线摄影，不典型病灶、多中心病灶诊断率低于 MRI，弹性超声、三维超声的应用一定程度上弥补了 US 的不足。乳腺 X 线摄影的微细钙化敏感性高于 US、MRI，不伴有钙化的小肿块或特殊的肿瘤亚型可在 X 线摄影检查中呈假阴性，在肿块大小测量的准确性上不如 US/MRI，结合 US/MRI 可提高检出率。MRI 的软组织分辨率和空间分辨率良好，利于反映肿块的病理结构及血流动力学特点、血流灌注情况，多灶性病灶、胸壁侵犯、胸骨后、腋窝淋巴结显示率高。US+X 线摄影+MRI，可以大大提高乳腺癌的诊断率，为乳腺癌的术前、预后评估、个体化治疗以及非手术治疗疗效监测提供有价值的影像学信息。

（六）述评

HER2+型乳腺癌 *ER* 和 *PR* 基因不过度表达，*HER2* 基因高表达，恶性程度及侵袭性较高，易转移至淋巴结，其组织学分级多为 2 或 3 级。综合其影像学表现多呈现较高级的病理组织学征象，在各分子分型中肿块相对大，钙化及微小钙化灶比例高，弥散加权成像 ADC 值相对高，与 HER 值呈正相关，皮肤增厚、腋窝淋巴结肿大等间接征象较多见。

基底样型 *ER*、*PR*、*HER2* 基因均无过度表达，*EGFR* 等基底样基因高表达，易转移至内脏器官，预后最差，属于分级高的特殊类型乳腺癌，易表现出良性肿瘤的形态学特征，形态较规则，内部回声欠均匀，可见钙化及微小钙化灶，MR 多表现为边缘光滑、环状强化的肿块。

浸润性乳腺癌影像学特征在不同分子分型间具一定的差异性，融合影像可为术前、预后评估、个体化治疗以及疗效监测提供有价值的影像学信息。

（七）案例分析

【案例】　女，44 岁。发现左乳肿物 2 周。

1. 超声声像图（图 4-9-22）

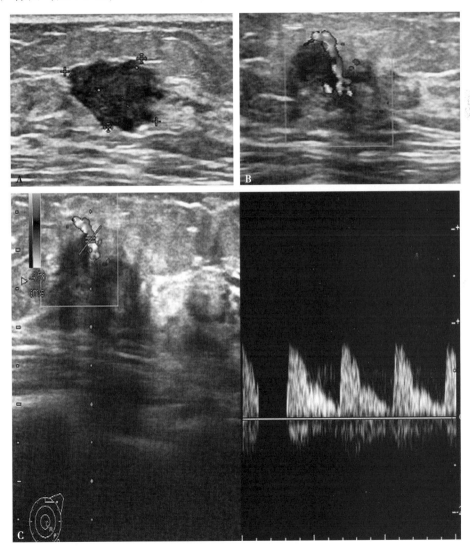

图 4-9-22　超声声像图

A. 左侧乳腺腺体 1 点处见一低回声结节，大小约 1.6cm×1.2cm，界清，形态不规则，内见点状强回声；B. CDFI 示周边可见丰富血流信号；C. 血流 RI = 0.82。左侧腋窝见数个淋巴结，大者约 1.4cm×0.7cm，界清

资源4-9-22B

资源4-9-22C

2. X 线摄影（图 4-9-23）

3. MRI 影像（图 4-9-24）

4. 病理结果（图 4-9-25）

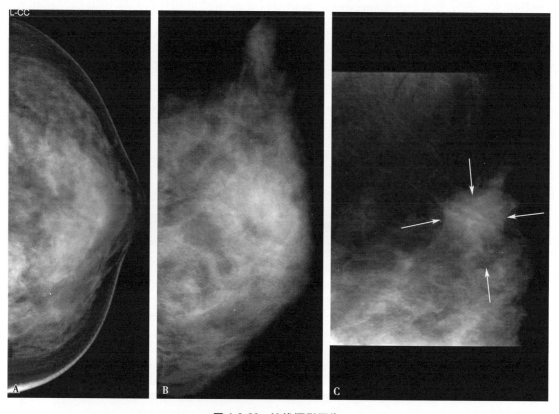

图 4-9-23　X 线摄影图像

A. CC 位图像；B. MLO 位图像：大致阴性图像；C. MLO 位局部点压图像：左乳上象限可见一结节影（箭
头处），约 1.9cm×1.7cm 大小，密度尚均匀，未见明显钙化，部分边缘欠清，可见粗长毛刺，余乳未见明
显异常钙化、肿块及增粗血管影，皮下脂肪层清晰，皮肤、乳晕无增厚，双乳头无凹陷。双腋下可见小淋
巴结影

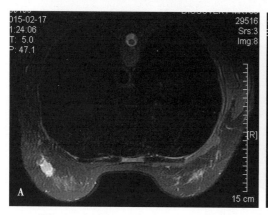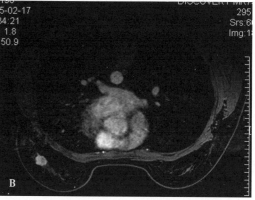

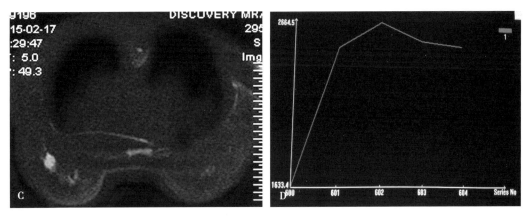

图 4-9-24 MRI 图像

A. MRI T_2WI 序列；B. MRI 增强；C. MRI DWI 序列；D. MRI 动态增强时间-信号强度曲线：左侧乳腺外上象限可见一结节状异常信号灶，边缘不规则，可见毛刺，大小约 1.9cm×1.6cm，T_1WI 呈低信号，T_2WI 呈不均匀高信号，增强后可见不均匀强化，动态增强时间-信号强度曲线为流出型。左侧腋窝未见明显肿大淋巴结影

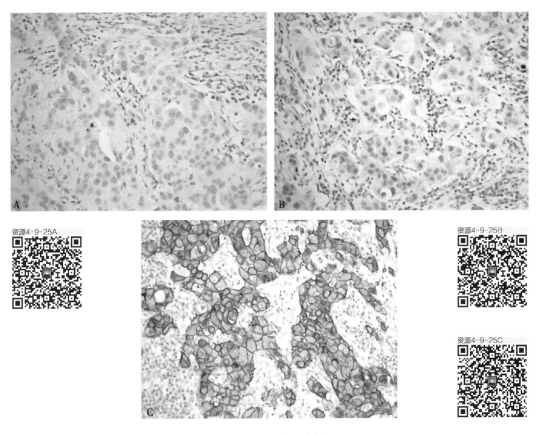

图 4-9-25 病理诊断

A. IHC：ER（0）；B. PR（0）；C. HER2 阳性：左乳腺髓样特征的浸润性癌，大小约 2.0cm×1.5cm×1.3cm，组织学Ⅲ级，间质腺管见瘤栓，"前哨淋巴结" 0/2 未见癌转移。IHC：HER2+型乳腺癌，ER（0）、PR（0）、HER2（3+）、Ki-67（45%）、P53（3+）、nm23（3+）、TopoⅡ（2+）、CK5/6（0）

（黄 旋 何以牧）

四、三阴性乳腺癌

三阴性乳癌因具有独特的基因表型、病理形态和临床生物学行为，从而引起研究者们广泛的注意。

（一）定义与概况

三阴性乳腺癌（triple-negative breast cancer，TNBC）基因表达特征为雌激素受体（estrogen receptor，ER）、孕激素受体（progesterone receptor，PR）、人类表皮生长因子受体（human epidermal growth factor receptor，HER-2）均为阴性或低表达。占乳腺癌人群的 10%~16%。其发病年龄高峰在绝经前（30~40 岁），明显早于乳腺癌的平均年龄。而作为乳腺癌发病的保护因素即多产和早生育却是三阴性乳腺癌发病的危险因素。临床特征为原发肿瘤体积大，临床分期晚，预后差。治疗后复发率高，总生存期短，与对内分泌治疗不敏感密切相关。易早期发生局部复发及远处转移，其内脏转移率最高，脑转移及局部复发的发生率也较高。

（二）病理基础

肿瘤细胞异型性高（grade 3），核分裂象多见，肿瘤中央易出现坏死和淋巴细胞浸润。免疫组化特点为 *BRCA1* 基因缺失，p53、*vimentin* 高表达，Ki-67 比例高（图 4-9-26）。

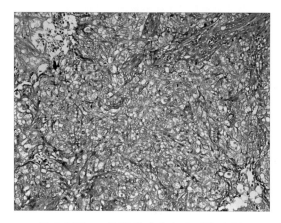

图 4-9-26　三阴性乳腺癌病理（镜下观）

镜下：异型细胞呈巢片状浸润性生长，缺乏腺管结构，细胞核大小不等，核仁明显，胞浆相对较少，核质比高，核分裂象易见，伴灶性组织坏死；免疫组化结果：ER、PR（-），HER2（0），P120、E-Ca 膜（+），P53、EGFR（+），CK5/6（部分+），CK14（-），Ki-67（80%+）

（三）影像特征

1. 超声特征

（1）绝大部分病例表现为肿块，单发，呈卵圆形，也可呈不规则形。

（2）肿块边缘较清晰，少有高回声晕及毛刺征。

（3）表现为极低回声和低回声，少数呈复杂回声。少有微钙化灶声像。

（4）后方声影在三阴性乳腺癌不常见，故常误认为是良性、或其他高分化恶性肿瘤。

（5）CDFI 显示肿块内血流不丰富（图 4-9-27）。

2. X 线特征

（1）单发于一侧乳腺内的肿块，呈圆形、卵圆形、或分叶状。少数表现为不规则的分叶状。

（2）大多数肿块边界清楚。

（3）肿块密度较均匀，少见有钙化。三阴性乳腺癌钙化率为 15%，明显低于其他类型的乳腺癌。

（4）少部分三阴性乳腺癌可表现为双侧乳腺不对称、腺体增厚或结构扭曲。

（5）乳腺致密度增高也为三阴性乳腺癌的表现。

（6）由于三阴性乳腺癌生长迅速，被 X 线检出多为较大的肿块，欲早期发现，则需结合其他检查方法如超声、MRI 等（图 4-9-28）。

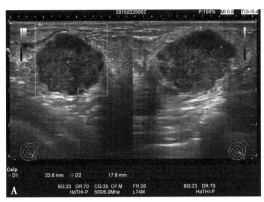
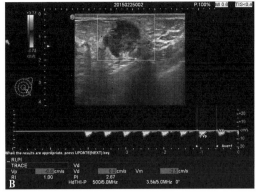

图 4-9-27　三阴性乳腺癌超声图像

A. 二维 B 超图像左侧乳腺 4 点区见一低回声团，大小约 24mm×18mm，形态不规则，
非平行生长，边缘尚清，细分叶状，成角，边界尚清，回声欠均匀；B. 彩色多普勒
示团块周边及内部可见条状血流信号，PW 测及动脉频谱，RI 约 1.0

资源4-9-27B

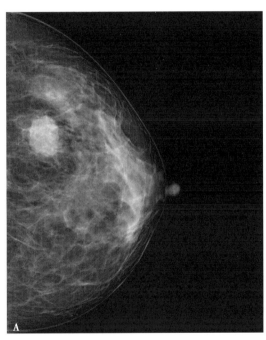
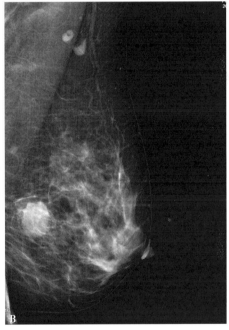

图 4-9-28　三阴性乳腺癌 X 线图像

A. CC 位图像左侧乳腺外侧（腺体深部）见一分叶状肿块影，边界尚清，边缘欠规整，大小约
25mm×18mm×24mm；B. MLO 位图像左侧乳晕后方（腺体深部）见一分叶状肿块影，左乳
cooper 韧带增厚。左侧腋下均见数个黄豆大小淋巴结，短径小于 10mm，但密度较高且实质较厚

3. MRI 特征

（1）大多为单发肿块，圆形、卵圆形，边缘清楚。

（2）肿块于 T_2WI 稍高的软组织信号，信号较均匀。由于生长速度快，肿瘤内常发生坏死，表现为
T_2WI 肿瘤内的更高信号区。T_1WI 呈等、低信号，病变显示没有 T_2WI 清楚。少数合并瘤内出血者，可
见局灶性 T_2WI 低信号，T_1WI 高信号。

（3）DWI 肿瘤为明显高信号，瘤内坏死区可呈低信号区或高信号区。ADC 图肿瘤组织呈明显低信
号，ADC 值较周围腺体明显减低。瘤内坏死灶 ADC 图呈高信号，ADC 值明显增高。

（4）最大强度投影（血管图）显示肿瘤呈高信号，与肿瘤同侧的内乳动脉、肋间动脉和胸长动脉
的分支增粗、走向迂曲。

（5）动态增强扫描，绝大多数肿瘤实质呈快进-快出增强模式，时间-信号强度曲线呈流出型。少部分为平台型。增强后肿瘤呈边缘强化明显的肿块或结节状，坏死区无强化。少部分呈非肿块样强化。

（6）同侧腋窝淋巴结肿大，如为多个淋巴结肿大，可融合成肿块，并见坏死区（图4-9-29）。

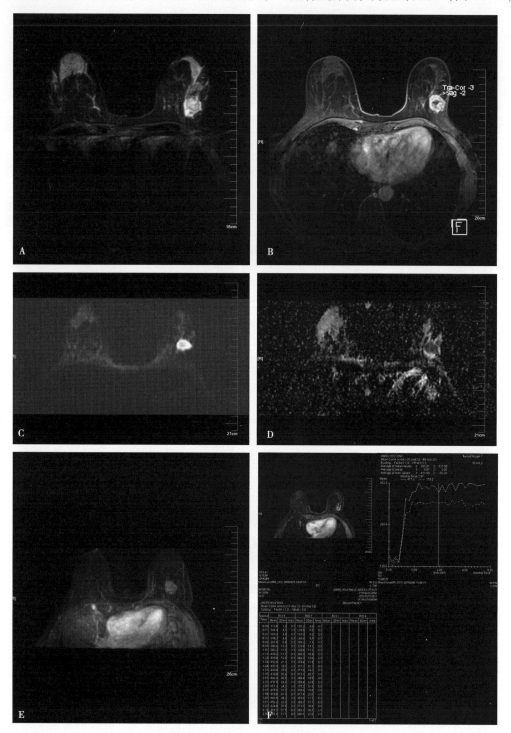

图4-9-29 三阴性乳腺癌MRI图像

A. MRI T_2W 序列左乳外下象限约4点区见结节状异常信号，大小约22mm×17mm×19mm，浅分叶状，边缘不规则，见多发毛刺，T_2WI 压脂呈高信号；B. MRI 增强扫描呈明显强化，信号欠均，中间见低信号无强化区，左侧腋窝少量小淋巴结，直径小于10mm；C. MRI DWI 序列呈高信号；D. ADC 图呈低信号；E. 血管减影图，左乳见一团片状高信号影，血管明显增粗；F. MRI，时间-动态曲线 DWI 信号强度时间曲线呈平台型为主

4. 综合影像特征　单发于一侧乳腺的肿块，呈圆形或卵圆形，边界较清楚。常不伴有钙化。瘤组织信号均匀，ADC 值较低，边缘强化，区域淋巴结转移较常见。动态曲线上与其他恶性肿瘤无差异。

（四）鉴别诊断

三阴性乳腺癌需要与其他类型乳腺癌、叶状肿瘤（恶性的或交界性）和肉瘤（少见）鉴别。

1. 与其他类型乳腺癌鉴别，临床特征方面，三阴乳腺癌发病年龄较其他类型乳腺癌发病早，好发于多产、早孕者。影像学上三阴性乳腺癌肿块边缘清楚，钙化发生率低。非肿块性乳腺癌也极少发生在三阴性乳腺癌。MRI 表现呈边缘强化。三阴性乳腺癌转移较其他类型乳腺癌早。

2. 与交界性叶状肿瘤鉴别，两者发病年龄相似，均较年轻，肿块生长迅速，但交界性叶状肿瘤肿块较大，触诊较柔软、可移动，而三阴性乳腺癌质地较硬、固定。X 线交界性叶状肿瘤边缘更加清楚，有线状低密度影环绕。在超声表现上叶状肿瘤回声更为均匀。MRI 叶状肿瘤较少有坏死，ADC 值高于三阴性乳腺癌，动态扫描成时间动态曲线多为渐进型。叶状肿瘤一般无淋巴结转移。

3. 乳腺肉瘤乳腺肉瘤发病率相对低，较三阴性乳腺癌更为少见。肉瘤呈肿块状、有坏死、无钙化，与三阴性乳腺癌相似。肉瘤更易发生坏死、出血，故超声表现回声混杂，MRI 信号更为不均匀。三阴乳腺癌转移途径以淋巴结常见，而肉瘤转移途径以血道转移常见。

（五）融合影像建议

三阴性乳腺癌表现多样，可表现为单纯肿块、钙化及结构扭曲，也可以上述征象同时出现。三阴性乳腺癌的影像学诊断，建议乳腺 X 线检查+超声+MRI 联合，推荐在 X 线或超声引导下进行粗针穿刺活检，所取的组织进行最终的免疫组化和基因学检查，以得到明确诊断。X 线和超声检查经济、方法简便，容易发现肿块，并能进一步对肿瘤的形态、大小、边缘及内部结构，即是否有钙化、坏死加以明确。同时能观察腋窝和乳腺周围有无淋巴结肿大。MRI 对肿瘤的良、恶性诊断具有重要的鉴别作用，能清楚显示病变内有无坏死及血流动力学及弥散特征。如超声、X 光具有良性征象，而 MRI 倾向于恶性肿瘤，应考虑为三阴性乳腺癌。

（六）评述

肿瘤的形态、代谢等的异质性决定于其基因表型的异质性。其影像学的特征应该是以其自身的基因结构、生物学行为和病理改变为基础的，由于恶性程度高，X 线、超声和 MRI 上常表现为较大的肿块，呈圆形、卵圆形，或有浅分叶，边缘清楚，肿块内少有钙化灶，与其他类型的乳腺癌表现不同。单从其形态结构上极易被误认为是良性肿瘤，或认为是分化高的恶性肿瘤。MRI 能表现典型的恶性肿瘤特征：即肿块坏死，弥散受限，Ⅲ 型时间-信号强度曲线，肿块大体增强表现为以边缘环状强化为主，常伴有腋窝及乳腺周围淋巴结转移，也可发生骨、肝等远处转移。

三阴性乳腺癌为特殊类型的恶性肿瘤，因其恶性程度高、预后差，严重的威胁病人的生命，故及时明确诊断至关重要。如果能掌握其临床特点、病理表现、基因类型、生物学行为和影像特征，同时加以穿刺活检，可作出准确的诊断。

（刘碧华）

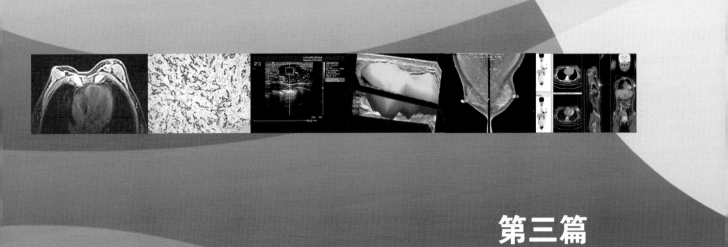

第三篇

乳腺癌分期与影像下介入诊治

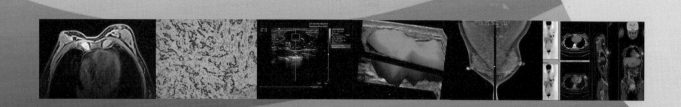

第五章　乳腺癌淋巴转移与分期的影像

影响乳腺癌预后的主要因素包括病人年龄、原发灶大小、局部浸润情况、有无淋巴结受累和远处转移等。其中区域淋巴结转移情况是影响和评价预后的重要因素之一。

第一节　乳腺淋巴系统及乳腺癌淋巴转移途径

一、乳腺淋巴系统

（一）概述

乳房的组织内有极其丰富的淋巴管互相吻合成丛，整个腺体都被稠密而微细的淋巴网所包围。乳房的淋巴循环主要引流到：腋窝淋巴结、内乳淋巴结、锁骨下淋巴结、锁骨上淋巴结、腹壁淋巴管及两侧乳房皮下淋巴网的交通。

乳房内丰富的淋巴管和淋巴网与整个胸部、颈部、腋下和腹部等处的淋巴网相通连，左右两侧乳房内的淋巴管亦互相连通，甚至可跨越体中线注入对侧的腋淋巴群，如此丰富的淋巴网，决定了淋巴转移是乳癌转移的重要途径（图5-1-1）。

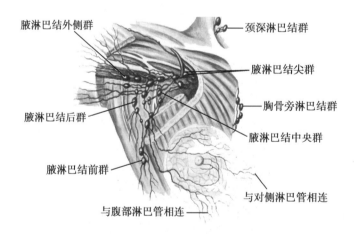

图 5-1-1　乳腺淋巴系统结解剖示意图

（二）乳腺引流区淋巴结的分区

乳腺引流区淋巴结可分为腋窝淋巴结、胸肌间淋巴结、内乳淋巴结、锁骨上淋巴结、乳内淋巴结。

1. 腋窝淋巴结　目前，国内外腋窝淋巴结分组尚不统一，按照解剖学多将其分为5~6群或三组：

（1）Danfonh 等将腋窝淋巴结分群为：

1）前群淋巴结：位于腋窝外侧壁，接受乳腺中央部和外侧部的淋巴引流，其输出淋巴管注入中央群和尖群淋巴结；

2）外侧群淋巴结：位于腋窝外侧壁，接受上肢淋巴汇流，其输出淋巴管注入中央群和尖群淋巴结；

3）后群淋巴结：又称肩胛下淋巴结，位于腋窝后壁，接受腹后壁和胸后壁浅层淋巴汇流，其输出淋巴管注入中央群和尖群淋巴结；

4）中央淋巴群：腋窝最大的一组淋巴结群，位于腋窝中央，腋动、静脉下方脂肪组织内，接受前群、外侧群和后群的淋巴的淋巴输出管，也接受部分乳腺集合淋巴管汇流，输出淋巴管注入尖群淋巴结；

5）尖群淋巴结（锁骨下淋巴结）：位于腋窝尖顶部，在胸小肌和锁骨下肌之间，沿腋静脉近段排列，接受腋淋巴结其他群的汇流，经锁骨下淋巴干引流，左侧汇入胸导管或左锁骨下静脉，右侧注入右淋巴导管或右颈静脉。

（2）参照 Berg 的腋窝淋巴结分级标准，又可将腋窝淋巴结分为3级：①腋下组（Level Ⅰ）是指背阔肌前缘至胸小肌外侧缘的淋巴结，包括外侧组（前群）、肩胛下组（后群）、腋静脉淋巴结（外侧群）、中央组（中间群的大部分）；②腋中组（Level Ⅱ）是胸小肌外侧缘至胸小肌内侧缘之间的腋静脉淋巴结组，包括胸大小肌间淋巴结（Rotter 淋巴结）；③腋上组（Level Ⅲ）是胸小肌内侧缘至腋静脉入口处的淋巴结，即锁骨下淋巴结。

2. 内乳淋巴结（胸骨旁淋巴结）　有6~8个，位于第1~6肋间隙近胸骨端深处，内乳动静脉旁的脂肪组织及蜂窝组织中，其中以第1至第3肋间隙较多，正常情况下，直径为2~5mm，主要引流乳房内侧部及中央部的淋巴，约收集全乳25%的淋巴回流，另外还引流胸前壁包括胸腔在内的深层组织及上腹壁深层组织的淋巴，汇入胸导管后注入左锁骨下静脉，或直接汇入右锁骨下静脉。

3. 胸肌间淋巴结（Rotter 淋巴结）　胸大、小肌之间，沿胸肩峰动脉胸肌支排列，接受胸肌及乳腺后部的淋巴回流，并注入腋窝尖部淋巴结。

4. 锁骨上淋巴结　锁骨上方沿颈横血管分布的淋巴结。

5. 乳内淋巴结　乳内淋巴结位于乳腺腺体内。

（三）乳腺的淋巴引流及乳腺癌淋巴转移途径

1. 乳腺的淋巴引流途径　主要途径包括：①乳腺大部分淋巴液经胸大肌外侧缘淋巴管引流至腋窝淋巴结，再引流至锁骨下淋巴结；②乳腺上部淋巴液直接穿过胸大肌的淋巴管流入锁骨下淋巴结，继而汇入锁骨上淋巴结；③一部分乳腺内侧淋巴液引流至内乳淋巴结，再引流至锁骨上淋巴结；④经两侧乳腺间皮下的交通淋巴管，可以流至对侧乳腺；⑤乳腺深部淋巴网可与腹直肌鞘和肝镰状韧带的淋巴管相通，从而使乳腺深部的淋巴液引流向肝脏（图5-1-2）。

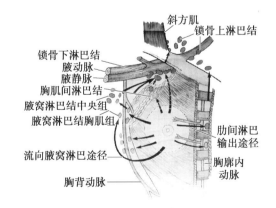

图 5-1-2　乳腺淋巴系统引流示意图

其他少见的淋巴引流径路有：①淋巴管穿过至腋窝或内乳淋巴链的中途淋巴结，如胸肌间淋巴结、乳腺实质内淋巴结（乳腺内淋巴结）；②Mornard 首先发现偶有乳腺实质直接引流至锁骨上淋巴结；③胸骨后淋巴引流至对侧内乳淋巴链；④同侧淋巴管阻塞时，皮下淋巴可引流至对侧腋窝；⑤正常淋巴途径梗阻时，可经内乳淋巴链逆流至肝脏。

2. 乳腺癌淋巴转移途径　淋巴转移是乳腺癌转移扩散的主要途径，扩散的途径广泛。

（1）外侧转移途径：向腋窝淋巴结转移，这条途径引流乳房50%~75%的淋巴液，是乳腺癌淋巴转移的主要途径。

（2）内侧转移途径：向胸骨旁淋巴结转移，也就是向胸廓内动脉或乳房内动脉周围淋巴结转移，这一途径占乳腺淋巴引流的25%~50%，也是乳腺癌转移的重要途径之一。

（3）对侧转移途径：胸壁皮肤有广泛的微细淋巴管形成的淋巴网，一侧乳腺癌可以沿皮肤表浅淋巴网转移至对侧乳腺和对侧腋窝。

（4）下行转移途径：乳腺淋巴液向下经腹直肌鞘深面，通过肝圆韧带达肝门、膈下。

一般地说，乳房外侧病变向腋窝淋巴结转移的机会占 2/3，向胸骨旁转移的机会为 1/3，在乳房内侧和中央部的肿瘤，向内侧和外侧淋巴转移的机会各占 1/2。

二、乳腺癌前哨淋巴结的概念及临床意义

（一）定义和概况

前哨淋巴结（sentinel lymph node，SLN）是指某器官、某一具体部位原发肿瘤转移的第一站区域淋巴结或最早发生肿瘤转移的一个或一组淋巴结。具体到乳腺癌，即为乳腺癌细胞转移的第一站淋巴结。

一个多世纪以来，腋窝淋巴结切除术（axillary lymph node dissection，ALND）一直是浸润性乳腺癌腋窝处理的标准治疗模式，其主要目的是获得乳腺癌的预后资料，指导术后辅助治疗和控制局部复发，并有可能起到延长病人生存期的作用。但是，ALND 可产生严重影响患者生存质量的并发症，如疼痛、麻木、活动范围受限、淋巴水肿等。然而 20 世纪后期，乳腺癌腋窝的外科处理发生了革命性的变化，术中淋巴管成像和前哨淋巴结活检（sentinel lymph node biopsy，SLNB）技术作为一种高度敏感地检测腋窝淋巴结转移的方法，日益受到人们的重视，促使人们对 ALNB 的作用和程度、以及淋巴管-血管转移机制进行重新认识。目前，对早期乳腺癌病人行 ALND 的作用和意义尚无一致意见；随着人们对乳腺癌生物学行为的认识的加深，ALND 和 SLNB 将更好地用于乳腺癌的腋窝处理。

（二）SLN 的临床意义

1. 判断区域淋巴结状态　单凭临床触诊判断腋窝淋巴结（axillary lymph nodes，ALN）有无转移的误诊率高达 25%。腋窝淋巴结清扫（axillary lympy nodes dissection，ALND）一直是检测 ALN 状态的基本方法，但创伤大，并发症多，且因其所获得淋巴结较多，多采用常规 HE 染色一次切片，故 ALN 微转移灶的漏诊率高达 9%。SLNB 除创伤小、费用低外，病检集中于 1 个或少数几个 ALN，多次切片，在 HE 染色的基础上还采用免疫组化法，从而使 ALN 微转移灶（直径 0.2~2mm）的检出率提升到了 38.2%，提示 SLNB 比 ALND 更能准确预测 ALN 状态，使乳腺癌分期更准确，更有助于制订合理的治疗方案。

2. 合理选择手术范围　鉴于 SLNB 阴性者，非前哨淋巴结（non-sentinel lymph node，NSLN）受肿瘤累及的可能性小于 0.1%，故对此类病人可免除 ALND 之苦，而只有 SLNB 阳性时，才需实行 ALND，其术后复发率仅 1%~3%。此外，还有学者发现，当转移的 SLN≤2cm 时，ALN 的转移率仅 7%；而转移的 SLN>2cm 时，ALN 的转移率高达 55%，提示原发肿瘤为 T_1 或 T_2 期，而 SLN 为微小转移时，没有必要进行 ALND。可见 SLNB 对于合理选择乳腺癌的手术范围，具有极其重要的影响。

（三）SLN 的示踪

1. 生物染料定位　将 3~5ml 活性蓝分 4 点注射至肿瘤或活检腔周围的皮内、皮下及乳腺实质内，5~10 分钟后作腋窝下部切口，向乳腺尾部分离。显露蓝染淋巴管，并顺其走行寻找距离瘤体最近、最接近乳腺尾部的蓝染 SLN 或位于蓝染淋巴链末端尚未被染色的 SLN，切除并送病检。

2. 放射性胶体示踪　术前 1~6 小时，按瘤周 4 个象限，瘤体表面及深层 6 个方位，将放射性标记物分别注入瘤周乳腺组织。手术时对腋窝进行淋巴闪烁显像定位标记，并做 2~4cm 小切口，术中利用手持式 γ 探针探测腋窝，探及的放射性热点即为 SLN 存在的部位。

3. 超声造影结合亚甲蓝示踪　对乳腺癌病人在患侧乳晕区皮内及皮下注射造影剂，观察前哨淋巴结（SLN）超声造影增强情况，在 B 超引导下对确定的 SLN 进行亚甲蓝定位后切除 SLN，行病理检查，超声造影联合亚甲蓝定位 SLNB，操作简单，定位准确，有助于提高 SLN 检出率。

（吴一彬）

第二节　乳腺癌 TNM 分期

一、乳腺癌分期系统的由来

1904 年，德国 Steinthal 提出要根据预后将乳腺癌分为三期：Ⅰ期为局限于乳腺的小肿瘤；Ⅱ期为累

及腋窝淋巴结的较大肿瘤；Ⅲ期为明显侵犯乳腺外组织的肿瘤。此后，Greenough 又将组织学检查加入分期系统。1956 年，Haagensen 和 Stout 则在此基础上增加了Ⅳ期，即发生全身转移的乳腺癌，这就形成乳腺癌的哥伦比亚临床分期系统。肿瘤的 TNM 分期系统是由 Pierre Denoix 于 1942 年提出，主要是根据肿瘤大小（T）、有无区域淋巴结转移（N）和有无远处转移（M）进行评估。1953 年国际抗癌联盟（International Union Against Cancer，UICC）应用 TNM 分期系统首先对乳腺癌和喉癌进行临床分期。美国癌症联合会（American Joint Committee on Cancer，AJCC）于 1977 年依据 TNM 提出了自己的乳腺癌分期系统。之后，二者经过多次合作，对各种肿瘤的 TNM 分期系统进行了扩大、修订和完善，于 1987 年达成一致，形成了第 4 版恶性肿瘤 TNM 分期标准，并于 1997 年、2002 年、2010 年进行了修订，从而形成第 5 版、第 6 版、第 7 版 TNM 分期系统。

二、现行第 7 版乳腺癌 TNM 分期系统

现行第 7 版乳腺癌 TNM 分期系统的主要内容见表 5-2-1。

表 5-2-1　AJCC 乳腺癌 TNM 分期系统（第 7 版）

乳腺癌 TNM 分期系统（第 7 版）	
原发肿瘤（T）：临床（cT）与病理（pT）均采用相同的 T 分类标准，测量应准确至毫米。对于略微超过 T 分类临界值者（如 1.1mm 或 2.01cm）可记录为 1mm 或 2.0cm。与第 6 版相比，T 分类标准没有变化	
T_X	原发肿瘤无法评估
T_0	无原发肿瘤证据
Tis	原位癌
Tis（DCIS）	导管原位癌
Tis（LCIS）	小叶原位癌
Tis（Paget）	不伴肿瘤的乳头 Paget 病（伴有肿块时按肿瘤大小分期）
T_1	肿瘤最大直径≤20mm
T_1mi	微小浸润最大直径≤1mm
T_1a	肿瘤最大直径>1mm 而≤5mm
T_1b	肿瘤最大直径>5mm 而≤10mm
T_1c	肿瘤最大直径>10mm 而≤20mm
T_2	肿瘤最大直径>20mm 而≤50mm
T_3	肿瘤最大直径>50mm
T_4	不论肿瘤大小，直接侵犯胸壁或皮肤
T_4a	侵犯胸壁（包括肋骨、肋间肌和前锯肌，不包括胸肌）
T_4b	乳房皮肤水肿（包括橘皮样变）、溃疡或同侧乳房皮肤卫星结节，但不满足炎症型乳腺癌诊断标准
T_4c	T_4a+T_4b
T_4d	炎症型乳腺癌（诊断标准见正文）
区域淋巴结临床分类（N）：与第 6 版相同	
N_X	区域淋巴结无法评估（已切除）
N_0	无区域淋巴结转移

续表

N₁	同侧Ⅰ、Ⅱ级腋窝淋巴结转移，可移动
N₂	同侧Ⅰ、Ⅱ级腋窝淋巴结转移，固定或融合；或有同侧内乳淋巴结转移临床征象*，而没有Ⅰ、Ⅱ级腋窝淋巴结转移临床征象
N₂a	同侧Ⅰ、Ⅱ级腋窝淋巴结转移，淋巴结彼此间或与其他组织结构固定、融合
N₂b	有内乳淋巴结转移临床征象*，而没有Ⅰ、Ⅱ级腋窝淋巴结转移临床征象
N₃	同侧锁骨下淋巴结（Ⅲ级腋窝淋巴结）转移，伴或不伴Ⅰ、Ⅱ级腋窝淋巴结转移；或有同侧内乳淋巴结转移临床征象*，并且显示Ⅰ、Ⅱ级腋窝淋巴结转移；或同侧锁骨上淋巴结转移，伴或不伴腋窝或内乳淋巴结转移
N₃a	同侧锁骨下淋巴结转移
N₃b	同侧内乳淋巴结转移伴腋窝淋巴结转移
N₃c	同侧锁骨上淋巴结转移

注：*有临床征象＝临床检查或影像学检查发现的淋巴结转移（不包括淋巴闪烁造影术）

区域淋巴结病理分类（pN）*：与第6版相比，对于孤立肿瘤细胞的定义更加严格。除成团的肿瘤细胞病灶大小<0.2mm之外；对于分散不融合的肿瘤，每个淋巴结单张组织切片中肿瘤细胞数量<200个

pNX	区域淋巴结无法评估（淋巴结未被切除或此前已切除）
pN0	组织学检查无区域淋巴结转移，未行进一步孤立肿瘤细胞检测**
pN0（i-）	组织学检查无区域淋巴结转移，免疫组化检查阴性
pN0（i+）	组织学检查或免疫组化检查发现孤立肿瘤细胞，转移灶最大直径≤0.2mm
pN0（mol-）	组织学检查无区域淋巴结转移，分子生物学检测（RT-PCR）阴性
pN0（mol+）	组织学检查无区域淋巴结转移，分子生物学检测（RT-PCR）阳性
pN1mi	微小转移（>0.2mm或单个淋巴结单张组织切片中肿瘤细胞数量>200个），但最大直径≤2mm。
pN1	1~3枚同侧腋窝淋巴结转移，和（或）经前哨淋巴结活检发现内乳淋巴结镜下转移，但无临床征象***
pN1a	1~3枚腋窝淋巴结转移，至少1处转移灶>2mm
pN1b	经前哨淋巴结活检发现内乳淋巴结镜下转移（包括微转移），但无临床征象
pN1c	pN1a+pN1b
pN2	4~9枚同侧腋窝淋巴结转移；或者是有同侧内乳淋巴结转移临床征象，但不伴有腋窝淋巴结转移****
pN2a	4~9枚腋窝淋巴结转移，至少1处转移灶>2mm
pN2b	有同侧内乳淋巴结转移临床征象，但不伴有腋窝淋巴结转移
pN3	≥10枚同侧腋窝淋巴结转移；或锁骨下淋巴结（Ⅲ级腋窝淋巴结）转移；或有同侧内乳淋巴结转移临床征象，并伴有至少1枚Ⅰ、Ⅱ级腋窝淋巴结转移；或≥3枚腋窝淋巴结转移，兼有无临床征象的内乳淋巴结镜下转移；或同侧锁骨上淋巴结转移
pN3a	≥10枚同侧腋窝淋巴结转移（至少1处转移灶>2mm），或锁骨下淋巴结（Ⅲ级腋窝淋巴结）转移
pN3b	有同侧内乳淋巴结转移临床征象，并且有≥1枚腋窝淋巴结转移；或存在≥3枚腋窝淋巴结转移，通过检测前哨淋巴结发现镜下内乳淋巴结转移，但无临床征象

PN3c	同侧锁骨上淋巴结转移

注：* 病理学区域淋巴结分类（N 分类）要求至少切除并检查腋窝底部淋巴结（Ⅰ级）。对单个或多个前哨淋巴结的检查结果也可用于病理分类。如分类仅依据前哨淋巴结活检结果，而其后无进一步腋窝切除淋巴结的检查结果，则应设（sn）前哨淋巴结检查，例如 pN1（sn）

　** 区域淋巴结仅有孤立肿瘤细胞（ITC）转移的肿瘤分类为 pN0；ITC 是指最大直径≤0.2mm 的微小肿瘤细胞团和（或）单个淋巴结单张切片中分散肿瘤细胞总数不超过 200 个；借助免疫组化或分子生物学方法通常可检测到 ITC，HE 染色也可能观察。ITC 通常不表现肿瘤转移活性（如增生或间质反应）

　*** 无临床征象=肿瘤经过临床检查或影像学分析（不包括淋巴闪烁造影术）未能被检测出来

　**** 有临床征象=肿瘤经过临床检查或影像学分析（不包括淋巴闪烁造影术）或大体病理学检查可被检测出来

远处转移（M）：与第 6 版相比，取消了 MX（远处转移无法评估），新增了 cM_0（i+）

M_0	临床及影像学检查未见远处转移
cM_0（i+）	临床及影像学检查未见远处转移证据及征象，而组织学或分子技术检测到骨髓、血液或其他器官中≤0.2mm 的转移灶
M_1	临床及影像学检查发现远处转移，或组织学发现>0.2mm 的转移灶

分期组（Stage Grouping）：与第 6 版相比，新增了ⅠB 期

0 期	Tis	N_0	M_0*
ⅠA 期	T_1**	N_0	M_0
ⅠB 期	T_0	N_1mi	M_0
	T_1**	N_1mi	M_0
ⅡA 期	T_0	N_1	M_0
	T_1**	N_1	M_0
	T_2	N_0	M_0
ⅡB 期	T_2	N_1	M_0
	T_3	N_0	M_0
ⅢA 期	T_0	N_2	M_0
	T_1**	N_2	M_0
	T_2	N_2	M_0
	T_3	N_1，N_2	M_0
ⅢB 期	T_4	N_0，N_1，N_2	M_0
ⅢC 期	任何 T	N_3	M_0
Ⅳ 期	任何 T	任何 N	M_1

注：* M_0 包括 M_0（i+）

　** T_1 包括 T_1mi

（吴一彬）

第三节 乳腺癌淋巴结转移影像学表现

乳腺癌淋巴结是否转移是诊断分期、决定治疗范围及判断预后的重要依据。影像学可以为判断乳腺癌淋巴结有无转移提供重要依据。

（一）定义和概况

淋巴结转移是乳腺癌最常见的转移方式，是指浸润的乳腺癌细胞从原发灶脱落后随淋巴液被带到汇流区淋巴结，并且以此为中心生长出同样肿瘤的现象，淋巴结转移情况是影响和评价乳腺癌预后的重要因素之一。

（二）病理基础

乳腺癌淋巴结转移的过程中，乳腺癌细胞首先侵犯皮质的边缘窦，然后向髓质浸润，导致淋巴回流受阻，随后髓质区出现坏死，镜下淋巴结内出现具有癌细胞形态特征的细胞，淋巴结皮质结构破坏，当癌细胞弥漫性浸润淋巴结时，髓质常移位至淋巴结边缘或消失。

（三）影像特征

乳腺周围淋巴结可分为腋窝淋巴结、胸肌间淋巴结、内乳淋巴结、锁骨上淋巴结及乳内淋巴结（图 5-3-1）。

1. 超声学表现 正常淋巴结由位于被膜下的皮质和深部的髓质组成，其大小在 2~10mm，超声形态结构类似肾形，呈"靶样"C 形结构，中心高回声区为淋巴结门部及髓质部，周围低回声区为皮质部。US 对腋窝淋巴结、胸肌间淋巴结、锁骨上淋巴结、乳内淋巴结均有较高的显示率，由于胸骨、肋骨的遮挡，对内乳淋巴结显示率较低（图 5-3-2、图 5-3-3、图 5-3-4、图 5-3-5）。

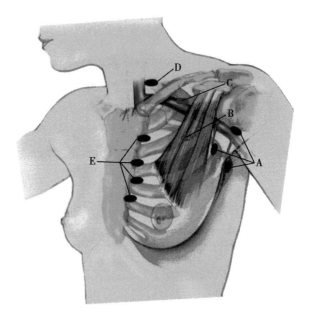

图 5-3-1 乳腺引流区淋巴结

A. 腋下 Level I 淋巴结；B. 腋下 Level II 淋巴结；C. 腋下 Level III 淋巴结；D. 锁骨上淋巴结；E. 内乳淋巴结

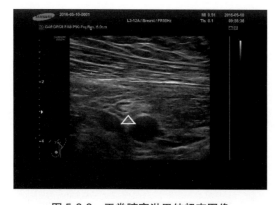

图 5-3-2 正常腋窝淋巴结超声图像

左侧腋窝腋上组淋巴结（△）位于胸小肌内侧缘

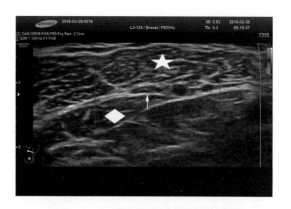

图 5-3-3 正常胸肌间淋巴结超声图像

胸肌间淋巴结（↑）位于胸大肌（★）与胸小肌（◆）之间

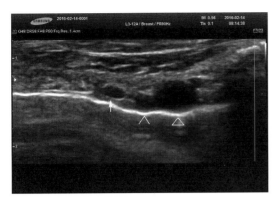

图 5-3-4　正常内乳淋巴结超声图像

内乳淋巴结（↑）及胸廓内动脉（∧）、
胸廓内静脉（△）超声显像

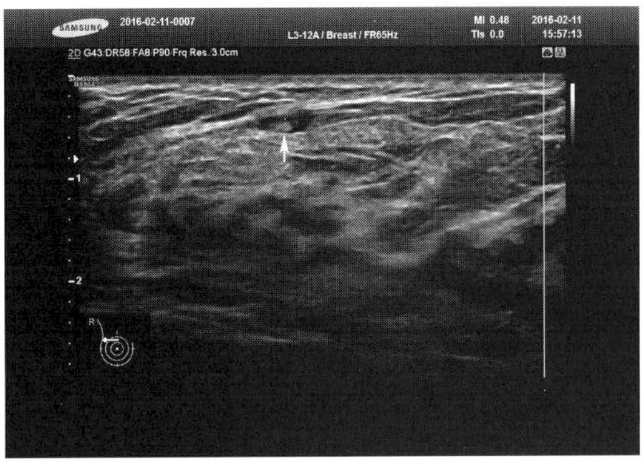

图 5-3-5　乳内淋巴结超声图像

乳内淋巴结（↑）位于乳腺腺体内

　　乳腺癌转移性淋巴结表现为原有结构、层次被破坏或完全消失。典型图像为失去正常扁椭圆形形态，体积增大，长径/横径比值减小，边界模糊，中心髓质回声区不清或消失，周围皮质回声区异常增多，内部可见点状钙化灶，后方回声衰减（图 5-3-6）。超声造影显示乳腺癌转移淋巴结内血流灌注的空间差异很大，良性淋巴结各个区域灌注较均匀一致，恶性淋巴结的超声造影剂达峰时间短于良性淋巴结。

　　2. 腋窝淋巴结的超声分组定位　应用常规超声锁骨下横切面可以清楚的显示并区分胸大肌、胸小肌、腋血管 3 个重要分组定位解剖结构，以此可以对腋窝淋巴结进行分组定位（图 5-3-7）。根据 Berg

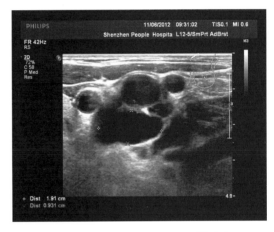

图 5-3-6　左侧锁骨上见淋巴结转移癌

分类法按照腋窝淋巴结所在的部位与胸小肌边缘的关系，将腋窝淋巴结分为胸小肌外侧的腋下组、胸小肌深面的腋中组及胸小肌内侧的腋上组 3 组：①腋下组（Level Ⅰ）是指背阔肌前缘至胸小肌外侧缘的淋巴结，包括外侧组（前群）、肩胛下组（后群）、腋静脉淋巴结（外侧群）、中央组（中间群的大部分）；②腋中组（Level Ⅱ）是胸小肌外侧缘至胸小肌内侧缘之间的腋静脉淋巴结组；③腋上组（Level Ⅲ）是胸小肌内侧缘至腋静脉入口处的淋巴结，即锁骨下淋巴结（图 5-3-2，图 5-3-8）。

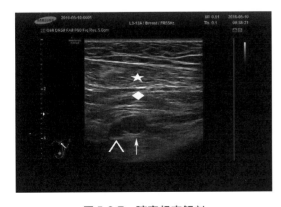

图 5-3-7　腋窝超声解剖

胸大肌（★）胸小肌（◆）腋静脉（↑）腋动脉（∧）

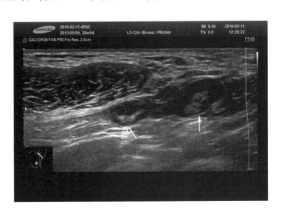

图 5-3-8　腋窝淋巴结分组

腋下组（↑）、腋中组（∧）淋巴结超声显像

3. X线摄影　正常腋窝淋巴结的 X 线表现主要以双侧多见，数目不等；大小不一，形态呈椭圆、圆形、蚕豆样及哑铃状；边界清楚光整，实质厚薄较均匀；常见偏心分布的呈脂肪密度的淋巴结门。X线摄影由于视野较小，仅内外斜位（MLO 位）可以显示腋窝淋巴结，因此淋巴结显示率低，检出率约 1/3~2/3，一般不能显示胸肌间淋巴结、内乳淋巴结、锁骨上淋巴结。

乳腺癌转移性腋窝淋巴结多表现为体积增大（短径≥10mm），密度增高，边缘毛糙或伴有多发小钙化，实质增厚，淋巴结门可变形或消失（图 5-3-9、图 5-3-10）。

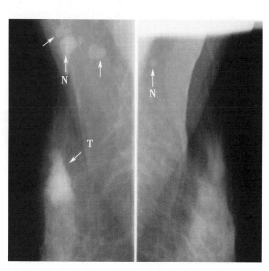

图 5-3-9　X 线摄影图像

MLO 位，右侧腋窝淋巴结肿大

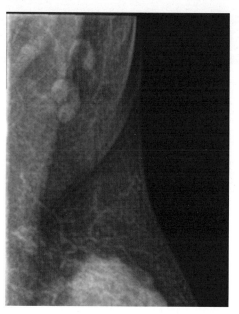

图 5-3-10　X 线摄影图像

左侧腋窝淋巴结肿大

4. MRI 特征　乳腺癌淋巴结微浸润时在 MRI 上可呈正常表现。明显的转移性淋巴结在 MRI 上可表现为体积增大饱满，实质局限性或弥漫性增厚，淋巴结门消失，信号或强化不均匀，边缘不光整；乳腺癌转移淋巴结的时间信号强度曲线可与原发瘤相似（图 5-3-11、图 5-3-12），DWI 序列能敏感提示锁骨上下窝及内乳区域的淋巴结。由于乳腺专用线圈显示范围的限制，对显示腋下及深部区域淋巴结范围有局限性。可用体部线圈，增加对腋窝淋巴结、胸肌间淋巴结及内乳淋巴结的显示。

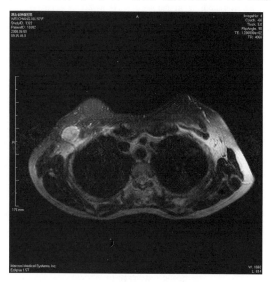

图 5-3-11　腋窝淋巴结转移 MRI

腋窝淋巴结肿大，T_2WI 信号不均

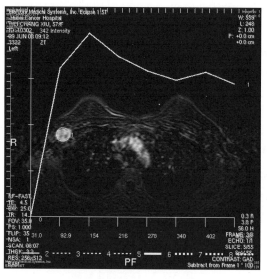

图 5-3-12　腋窝淋巴结转移 MRI 增强

淋巴结强化不均，时间信号强度曲线呈Ⅲ型

5. CT 特征　乳腺癌转移性淋巴结 CT 表现上图像与 MRI 类似，形态异常，体积呈类圆形增大，侵犯周围组织时边缘毛糙；可为均匀或不均匀强化，与乳腺癌原发灶强化特点一致（图 5-3-13，图 5-3-14）。CT 对腋窝淋巴结、胸肌间淋巴结、内乳淋巴结、锁骨上淋巴结均有较好的显示率，但较 MRI 组织分辨率较低。

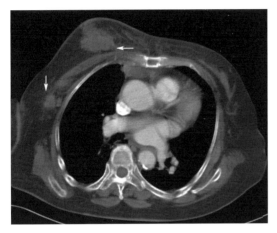

图 5-3-13　右侧乳腺癌并右侧腋窝淋巴结转移 CT
横轴位图像见右侧乳腺肿块，右腋窝淋巴结类圆形增大，边缘毛糙，邻近脂肪间隙模糊

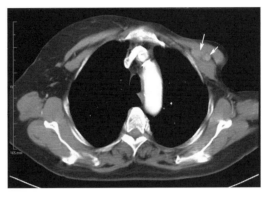

图 5-3-14　胸肌间淋巴结转移 CT（同上病例）
右侧胸肌间也见增大淋巴结，均为淋巴结转移

6. PET/CT 特征　可以显示核素显影剂浓聚的淋巴结的大小、形态、与周围组织的关系，还可以根据病灶核素显影剂浓聚程度进行分级，半定量计算病灶的平均标准化摄取值。一般认为乳腺癌淋巴结转移灶的核素显影剂浓聚程度高于健侧乳腺组织，等于或高于肝脏摄取（图 5-3-15）。PET/CT 可以显示乳淋巴结的代谢，与邻近的软组织、血管、软骨对比明显，对于大于 5mm 淋巴结具有优势，空间分辨率有限，对于小于 5mm 淋巴结显示比较困难。

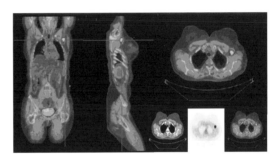

图 5-3-15　乳腺癌腋窝淋巴结转移 PET/CT
左腋窝淋巴结核素浓聚

7. 综合影像特征　乳腺癌腋窝淋巴结转移：①形态改变：早期常表现为皮质局限性隆起或实质不均匀增厚，随着肿瘤细胞的侵犯，淋巴结体积增大（最大短径常≥10mm）、纵横比减小（常<2），淋巴结正常结构破坏，淋巴结门消失，晚期肿瘤细胞破坏包膜时，可发生淋巴结融合；②强化特点改变：表现为强化程度增高（血流增加），强化方式可为不均匀强化（肿瘤细胞侵犯部分淋巴结实质）甚至环形强化（淋巴结内部发生坏死），动态增强 MRI 上动态增强曲线呈平台型或流出型（与乳腺癌强化特点一致）。

（四）鉴别诊断

乳腺癌转移性淋巴结主要与良性反应性淋巴结肿大相鉴别，对正常与转移淋巴结图像特点进行综合分析后发现，两种淋巴结的横径大小、皮质厚度、内部血流状态等表现无明显差异，对鉴别淋巴结是否转移无明显意义。而纵横比、皮髓质厚度比值、皮质厚度、形态结构是否异常等表现具有判断淋巴结是否转移的价值。

（五）融合影像的建议

US 是目前乳腺周围淋巴结检查最常用的检查方法，具有简便、无创、可重复等优点，在诊断乳腺癌周围淋巴结转移中具有较高的敏感性、准确度、及阳性预测值；动态增强 MRI 是目前较好的诊断淋巴结有无转移的影像方法。其敏感性、准确度、及阳性预测值均较 CT 和 MG 高；CT 作为术前常用的检查方法之一，在判断乳腺癌患者有无其他部位转移（如肺转移、骨转移等）方面具有良好的价值。MG

由于自身视野的局限性，常常不能为临床提供可靠信息。PET/CT 显像可以一次扫描全身不同部位及器官，可以较全面评估乳腺癌全身转移情况，敏感度高，但假阳性较高，转移淋巴结与淋巴结反应性增生、感染性淋巴结炎的鉴别困难。

（六）述评

明确乳腺癌是否有淋巴结转移及转移淋巴结的部位、数目，对肿瘤诊断、分期、治疗及预后判断具有重要的指导意义。目前影像学多是依据淋巴结的形态、密度、边缘、强化特征以及邻近组织改变判断是否转移。但影像学的敏感性及准确率还不能完全满足临床需求，尤其是对淋巴结的微浸润及局部转移的判断与病理诊断有较大的差异。因此，临床通过前哨淋巴结（SLN）活检来预测腋下淋巴结转移，同时提高转移性淋巴结诊断的正确率。期待更多相关的研究和更完善的淋巴结转移的新诊断技术与影像标准的建立，以提高乳腺癌转移性淋巴结的灵敏度、准确度等，为临床提供更可靠的参考依据，为乳腺癌病人的诊断、分期和治疗做出更大的贡献。

（何光智　邱大胜　吴一彬）

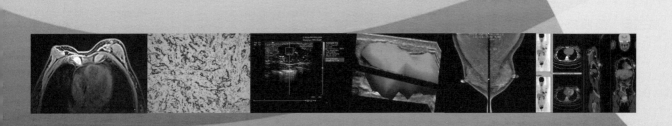

第六章　影像引导下乳腺病变的微创介入诊疗

随着影像学技术的进步，在影像引导下进行乳腺病灶穿刺活检及治疗的操作应用越来越广泛，相比其他影像，超声引导下的操作尤其方便快捷。本章主要阐述乳腺病变的各种超声定位、活检及治疗方法。

第一节　乳腺病变超声引导下术前定位

随着高分辨率彩超在乳腺检查中的广泛应用，超声显示的不可触及结节越来越多，此类病变有少部分为可疑恶性病变，需要行手术切除活检，但是由于病灶无法触及，术中定位困难，导致手术时间延长、出血感染风险增加，既往资料显示其漏切率偏高，为避免漏切，常切除较多组织，使得乳腺外形改变而影响美观。对于此类病变如何做到完整切除病灶的同时减少病人创伤一直是乳腺外科的难题，其难点在于精准定位。超声引导下术前定位有着方便快捷、实时引导等优点，可以较好地解决这一难题。超声引导下术前定位有如下多种方式：

一、超声引导下术前体表定位

（一）适应证
临床不可触及而超声能够发现的病灶；体积小但是有手术指征的病灶；位置深在的小病灶。

（二）操作程序
复习病人影像学及临床资料，包括超声、钼靶、MRI等，确定拟定位病灶。

病人取平卧位，患侧手臂上抬呈90°置于头顶，体位接近外科手术体位。超声找到病灶后，寻找皮肤与肿块垂直距离最短处，于超声显示病变的纵横切面"十字交叉"处用记号笔画"×"（图6-1-1，图6-1-2），并于体表描绘肿块形状，记录肿块与皮肤垂直距离。

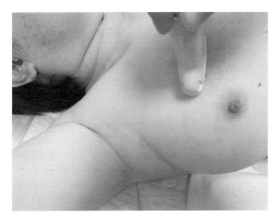

图 6-1-1　体表定位横切面

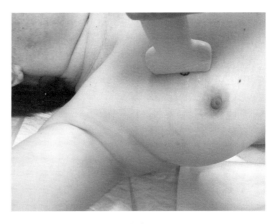

图 6-1-2　体表定位纵切面

（三）优点

超声可实时动态显示病变，方便快捷，经济实用，无辐射，方便重复使用。

（四）缺点

由于只在体表投射位置定位，定位不够精确，特别是对于乳房较大及乳房松弛的病人，皮肤与肿块位置容易发生变化，导致定位失败，术中无法探及肿块而需要扩大手术切除范围。

二、超声引导下染色剂注射定位

（一）适应证

临床不可触及而超声能够发现的病灶；体积小但是有手术指征的病灶；位置深在的小病灶。

（二）操作程序

复习病人影像学及临床资料，包括超声、钼靶、MRI 等，确定拟定位病灶。

病人取平卧位，患侧手臂上抬呈 90°置于头顶，体位接近外科手术体位。超声发现病灶后，于体表定位选择穿刺点，常规消毒铺巾，局部浸润麻醉，以 45°~60°左右进针，实时超声引导穿刺针进入肿块后注射染色剂（图 6-1-3、图 6-1-4）。

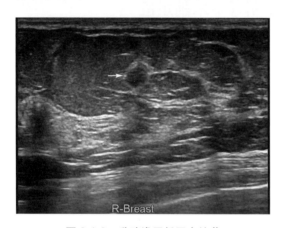

图 6-1-3　乳腺浅层低回声结节

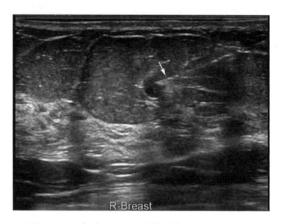

图 6-1-4　超声引导下注射染色剂，图示针尖

（三）常用染色剂

1. 亚甲蓝　价格便宜，但易弥散，注射后需尽快手术，注射剂量以 0.1~0.2ml 为宜，剂量不宜过大，否则染色剂弥散至周围组织，导致病灶无法分辨。

2. 纳米碳　是一种良好的染色剂，不易弥散，不进入血管，有高度的淋巴系统趋向性，除定位肿块外也可用于淋巴结示踪，但价格昂贵。

（四）优点

超声可实时动态显示病变，方便快捷，操作相对简单。

（五）缺点

亚甲蓝易弥散导致肿块定位不精确，纳米碳价格昂贵。

三、超声引导下钩针定位

（一）适应证

临床不可触及而超声能够发现的病灶；体积小但是有手术指征的病灶；位置深在的小病灶。

（二）操作程序

1. 复习病人影像学及临床资料，包括超声、钼靶、MRI 等，确定拟定位病灶；

2. 常规超声扫查，确定目标病灶；

3. 常规消毒铺巾，局部浸润麻醉；

4. 超声实时引导下，钩针套管穿刺入团块内或团块旁合适位置，推入钢丝，撤出套管（图6-1-5、图6-1-6）；

5. 轻轻提拉固定导丝，团块随之轻移；

6. 体表敷料包裹后固定，同时保持病人姿态的相对固定，尽快手术切除。

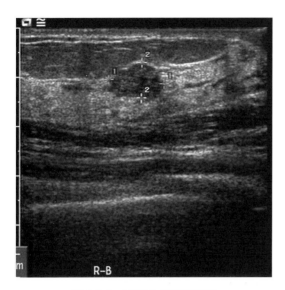

图6-1-5　乳腺内低回声结节

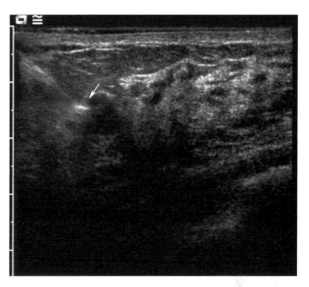

图6-1-6　超声引导下钩针定位，图示针尖位置

（三）钩针定位技巧及注意事项

1. 探头垂直乳腺，使目标靠近探头前段；

2. 使用梯形扩展成像技术；

3. 使用辅助导向装置；

4. 钩针的前端推进约0.5cm的距离，故进针不宜太深，以免钩入胸肌；

5. 钩针后尽可能快手术，以免钩针位置改变。

（四）钩针过程几种可能碰到的情形

1. 穿刺针刺入肿块困难　多因团块质地硬所致，可考虑将钩针置于紧靠团块旁；

2. 穿刺时团块游走位置改变　可考虑持探头手配合固定肿块；

3. 穿刺入肿块内部，钩针不能打开　稍稍往外提拉，只要有阻力且能带动团块，且不脱出即可，病人保持固定姿势尽快手术；

4. 穿刺针释放钩子时发现进入胸肌　勿尝试强行拖出，告知手术医生尽快予以术中取出；

5. 在视野不清晰时释放钩针须谨慎。

（五）优点

超声引导可实时动态显示病变及针尖位置，方便快捷，操作相对简单。

（六）缺点

单钩钩针容易移位、脱落，应尽量使用双钩钩针，定位完成后尽快手术。

四、超声引导下靶标植入定位

（一）适应证

1. 经活检确诊为恶性病变的病人，在新辅助化疗或转化化疗前进行病灶定位，以利于化疗完毕手术定位病灶。

2. 拟进行手术切除的病灶，术前多种影像学资料结果不一致者，可行靶标植入定位后再次行多模态影像学评估。

（二）操作程序

复习病人影像学及临床资料，包括超声、钼靶、MRI 等，确定拟定位病灶。

病人取平卧位，患侧手臂上抬呈 90°置于头顶，体位接近外科手术体位。超声发现病灶后，于体表定位选择穿刺点，常规消毒铺巾，局部浸润麻醉，实时超声引导下植入靶标（图 6-1-7），植入后可再次行影像学检查确定靶标位置（图 6-1-8）。

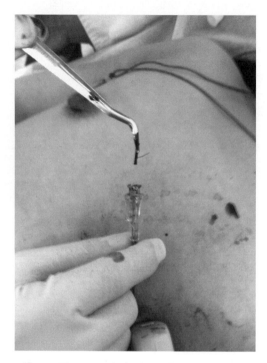

图 6-1-7　超声引导下靶标植入

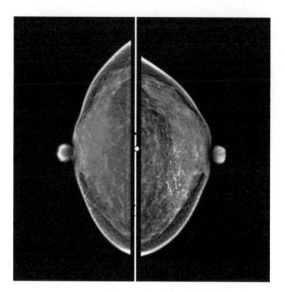

图 6-1-8　钼靶显示金属丝位于微钙化区

（三）优点

超声可实时动态显示病变，方便快捷，操作相对简单。

（四）缺点

植入靶标可能发生移位甚至迷走，导致定位失败。

（胡正明　张　海）

第二节　乳腺病变的超声引导下穿刺活检

随着高频浅表彩超技术的进步及活检器械的改进，乳腺病变的超声引导下穿刺活检应用越来越广泛，本节阐述不同的超声引导下穿刺活检技术。

一、超声引导下细针穿刺抽吸细胞学检查

（一）细针抽吸细胞学检查意义及必要性

乳腺病变的细针抽吸细胞学检查（fine needle aspiration，FNA）对超声可见的占位病变，能够明确其病理性质；而对于隐匿性的乳腺病灶进行活检，特别是对于可疑病灶区的活检，对于早期筛查乳腺癌具有重要的临床意义。超声引导下的细针吸取细胞学检查对于临床能够扪及的乳腺肿块的诊断敏感度为 72%～99%，特异度为 99%～100%。对于临床未能触及的乳腺肿块的诊断，文献报告的差异较大，敏感度为 68%～100%，特异度为 88%～100%。

（二）操作程序

1. 选取合适体位，使用高频超声对乳腺组织进行扫查，选定要穿刺的靶目标，设计好进针路线后在体表定位；

2. 进行常规消毒以后，再次确定进针点以及进针路径，测量进针的深度；从穿刺点到目标病灶表面进行局部浸润麻醉；

3. 对于质硬者，用尖刀片进行破皮，必要时使用引导针；

4. 超声实时监视进针进入靶目标（图 6-2-1、图 6-2-2）；

5. 拔出针芯以后，连接干燥的针筒在负压下进行急速、小幅度的提插，减除负压后迅速拔针（可稍旋转）；可另择病灶位点重复以上操作；

6. 标本迅速推置于载玻片上，均匀涂片，95%乙醇固定，甲苯胺蓝染色，速查；

7. 剩余的组织碎屑保留在固定液内，离心后，可做细胞群落检查。

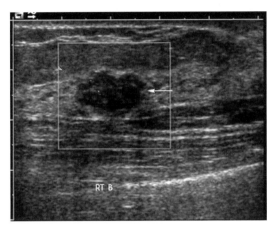

图 6-2-1　乳腺内低回声结节，彩色多普勒见点状血流

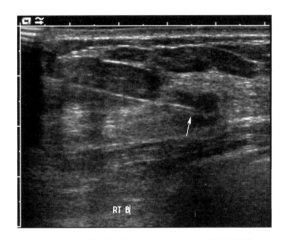

图 6-2-2　超声引导下 FNA，图示针尖位置

（三）优点

超声可实时动态显示病变，方便快捷，操作相对简单，创伤小。

（四）缺点

针吸细胞学标本量少，对肿瘤的分类和分型不准确；仅能提供细胞学上的诊断，不能从病理上区分乳腺癌有无浸润，对于某些细胞形态异常但未达到癌诊断标准的病例不能作出明确的诊断；另外，对于病理科医师的要求较高，需要专门培训的病理医师才能胜任；在对于抽吸标本进行制片时也存在有制片不良、涂片不当等情况，降低了最终病理检查的准确性。

二、乳腺病变的核芯针穿刺组织学活检（core needle biopsy，CNB）

（一）乳腺穿刺活检的意义及必要性

1. 对超声可见的占位病变，明确病理性质；

2. 隐匿性病灶的活检　早期筛查乳腺癌（可疑病灶区活检）；

3. 对较大乳腺癌病灶，活检病理免疫组化，确定 ER、PR（内分泌治疗）、HER-2（靶向治疗，曲妥珠单克隆抗体）等表达情况。

4. 核芯针切割活检一次可以取得一条完整的圆柱状组织，能够进行组织学病理检查。

（二）乳腺肿块穿刺活检的术前准备

1. 设备　高频超声+徒手穿刺；

2. 器材　活检枪（半自动、全自动）；

3. 活检包　刀片、注射器、消毒用具、针头、纱布等；

4. 病人的准备　尽可能避开月经期，出凝血时间及血常规检查；停用阿司匹林等抗凝药物。

（三）乳腺活检基本操作要点

1. 根据病灶的位置及操作的便利让病人选取仰卧位或半侧卧位，设计进针点及穿刺路径并在体表进行标记。常规消毒铺巾，局部麻醉，进行麻醉时对于针道及乳腺筋膜后均进行局部的浸润麻醉，并尽量避免麻醉针出入肿块。使用尖刀片或破皮针破皮后，在超声引导下，实时监测针尖抵达靶病灶的边缘，弹射取材（图6-2-3、图 6-2-4）。对标本进行固定后送病理学检查。

2. 进针点的确立　选择要靠近穿刺目标（20mm 左右），同时要考虑恶性病变的后续手术，将针道设计在手术切除范围内。

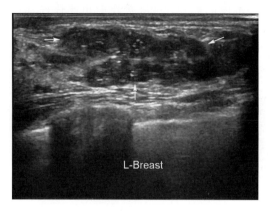
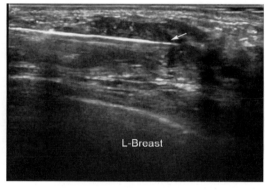

图 6-2-3　乳腺内片状低回声伴微钙化　　　　图 6-2-4　超声引导下 CNB，图示针尖位置

（四）优点

超声可实时动态显示病变，方便快捷，引导准确，避免误伤周围重要结构，操作相对简单，创伤小。

（五）缺点

与手术活检相比，粗针穿刺活检可能低估肿瘤的侵袭性；穿刺组织较少时标本无法做出准确病理诊断。

三、乳腺麦默通微创旋切活检

麦默通（Mammotome）旋切系统由旋切刀和真空抽吸泵组成，可以在不退出外套针的情况下将切除标本运送至体外，一次穿刺定位便能反复切割至病灶完全切除，而不需反复多次进针。由于它能够在影像引导下实施乳腺的微创切除治疗，从而能够切除临床无法触及或手术难以切除的乳腺病灶，大大提高了早期乳腺癌的诊断准确性，是一种安全、有效、准确的乳腺微创治疗和诊断方法。

（一）适应证

1. BI-RADSⅢ、Ⅳ类病变；

2. 病灶最大径小于 3cm；

3. 旋切针较粗，可完整切除肿块，病理若为良性病变则确诊的同时达到治疗的效果，若为恶性病变择期行再次手术。

（二）术前准备注意事项

1. 血常规；

2. 凝血四项；

3. 必要时血糖、心电图等相关检查；

4. 避开月经期；

5. 停用阿司匹林等抗凝药物；

6. 签订手术知情同意书，术前一日常规的超声诊断定位及定量；

7. 手术前参与手术的超声医生结合前次报告再次全面超声检查，现场定位及讨论进针位置选择。

（三）超声检查的细节——四个"定"

1. 定位置　肿块方位及距离乳头、皮肤、胸大肌筋膜的距离；

2. 定数目　避免遗漏，利于对照；

3. 定大小　先小后大原则；

4. 定血流　拟选择针道及肿块的血供；更倾向良性者优先。

（四）进针位置的选择

1. 原则　最小损伤，最大功能保留，兼顾美容；

2. 对已生育妇女，无再哺乳要求的，进针点尽可能选择在乳晕区；

3. 有哺乳需求的，进针点尽量选择外侧及下方，针道尽可能避开大乳管区；

4. 多肿块时，进针点要兼顾到各个肿块的距离和关键部位的回避。

（五）术中消毒及麻醉

1. 体位　常取仰卧位，双手上抬置于头顶，肿块位置很靠外侧时为了争取进针角度，可适当倾斜手术床或患侧垫枕斜卧位。

2. 消毒　常规皮肤消毒铺巾，范围要足够。

3. 探头　无菌塑料薄膜包裹，外用液体石蜡或灭菌耦合剂导声。

4. 麻醉　局部浸润麻醉；技巧：稀释；肾上腺素 3 滴；超声引导下进行；后方争取将后筋膜撑开，尤其是靠近胸肌的肿块；肿块前方及设计路径上的浸润麻醉。

（六）切割过程要点

超声是术者的眼睛，是手术彻底切除的保障，主要体现在：

1. 病灶的定位和穿刺点的选择，穿刺针路径的设定（尤其是多发病灶）；

2. 切割过程中病灶的识别　部分旋切后，病灶的形态、大小、位置、回声等会发生改变，随时需要超声医生头脑中的立体思维；

3. 确定旋切针与肿瘤的相对位置关系，指引旋切刀槽的方向。

（七）手术中的注意事项

1. 切割方法　尽量使旋切针与皮肤的角度小，将针穿刺到肿瘤的后方并最好紧贴肿块（图 6-2-5，图 6-2-6）；

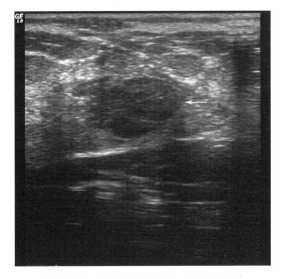

图 6-2-5　乳腺低回声肿块，浅分叶状，边界清楚，病理提示纤维腺瘤

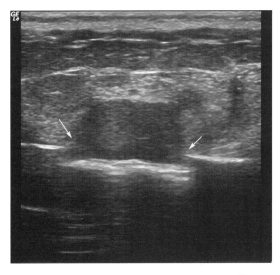

图 6-2-6　超声引导下 Mammotome，图示针槽位置

2. 不能完全排除恶性的病灶，切割范围要尽可能大，并在术中送快速冰冻切片病理检查；若条件许可，可放置定位器；

3. 多个肿块切除时，遵循病灶从小到大、良性程度由高向低的顺序切除；

4. 部分肿块活动度好，切除过程中位置容易变化，超声引导者需要引导的同时用中指和示指协助固定肿块，防止移位。

（八）术后处理要点

1. 切割结束后，沿着穿刺病灶区到针道的方向用纱布条挤压出局部的积血，必要时留置橡皮条引流；

2. 局部加压 10 分钟，无渗血后用纱布覆盖，加压包扎 24~48 小时；

3. 2 天后换药，拔出引流条，局部创可贴外敷；

4. 术中若出血较多者，可使用抗生素 2~3 天，预防感染。

（九）优点

超声可实时动态显示病变，方便快捷，引导准确，避免误伤周围重要结构，可在诊断的同时部分达到治疗的目的。

（十）缺点

由于 Mammotome 手术不像传统手术能在直视下将肿物完整取出，而是在超声引导下逐条切除，经过长期临床实践，我们发现，Mammotome 手术较容易残留微小病灶。如何在术中及时发现残留病灶从而将病灶彻底切除是医患共同关注的问题。

（十一）术腔注射生理盐水判断残留

在手术区出血量不大无需压迫止血的情况下，我们用注射器加长套管针通过体表切口沿着针道往残腔内灌注一定量的生理盐水；超声实时监控直至手术残腔充盈、切口周缘清晰可见；为了避免液体过快地从针道流出，手术者可适当按压体表切口。

实践中，Mammotome 切除乳腺病灶后，生理盐水的灌注，可明显提高残留薄片的发现率（图 6-2-7，图 6-2-8）；减少肿物残留及复发；有利于将残腔内可能存在的碎屑组织冲洗干净并引流出体外；对于乳腺恶性肿瘤病人，生理盐水的灌注有无增加癌针道转移的风险，尚未见相关文献报道，这是由于恶性病灶通常会在短时间内采取进一步的手术干预治疗。慎重起见，建议灌注生理盐水的方法最好应用在手术医师对乳腺良性肿块较有把握的情况下使用。术后随访未发现感染或其他严重并发症。

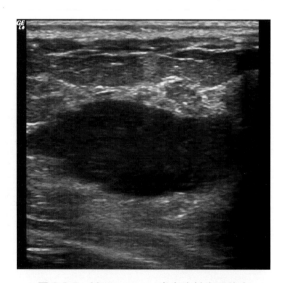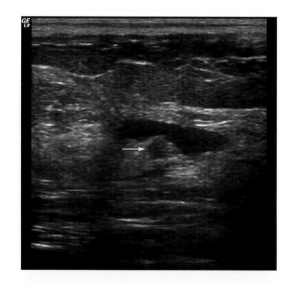

图 6-2-7　Mammotome 术中注射生理盐水　　　图 6-2-8　残腔边缘见残留，再次旋切，病理为纤维腺瘤

四、超声造影引导下腋窝前哨淋巴结活检

前哨淋巴结是肿瘤淋巴引流区域的第一组淋巴结。近年随着前哨淋巴结活检（sentinel lymph node biopsy，SLNB）技术的深入应用，有望改变腋窝淋巴结清扫作为乳腺癌外科治疗标准术式的历史，对于前哨淋巴结活检阴性的病人，可不必进行腋窝淋巴结清扫，避免了腋窝淋巴结清扫的并发症，极大地提

高了病人的生活质量。正确识别前哨淋巴结是活检成功的必要保证。

皮内及皮下注射造影剂后，造影剂可经过引流区域淋巴管汇聚至淋巴结内，理论上首先显影的淋巴结即为前哨淋巴结。

应用本方法进行腋窝前哨淋巴结活检，假阴性率约 7%，低于染料法，与核素示踪法 SLNB 类似，提示该方法有较高的临床应用价值。

（一）适应证

1. 经活检证实为乳腺癌的病人；
2. 常规超声腋窝未见典型转移性淋巴结者。

（二）操作程序

病人取平卧位，患侧手臂上抬呈 90°置于头顶，体位接近外科手术体位。常规消毒铺巾，局部浸润麻醉，于病灶一侧乳晕皮内及皮下注射配制好的造影剂（六氟化硫微泡 59mg 加入 5ml 生理盐水，震荡 30 秒）2~3ml。于造影模式下自腋前线处向腋窝动态观察淋巴管及淋巴结的显影情况（图 6-2-9，图 6-2-10），存储动态视频，于前哨淋巴结显影后，实时超声引导穿刺针进入前哨淋巴结后注射染色剂（亚甲蓝 0.1~0.2ml），即刻送手术室行腋窝淋巴结活检取出蓝染的淋巴结行术中冰冻切片。

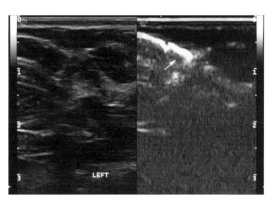

图 6-2-9　超声造影显示淋巴管

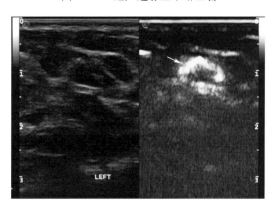

图 6-2-10　超声造影显示前哨淋巴结

（三）优点

超声造影可实时动态显示病变，可清晰显示淋巴结及引流区域淋巴结，操作相对简单。

（四）缺点

造影剂在淋巴管及淋巴结内存在时间较短，不利于全面观察病变。若淋巴管被肿瘤细胞堵塞，可能导致淋巴管及引流区域淋巴结无法显示，导致假阴性。

（胡正明　孙德胜）

第三节　乳腺病变的超声引导下治疗

一、超声引导下囊性病变抽吸治疗

（一）适应证

1. 单纯囊性增生，直径大于 20mm，有局部疼痛症状；

2. 乳腺脓肿或积乳，积极内科治疗不能消失者；

3. 乳腺结核冷脓肿形成需要抽吸后局部药物治疗。

（二）操作程序

1. 单纯囊肿者，穿刺后抽吸囊液，注射 95% 医用酒精硬化，保持 3~5 分钟后抽吸干净余液（图 6-3-1，图 6-3-2，图 6-3-3）；

2. 乳腺脓肿者　抽吸至液体消失，用生理盐水/甲硝唑/庆大霉素冲洗至冲洗液清亮；必要时注入药物留置；较大脓肿可置管以便多次冲洗（图 6-3-4，图 6-3-5）。同时结合全身抗炎药物治疗；

3. 乳腺积乳者　抽吸后，生理盐水冲洗；

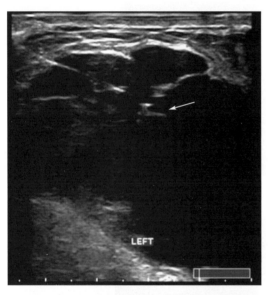

图 6-3-1　乳腺囊肿内见分隔，超声引导下
穿刺囊肿并穿透分隔

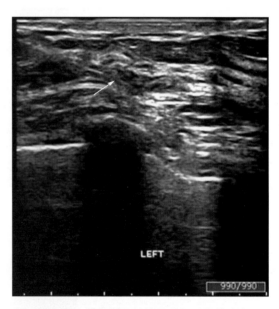

图 6-3-2　超声引导下抽吸硬化后囊肿消失

资源6-3-3

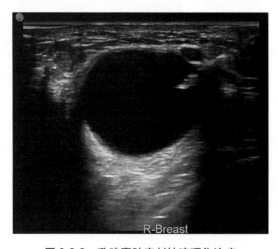

图 6-3-3　乳腺囊肿穿刺抽液硬化治疗

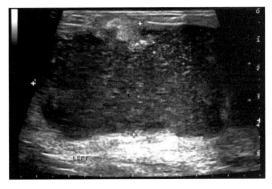

图 6-3-4 乳腺内脓肿，形态不规则，边界清楚，
内部可见细密光点，挤压时可流动

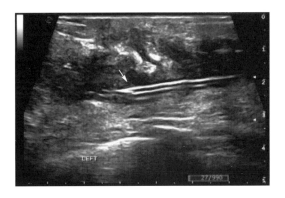

图 6-3-5 超声引导下乳腺脓肿抽吸注药

4. 乳腺结核冷脓肿　穿刺抽吸以后冲洗，局部抗结核药物治疗，同时结合全身抗结核药物治疗。

（三）优点

超声可实时动态显示病变，引导准确，可达到治愈的目的，经济实用，可重复。

（四）缺点

由于未彻底切除病灶，抽吸注药后可能局部复发。

二、超声引导下热消融治疗

随着超声技术的迅猛发展，超声在医学的应用已经从单一的诊断手段向诊断和治疗并重的方向发展。特别是超声引导下热消融治疗肿瘤已经成为肿瘤治疗的重要手段之一，在肝脏及肾脏肿瘤治疗中的应用已经日趋成熟，在乳腺肿瘤的应用尚处于临床研究阶段。前期研究结果表明，超声引导下热消融对乳腺肿瘤的完全灭活率可达 90% 以上，经热消融治疗后病理检查完全凝固性坏死率达 76%~100%。

（一）适应证

1. 经活检证实为乳腺癌，而病人拒绝行常规手术者；

2. 因基础疾病无法耐受常规手术者。

（二）操作程序

1. 病人取平卧位，患侧手臂上抬呈 90° 置于头顶，体位接近外科手术体位。常规消毒铺巾，局部浸润麻醉。

2. 术前常规行超声造影检查确定病灶范围，经肘部静脉注射造影剂（六氟化硫微泡 59mg 加入 5ml 生理盐水，震荡 30 秒）2.4~4.8ml，于造影模式下观察肿瘤范围。

3. 术前根据病灶大小设计消融点的空间分布，在实时超声引导下，将射频针或微波电极插入肿瘤中央，开启消融仪器，到达目标能量后进行下一个消融点的操作（图 6-3-6，图 6-3-7）。

4. 术后再次行超声造影检查，确定消融范围，若有肿瘤残余则对残余灶行补充消融，直至消融灶直径大于肿瘤直径 1cm 以上。

资源6-3-6

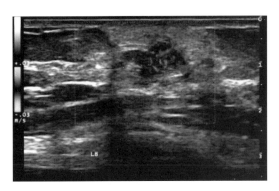

图 6-3-6 左侧乳腺癌，形态不规则，血供丰富

5. 术中应避免胸大肌及皮肤灼伤，可于肿瘤前方皮下及胸大肌前方间隙内注射生理盐水形成隔离带（图 6-3-8~图 6-3-12）。

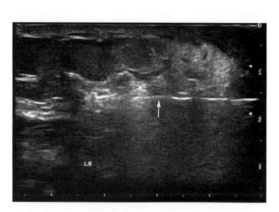

图 6-3-7　超声引导下乳腺射频消融治疗，
图示射频针的位置及产生的微气泡

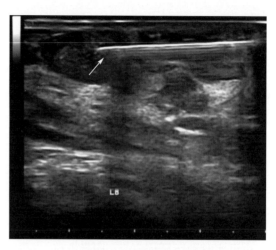

图 6-3-8　射频消融前于肿瘤前方脂肪层及腺体
后方注射生理盐水形成隔离带

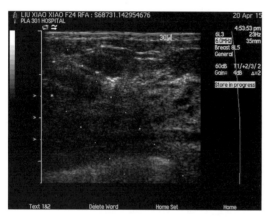

图 6-3-9　右侧乳腺 1 点病灶微波消融中
（301 医院于杰老师馈赠）

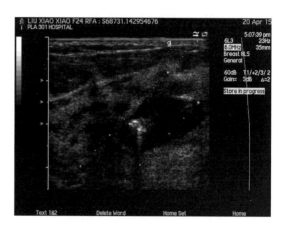

图 6-3-10　右侧乳腺 9 点病灶微波消融中
（301 医院于杰老师馈赠）

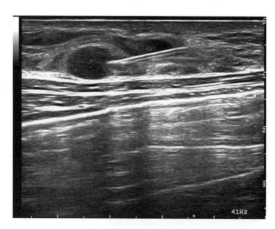

图 6-3-11　超声引导下激光光纤置入乳腺内
（301 医院于杰老师馈赠）

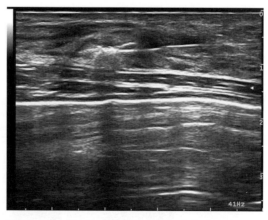

图 6-3-12　激光开始作用时，乳腺声像图表现为
点状强回声，环绕光纤头部，随作用时间延长，强
回声范围增大（301 医院于杰老师馈赠）

（三）优点

可实时观察病灶及射频针、电极针的位置，多切面多角度成像，定位精准，操作相对简单；创伤小，治疗时间短，术后恢复快，可重复治疗；局部热消融后的凝固性坏死的肿瘤可刺激机体的免疫系统。

（四）缺点

常规超声往往低估肿瘤的浸润范围，易导致肿瘤残留复发；热消融后局部微气泡影响肿瘤的显示；无法检测消融治疗区的温度变化。

（胡正明　孙德胜）

第四节　融合影像的乳腺超声介入实践

近年来，随着计算机和影像图形等相关技术逐渐融入医学领域，医学影像的质量和显示方法有了极大改善，诊断与治疗水平大为提高，为医学影像学研究和发展提供了坚实的基础。

所谓融合影像系指影像信息的融合，是信息融合技术在医学影像学领域的应用，即利用计算机技术将各种影像学检查所获得的影像信息进行数字化综合处理，多元数据协同应用，进行空间配准后，不同模态影像取长补短，融合成一种全新的信息影像，在同一帧影像上表达出来自多种成像源的信息，以获得对研究对象的一致性描述，同时融合各种检查方法的优势，达到计算机辅助诊断及协助治疗操作的目的。

目前在乳腺超声领域，融合影像在超声介入的应用主要包括超声造影引导的乳腺穿刺活检、弹性成像引导穿刺活检及 MR-US 融合成像。

一、超声造影引导乳腺穿刺活检

（一）超声造影引导乳腺穿刺活检意义及必要性

乳腺肿瘤因供血不足出现坏死，超声造影可以有效区分坏死区，确定病变有活性区域，避免取材失败或出现假阴性。

（二）术前准备

1. 设备　高频超声探头、徒手穿刺；
2. 器材　活检枪（半自动、全自动）；
3. 造影剂　SonoVue 造影剂；
4. 活检包　刀片、注射器、消毒用具、针头、纱布等；
5. 病人的准备　尽可能避开月经期，出凝血时间及血常规检查；停用阿司匹林等抗凝药物。

（三）乳腺活检基本操作要点

根据病灶的位置及操作的便利选择仰卧位或半侧卧位，设计好进针点及穿刺路径并在体表作标记。以 5ml 生理盐水配制 SonoVue 造影剂混悬液，摇匀。常规消毒铺巾，对于针道及乳腺筋膜后局部浸润麻醉，并尽量避免麻醉针出入肿块。尖刀片或破皮针破皮。启动造影模式，进入双幅图像模式下观察，从肘部浅静脉团注 4.8ml 造影剂混悬液，并以生理盐水冲管，仔细观察病变的造影模式，针对增强区域或可疑恶性区域，进行弹射取材（图 6-4-1、图 6-4-2）。对穿刺标本进行固定后送病理学检查。

二、超声弹性成像技术引导乳腺穿刺活检

（一）超声弹性成像技术引导乳腺穿刺活检意义

对于硬度不均匀或体积较大或有出现坏死囊性变的病灶，使用弹性成像技术识别病灶较硬部分进行穿刺活检，确定病变有活性区域，可避免取材失败或出现假阴性。

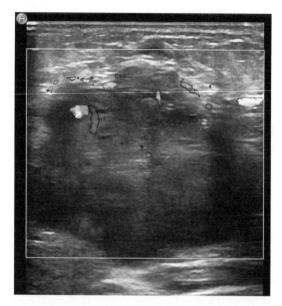

图 6-4-1　左侧乳腺内不规则低回声肿块，边缘部位血流较丰富

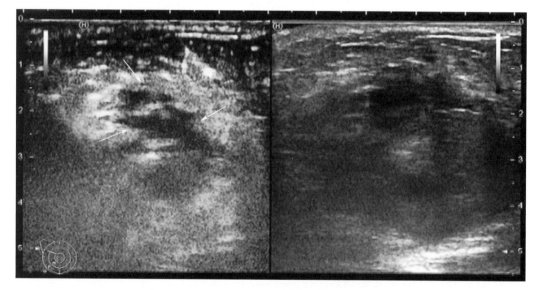

图 6-4-2　超声造影显示肿块中央见大片状无增强坏死区，穿刺边缘部位

（二）乳腺肿块穿刺活检的术前准备

1. 设备　高频超声+徒手穿刺；

2. 器材　活检枪（半自动、全自动）；

3. 活检包　刀片、注射器、消毒用具、针头、纱布等；

4. 病人的准备　尽可能避开月经期，行出凝血时间及血常规检查；停用阿司匹林等抗凝药物。

（三）乳腺活检基本操作要点

1. 根据病灶的位置及操作的便利让病人选取仰卧位或半侧卧位。

2. 对病灶进行弹性成像检查，结合弹性成像得到的病灶软硬程度分布，设计进针点及穿刺路径并在体表进行标记。

3. 常规消毒铺巾，局部麻醉。

4. 使用尖刀片或破皮针破皮后对病灶进行弹性成像检查，实时监测针尖抵达靶病灶的较硬部分，弹射取材（图 6-4-3、图 6-4-4）。

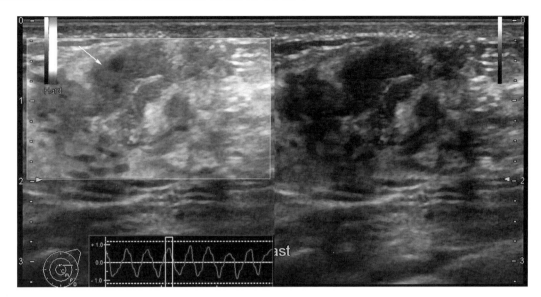

图 6-4-3 左侧乳腺内不规则低回声肿块，弹性成像显示前部质地偏硬

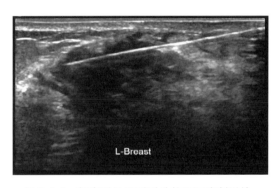

图 6-4-4 超声引导下对质地偏硬区穿刺活检，
病理显示为纤维腺瘤，局部增生活跃

5. 对标本进行固定后送病理学检查。

三、MRI-US 融合成像

（一）适应证

MRI 可显示而常规超声无法显示的病灶；体积小但是有手术指征的病灶；位置深在的小病灶。

（二）操作程序

复习病人影像学及临床资料，包括超声、钼靶、MRI 等，确定拟定位病灶。

病人取平卧位，患侧手臂上抬呈 90°置于头顶，体位接近 MRI 检查姿势。以乳头为中心，超声图像与 MRI 图像匹配融合后，同时显示 MRI 及超声图像（图 6-4-5、图 6-4-6）。

（三）优点

超声可实时动态显示病变，经融合后可同时显示 MRI 病变位置及相应的超声切面。

（四）缺点

若超声对病灶显示欠佳，则活检精确度较直接 MRI 引导下穿刺低，可能导致活检失败，肿瘤漏诊。

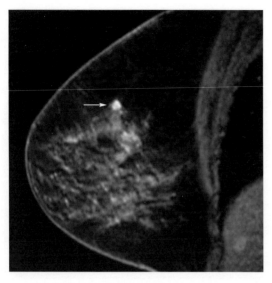

图 6-4-5　MRI 显示乳腺内实质性结节，周边见毛刺

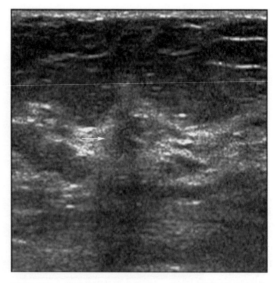

图 6-4-6　首次超声检查漏诊，再次超声检查时参考 MRI 图，于乳腺内探及模糊低回声结节，后方回声衰减，活检证实为非典型增生

（胡正明　孙德胜）

第五节　乳腺立体定位技术

乳腺 X 线摄影可以发现大量的隐匿性病变，这些病变临床无法触及，仅在影像学检查表现异常，立体定位活检（stereotactic mammography，SM）是指对 X 线片上发现的可疑病变进行局部数字化扫描、图像处理（digital spot image，DSI），根据以上图像进行立体定位活检，包括立体定位穿刺活检（stereotactic core needle biopsy，SCNB）和立体定位钢丝引导手术切检（stereotactic mammography needle localized biopsy，SNLB）两种方式，从而得到准确的定位、定性诊断。

一、立体定位核芯针穿刺活检

该方法克服了针吸细胞学（fine needle aspiration，FNA）标本量不足，得到与切开活检一样有效的明确诊断，尤其是不可触及病灶，即 NPBL（non-palpable breast lesion，NPBL），并可进一步进行免疫组织化学检查。这一类病变的 70%～80% 为良性，无需手术切除（图6-5-1，图 6-5-2）。核芯针穿刺活检在国外得到广泛应用，减少手术切开活检率达 80%，从而降低诊断费用 50%，与手术切开活检诊断符合率高达 96%（图 6-5-3，图 6-5-4），假阴性率仅 0.14%。

SCNB 使用 14 号针穿刺对乳腺内不可触及的病变行核芯针穿刺活检，所取标本（长度 9～17mm、直径 2.1mm）能达到与外科切检同样的结果（图 6-5-5～图 6-5-7），创伤小、操作简单，使乳腺良性病变病人避免不必要的外科手术，为选择保乳手术提供了重要的依据，足够的标本尚可提供雌激素受体状态的定量测定。

乳腺立体定位核芯针活检存在病理组织学低估，包括：活检为乳腺导管不典型增生的病例，手术标本诊断为导管原位癌，活检为原位癌的病例，手术后为浸润性癌两大类。任何形式的微创活检的组织学低估是客观存在的，原因分别来自于立体定位技术、病变本身及操作医生，当活检为不典型增生、导管原位癌、乳头状病变、放射状瘢痕等时，建议手术切开活检，当穿刺结果与影像学表现不符时，应重新评价。客观认识核芯针活检的临床应用，核芯针活检是诊断乳腺隐匿性病变的有效方法，在诊断准确性、避免手术、减少费用等方面更适合我国国情，正确认识核芯针活检的临床诊断价值和病理组织学低估，应引起多学科医生的重视和客观对待，提高活检准确性的同时，用微创和更低的费用为病人明确诊

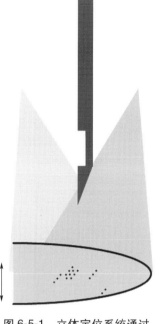

资源6-5-1

资源6-5-2

图 6-5-1 立体定位系统通过
双斜位扫描，计算活检入路

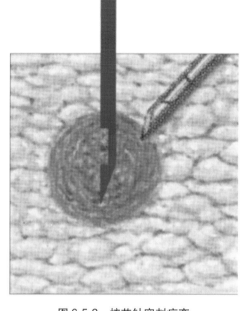

图 6-5-2 核芯针穿刺病变

资源6-5-3

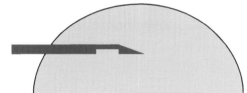

图 6-5-3 X 轴入路活检

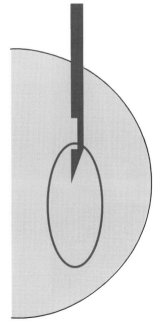

资源6-5-4

资源6-5-5

图 6-5-4 Z 轴入路活检

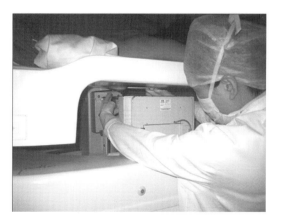

图 6-5-5 俯卧位定位

断。放射科医生、外科医生、病理科医生应建立良好的合作关系，在病理结果的解释上，操作活检的放射科医生应承担更多的解释。国内核芯针活检开展普遍不理想，止步于两方面原因：一是病理组织学低估，二是目前国内医疗环境，与国外比较，缺少多中心机构参与研究。

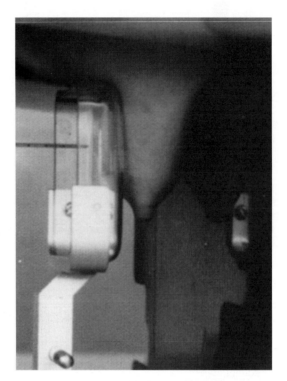

图 6-5-6 俯卧位 X 轴活检

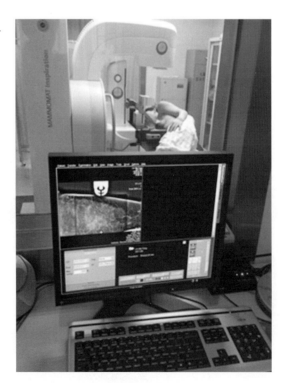

图 6-5-7 俯卧位定位

二、立体定位钢丝引导手术切检

立体定位钢丝引导手术切检，指在定位系统引导下置入金属钢丝，标记病变，从而引导外科手术，使得乳腺内隐匿性病变能够定位、手术一次完成，是诊断 NPBL 的金标准。SNLB 对良恶性肿瘤定位、切除一次完成（图 6-5-8~图 6-5-11），对早期癌及癌前病变起到积极作用，大大缩短手术时间，早期乳腺癌的检出率可达 40.6%，被认为是诊断不可触及肿块中的"金标准"。其诊断正确率可达 96.6%~100%，近期随访正确率达 99%。

准确的钢丝置入是病变成功、完整切除的前提（图 6-5-12，图 6-5-13），但在实际工作中，由于"手风琴效应"可导致钢丝移位，甚至手术中钢丝脱出，往往存在定位失败的问题。侧斜位 X 轴入路置入钢丝（图 6-5-14，图 6-5-15）、俯卧位定位 SNLB、体位角度二者结合、多根钢丝的置入 SNLB 可克服钢丝移位，准确把握病变范围，提高定位准确性（图 6-5-14~图 6-5-17）。

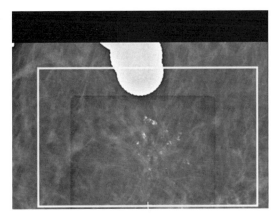

图 6-5-8　对钙化进行标记

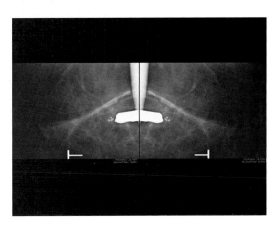

图 6-5-9　通过双斜位在 X、Y、Z 轴定位

资源6-5-10

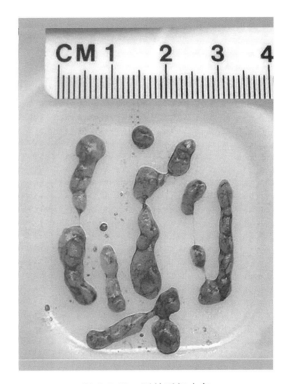

图 6-5-10　活检后标本条

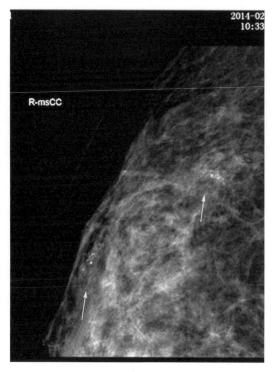

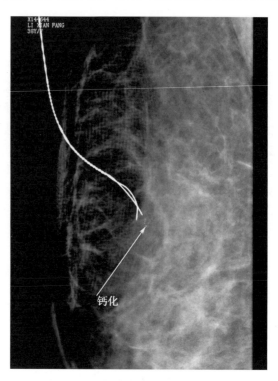

图 6-5-11　乳腺内多灶性钙化，
核芯针活检均为导管原位癌

图 6-5-12　对乳腺内细小密集钙化置入钢丝

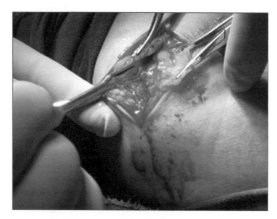

图 6-5-13　外科医生根据钢丝切除标本

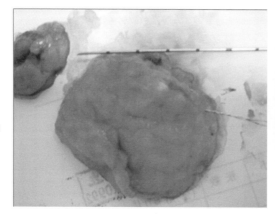

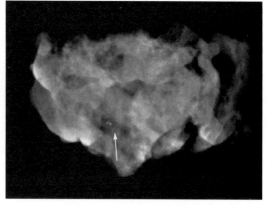

图 6-5-14　标本连同钢丝切除后

图 6-5-15　标本摄片可见钙化

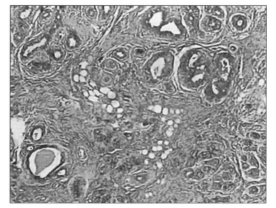

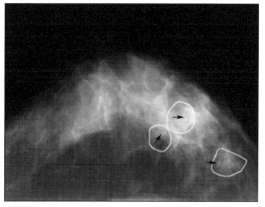

图 6-5-16　病理组织学诊断浸润性导管癌

图 6-5-17　对多中心标本分别定位

影像科医生应该充分了解病变并熟练掌握立体定位技术，提高定位的准确性，更有效地指导外科准确切除乳腺内的隐匿性病变（图 6-5-18，图 6-5-19）。

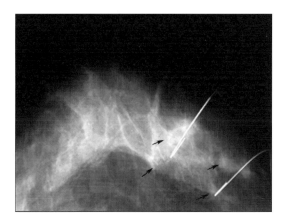

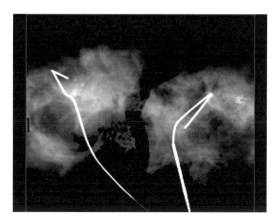

图 6-5-18　分别放置两根刚丝标记

图 6-5-19　对切除标本分别确认是否与平片相符合

（马　捷）

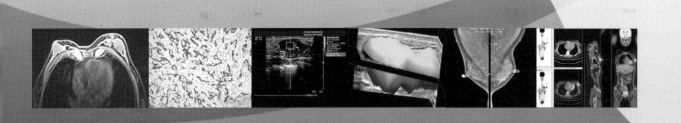

第四篇

乳腺影像应用及进展

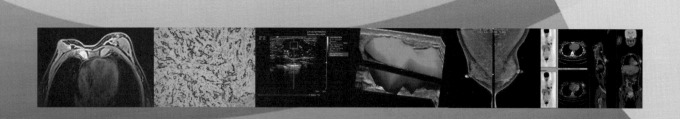

第七章　乳腺影像学靶标的应用及研究进展

（一）靶标概述及其临床研究背景

乳腺癌的病因治疗尚未解决，预后关键取决于早诊早治。随着现代医学影像技术的发展，临床上发现了越来越多的非扪及性乳腺病变（直径<15mm）。影像学引导下对病灶进行活检，于活检后局部植入显影靶标（marker）标识病灶，对非扪及性乳腺病变进行融合影像下的追踪、定位、监测、管理；也用于对较大乳腺癌肿进行新辅助化疗前的病灶标识，以此制订精准、个性化的循证诊疗计划。医学影像学靶标是能于一种或多种影像模式（超声、X线、MRI等）下显影成像，而被放置在身体组织中起标志作用的物件，属于国家三类医疗器械。国际上，乳腺影像学靶标发展历经3代，逐步成熟。它是对乳腺病灶进行多模影像管理的重要手段，于乳腺癌的早诊、早治，手术时精准切除残存癌灶方面有重要意义。

乳腺外科经历了两次革命，从乳腺根治术到保乳术；从腋窝淋巴结清扫到前哨淋巴结活检。WHO提出的乳腺癌筛查项目正在全球特别是中国普及，以高频超声、数字钼靶、高场强MRI等为代表的影像学手段正成为乳癌诊断技术发展的先行者，现代多模影像医学技术的发展与融合，促进了乳腺癌的早期诊治。1995年Kaplan等率先在超声引导下，使用核芯套管针完成了乳腺活检；1997年Burbank等采用钼靶立体定位，以较大口径的真空辅助活检针将金属靶标植入病灶，开创了靶标技术先河；随后Phillips等开发出超声、钼靶引导的靶标技术；近年，以HydroMARK（水凝胶靶标）为代表，已发展为超声、钼靶、MRI多模影像显影。乳腺影像靶标发展历经3代，逐步成熟。

经皮穿刺活检已成为诊断乳腺病变的常规方法，影像学引导活检后植入靶标已经成为正确管理非扪及性乳腺病变的重要技术之一。国际上靶标种类齐全，虽然价格昂贵（HydroMARK最贵约6300RMB/个），但由于需要，仍得到临床应用。国内能得到应用的是巴德公司生产的单模钛钉靶标（800RMB/个），因靶标属国家三类医疗器械，且管控严格，于是研发一种适合亚洲特别是中国妇女的乳腺靶标，对解决乳腺病灶管理与术中定位、精准切除的问题，意义重大。

（二）靶标的主要临床应用范围

1. 预测为恶性的非扪及乳腺病变，植入乳腺靶标可对病变进行示踪定位，避免术中切除过多的非病变乳腺组织。

2. 对直径>4cm的乳腺癌病灶活检后植入靶标，行新辅助化疗，降级保乳，指导定位，精准切除病灶或残存病灶，乳腺靶标应用是日后国内乳腺疾病诊治技术规范与发展所必需。

（三）国际上的靶标现状

国际上乳腺Marker发展经历二十年、历经三代，6家公司13个品牌产品已面世，市场成熟、技术先进（表7-1）。Marker的材料、性状、形式多种多样，而我国应用大多数为1代金属靶标。

（四）乳腺影像学靶标技术的应用及研究进展

1. 金属钢丝定位　X线摄影引导的钢丝定位适于以簇状微钙化为中心的早期原位癌：操作时平行于胸壁进套管定针，至针尖抵达病灶前缘，推入金属钢丝，倒钩前端固定于病灶，缓慢退出定位针鞘（图7-1），X线摄影明确定位针尖与病灶位置关系，钢丝尾端以纱布覆盖固定；手术切除至病灶周围10mm，术后对切除组织行钼靶摄片（图 7-1），以确保含微钙化的病灶被切除。目前超声下引导钢丝定位也开始推广，其优点如下：①操作者可实时观测穿刺过程，及时调整穿刺针，确保针尖精确抵达病灶前缘；②避免病人因体位改变、病灶位置变化导致漏切或多切；③对组织损伤小，恢复快；④无电离辐射，可重复扫查；⑤无染料着色定位弥散问题，可保证病理与手术结果的准确性。钢丝定位注意事项如下：避免穿刺过深，造成气胸等严重并发症；小角度穿刺，旋转或轻微提插穿刺针以显示针尖；病灶切除后进行影像学检查，以保证切除完全。

表 7-1　三代乳腺靶标对比表

Tissue marker design	Use	Size	Distributing company	Bioresorbable embedding material	Metallic marker composition	Shape
Metallic marker						
MicroMark II	MG	8G	Devicor Medical	–	Titanium	Ribbon
	US	11G	Products			
UltraCor	MG	14G	Bard Biopsy Systems	–	Stainless steel	Ribbon
	US	17G				
	MRI					
Ultraclip	MG	17G	Bard Biopsy Systems	–	Titanium	Ribbon wing coil
	US					
TriMark	MG	9G	Hologic	–	Titanium	"T" cylinder
	US	12G				
CeleroMark	MG	12G	Hologic	–	Titanium	"T" cylinder
	US					
Biomarc	MG	18G	Edimex	–	PCCZO	"Bar bell"
	US					
	MRI					
Montreal technique						
Weck Atrauclip	MG	18G	Weck Closure Systems	–	Titanium	Ribbon
	US					
Hemaclip	MG	18G	Weck Closure Systems	–	Titanium	Ribbon
	US					
Metallic marker with packing material						
MammoMark	MG	11G	Devicor Medical	Bioresorbable collagen	Titanium	BCA[a]
	MRI	8G	Products	plug of bovine origin		
GelMark Ultra/GelMark	MG	7G-14G	Bard Biopsy Systems	PLA/PGA pellets	Stainless steel	BCA[a] "S"
UltraCor	US					
	MRI					
SenoMark/ SenoMark	MG	7G-14G	Bard Biopsy Systems	PGA microfiber pads	Stainless steel or	"S" "x" "O" "m"

续表

Tissue marker design	Use	Size	Distributing company	Bioresorbable embedding material	Metallic marker composition	Shape
UltraCor MRI	US MRI				titanium	
StarchMark/ StarchMark UltraCor	MG US	10G-14G	Bard Biopsy Systems	Polysaccharide (starch) pellets	Stainless steel	BCA[a] "V"
SecurMark	MG US	9G-12G	Hologic	Suture-like netting	Stainless steel or titanium	"T" cylinder
Tumark	US MRI	18G	Edimex			Coil
HydroMark	MG US	8G-13G	AngioTech	Polyethylene-glycol hydrogel	Stainless steel or titanium	Coil
BravebullHans	USGS	14G-18G	composite l	研制中	titanium	"wave" cylinder

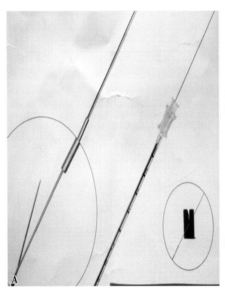
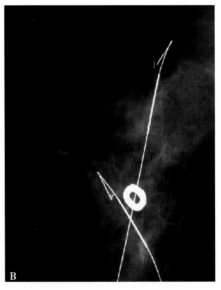

资源7-1A

图 7-1　市面上已有的不同形态的金属钢丝
A. 市面上主要的金属钢丝样图；B. 金属钢丝植入乳腺病灶后，
X 线摄影明确针尖与病变的位置关系

2. 穿刺着色定位　将对人体安全无害的亚甲蓝等染料，于超声引导下注入非扪及性乳腺病灶，手术中示踪、标识定位切除（图 7-2）。其优点如下：①由影像科和外科医师共同完成操作；②小角度穿刺，体位与手术相同；③操作简便、迅速、创伤小，可提高病灶切除的准确性。需注意手术不宜采用局部浸润麻醉。此外，染料易扩散和吸收，注入后需即时手术。

3. 皮肤体表定位与金属靶标

（1）皮肤颜料、声影标记或钛夹定位：当乳腺病变浅表、靠近皮肤且足够大时，临床惯以体表定位和标记投影：①超声扫描后，用颜料于病灶皮肤表面作"十"字交叉标记定位，该法简单易行、无侵入性，是目前基层临床最常用的方法，需病人定位体位与手术体位一致，以防止体表定位标记与病灶错位，但小病灶定位较困难；②用棉签置于超声探头下产生声影，投影于病变，引导穿刺活检或手术切除；③用胶布将金属钛夹粘贴于病灶体表皮肤，行钼靶摄影定位。

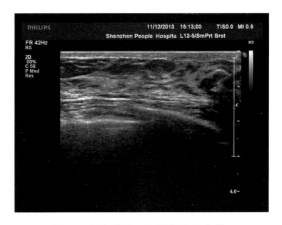

图 7-2　超声引导下亚甲蓝注射定位，
可见乳腺病灶及其左旁的针尖

（2）金属靶标：钛或不锈钢靶标最为常用，适用病灶如下：①于影像学引导下活检后，预测为恶性、定位切除困难的非扪及乳腺病变，植入乳腺靶标可对病变进行示踪定位，避免术中切除过多的非病变乳腺组织；②直径>3cm病灶，予以活检确诊、行新辅助化疗；治疗后组织发生改变，需通过定位观测肿瘤生长与影像学变化，再择期手术，病灶定位切除困难者。引导植入乳腺靶标的方法包括：①钼靶立体定位穿刺后；②超声"十"字交叉实时定位穿刺后；③MRI乳腺专用线圈下穿刺栅格装置引导植入。

目前，市面上拥有不同形状的金属靶标（图 7-3）；超声引导下可实时观察金属靶标的释放过程（图 7-3）；植入病灶后，不同形态金属靶标可在 X 线摄影图像上显像（图 7-3）。

4. 染料、核素及造影剂等靶向对比剂在鉴别诊断乳腺病变良恶性及侵袭性前哨淋巴结上的临床应用

（1）染料法与核素法：核素法主要用于前哨淋巴结的定位和活检，准确、操作简单、省时，临床应用广，但需要专用探测仪器，费用较高，同时存在放射性等问题；染料法易出现漏检，可能会对局部皮肤造成损害。Erpelding 等开展光声成像技术对亚甲蓝等染料进行成像，可体外无创、精确定位前哨淋巴结位置。

（2）超声造影剂：超声造影可实时显示造影剂自肿瘤经淋巴管流注到前哨淋巴结的全过程，显示淋巴结转移灶与前哨淋巴结（图 7-4）。SonoVue 和 Sonazoid 为临床常用造影剂，实时、无污染、操作简单。

（3）MR 对比剂：注入对比剂后，良性病变为均匀强化且边界清楚，乳腺癌多强化不均，边缘不整且较中心增强明显；时间-信号强度曲线早期迅速强化后迅速下降，即"快进快出"者，多为恶性病灶。

（4）钼靶下乳腺导管造影：乳管内注入泛影葡胺后立即行钼靶摄片，可清晰显示导管结构、病变范围以及病变与导管的关系，操作简单、安全，有助于早期诊治导管癌。

5. 放射粒子定位

（1）失效的放射粒子金属壳：放射性金属粒子已经获得各国医药管理部门的授权和批准，失效的放射性粒子作为一种良好的乳腺植入靶标，可方便合法地于钼靶与超声引导下植入病灶，于术中及病理检查时对病灶进行定位（图 7-5）。目前超声引导下粒子植入技术成熟、效率高、效果好、手术安排灵活，偶尔可诱发血管迷走神经反应。

（2）放射性金属粒子定位：Luini 等率先提出对隐匿性病灶行放射介导定位。[125]I 可发出 27keV 射线，于超声或立体定位引导下将 [125]I 标记的小型钛粒子（4mm×0.8mm）植入病灶（图 7-6），可使隐匿性乳腺病灶显像；[99m]Tc 能发出 140keV 射线，可用于显影前哨淋巴结。通过改变伽马探头的灵敏度，可分辨释放的射线来自局部病变还是前哨淋巴结。放射性粒子定位可在术前 5 天内进行，在操作时间上不会产生冲突。研究发现，粒子迁移的风险率和植入失败率较低，与金属钢丝定位相比，病灶切除更完整，术后切缘阳性率和再次手术率更低。

6. 增加组织对比密度或声阻抗的生物靶标　Eby 等研制出一种新型定位靶标，由超声下可显影的特殊材料包绕钼靶下可见的金属夹构成。该靶标能增加周围组织对比度，外层材料未被生物降解前，超声下可显影。其定位病灶效果良好，可省去术前金属钢丝定位过程，节省了人力、财力和时间。

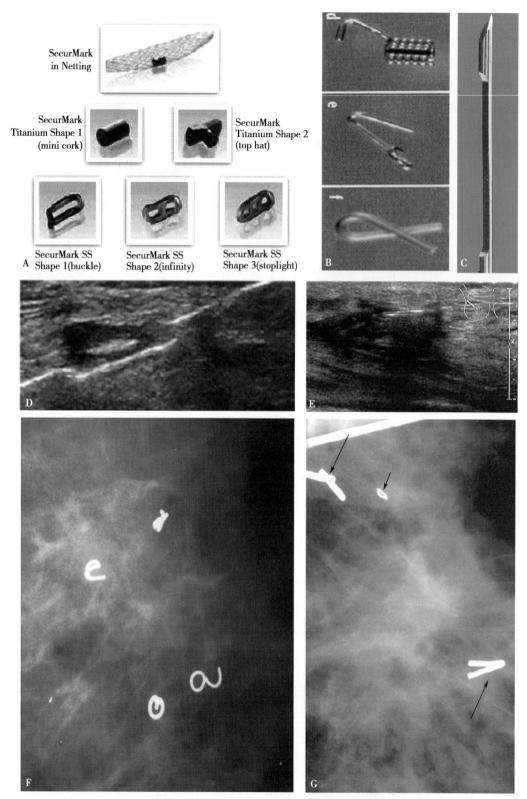

图 7-3　金属靶标及其释放装置以及植入后的影像显影

A、B. 目前市面上不同形态的金属靶标：分叉状、螺旋状、环状、网状等；C. 金属靶标的释放装置：植入前靶标置放于凹槽结构中，针尖抵达病灶后，通过释放装置的推杆将靶标推至病灶组织；D. 超声显示金属靶标植入乳腺病灶的过程：靶标及释放装置均可于超声上清晰显影；E. 植入病灶后，金属靶标于超声图像上的显影；F、G. 植入病灶后，不同形态的金属靶标于 X 线摄影上可清晰显影

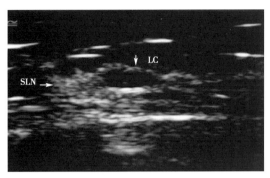

图 7-4 超声造影

病人注入造影剂后，乳腺显影：超声清晰显示前哨淋巴结

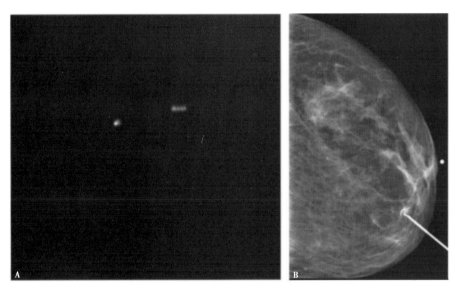

图 7-5 放射性金属粒子植入病灶后的 X 线摄影图像

不同形态的失效的放射性金属粒子植入乳腺病灶后，

X 线摄影上均能清晰显影，再于影像学引导下植入金属钢丝，实现精准切除病灶

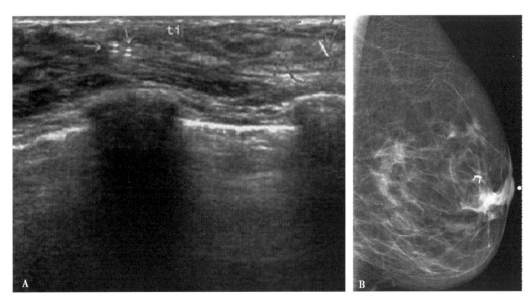

图 7-6 放射性金属粒子植入病灶后的影像显影

A. 放射性金属粒子植入乳腺病灶后，超声图像上清晰显示；B. 放射性金属粒子

植入乳腺病灶后，X 线摄影上显影清晰，病灶定位准确

最近研究发现，活检后植入胶原蛋白包裹的金属钛靶标后，常规钼靶追踪于活检部位易出现新的微钙化，需重复活检，病理表明这种微钙化与嗜酸性异物有关。

7. 以活体内自然生成特殊回声区作为靶标

（1）血肿超声定位技术（hematoma-directed ultrasound-guided，HUG）：血肿作为一种生理性替代靶标，能指导乳腺病变组织的术中定位与切除（图7-7）。1990年Parker提出钼靶下立体定位核芯针活检，对乳腺病灶行真空辅助活检术后，血肿充满活检腔，超声可检测目标病变和血肿，无需金属钢丝，即可完成对病灶的定位。血肿可由立体定位活检，在预定区域内产生，也可将病人血液（2~5ml）注入靶病变产生。HUG定位非扪及乳腺肿块精确、操作简单、耗时短、效率高，无金属钢丝定位的不适及钢丝迁移的担忧。

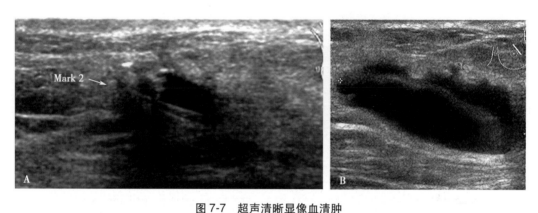

图7-7 超声清晰显像血清肿

A. 乳腺活检后，局部产生的血肿于超声上显像成无回声，内可见弱回声漂浮，一定时间内可指导定位并切除病灶；B. 超声显像血清肿无回声

（2）适用于超声显像的胶原与明胶靶标：此类靶标外层为胶原蛋白或吸收性明胶海绵，有多孔、可生物降解特性，内部填充弹性蛋白嵌以含气空腔。初期外层材料超声下可视，呈等回声（图7-8），一段时间后，X线或MRI下显像发生钙化改变，这是由于靶标植入到人体后，在骨生长因子、磷脂、聚乙二醇等作用下，弹性蛋白发生钙化。

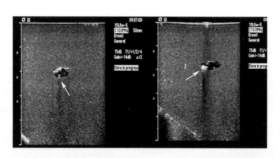

图7-8 吸收性明胶海绵靶标植入仿体后的超声显影

靶标植入后吸水，超声可显影呈无回声

8. 聚合物靶标 Rosen等于2003年开发了一类全新的乳腺靶标，其内为钛或不锈钢夹，长期可视；外层包裹性材料包括聚乳酸、聚羟基乙酸或淀粉小球等，可吸收液体并填充活检腔，对腔壁产生一定压力，促使血小板黏附聚集，启动凝血机制，产生止血效应，同时减少靶标在管腔中的移位；植入靶标6周内，均可于超声下显影，6~8周显影率降低。Bard Biopsy System公司生产了3种该类靶标，包裹材料为球形的聚羟基乙酸/聚乳酸（PGA/PLA），或金属夹尾部夹有聚乙烯醇（图7-8）；Sung等采用一种网纹状粒子靶标，活性0.100~0.125mci，表面材料为可生物吸收的L-丙交酯和聚-乙交酯，可防止粒子植入后迁移；AngioTech公司生产了一种含有PEG水凝胶的HydroMark（图7-9）。

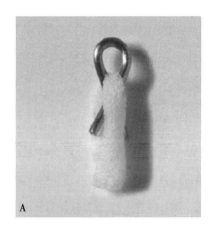

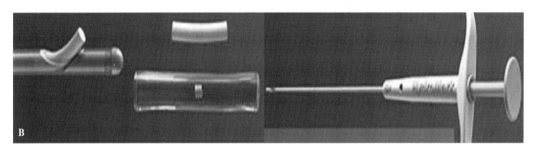

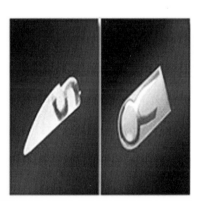

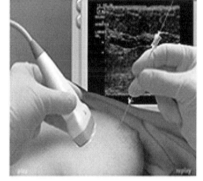

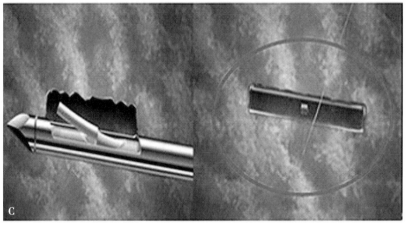

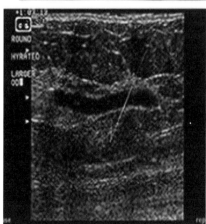

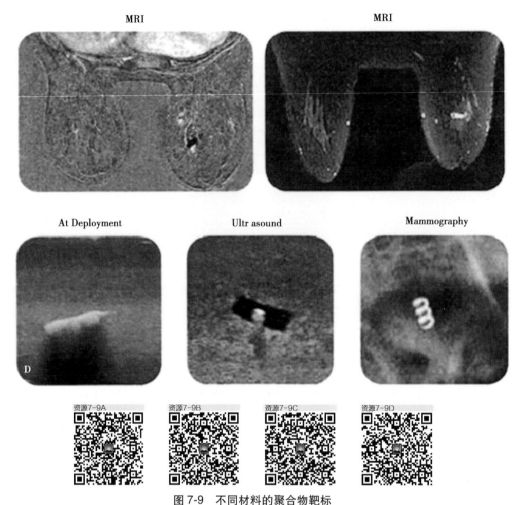

图 7-9　不同材料的聚合物靶标

A. 金属夹尾部夹有聚乙烯醇组合成的复合靶标；B. HydroMark 及其释放装置；
C. HydroMark 植入组织后的模拟图；D. HydroMark 植入后，于超声、钼靶、MRI 上的显影图像

9. 多模影像靶标　普通植入靶标不能在多种影像成像方式下显影，不同影像学下植入的乳腺靶标都有其适应证：MRI 引导的所有介入操作规程均适用其靶标植入。钼靶靶标植入适应证：①立体定位活检后，病变显像不清；②用于多个病灶的分辨；③MRI 植入后，"第二眼"钼靶并执行活检。超声下靶标植入适应证：①病灶小于 5mm；②复杂性囊肿；③实施新辅助化疗时；④超声与钼靶诊断不一致时；⑤MRI 植入后，"第二眼"超声下执行活检；⑥多个活检部位的辨别；⑦完成粗针真空辅助活检，指定"靶"病灶全部切除后。

（五）本作者课题组的乳腺靶标实验研究

本课题组通过系统收集并研究国内外相关文献与专利资料，检索国际上各种靶标材料，观摩、学习操作技术，实验测试数十种材料（图 7-10），测试其成分材料的声阻抗、温敏、溶胀等物理性能，筛选靶标原材料，试制成乳腺靶标并植入活体，利用超声、钼靶评价其活体显影性，并解剖、病理分析靶标及周围组织，筛选出胶原蛋白金属双模材料制作成双模靶标，进行体内影像及演变影像观测。

前期联合厂家制作单纯的胶原蛋白靶标，进行活体植入实验，研究胶原蛋白活体内的溶胀性能及影像学表现。实验发现：胶原蛋白靶标植入活体后，声像图上历经局限、体积明显增大、形态饱满而稳定的无回声演变（图 7-11）。基于此研究，作者课题组研制出染色胶原蛋白复合金属乳腺定位靶标，于超声引导下，植入活体后，声像图上：复合靶标于活鸭肌肉、筋膜、脂肪组织中显影清晰；从植入部位显影效果看：肌肉组织优于筋膜，筋膜优于脂肪组织；靶标周边可观察到随时间变化的稀薄无回声，并随

之靶标中央逐渐清晰显示螺旋条状的钛丝，呈特征性的平行点样的金属强回声（图7-12）。X线摄影图像上靶标中央的钛丝均清晰成像（图7-12）。且活体解剖后，溶胀的靶标颜色稳定，组织中未见弥散，从而达到了双模态显影的作用。

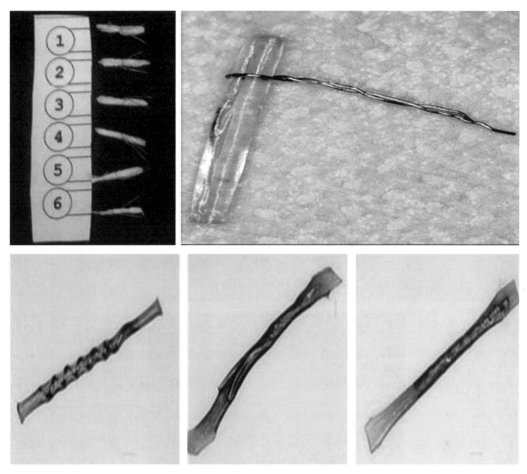

图7-10　课题组检索、筛选材料试制的不同的乳腺靶标
左上为手工制作的胶原蛋白金属靶标；右上为联合厂家制作的胶原蛋白金属靶标；图下为联合厂家制作的染色的胶原蛋白复合金属靶标，内含三种不同形状的金属丝：单螺旋、分叉状、双螺旋

根据多年对靶标技术的实验研究基础，作者课题组申请了一项国家发明专利（201420561799.7），公开了一种显影靶标及释放靶标的乳腺专用发明装置（图7-13），已获授权。该靶标至少包括有：一个具有影像标识作用的金属靶，及其包覆物；所述包覆物为京尼平与I型胶原蛋白制成。释放靶标的专用装置包括有引导套管针鞘和靶标释放装置。其中，金属材料起超声、钼靶影像标识作用，包覆物起光学、声学标识作用，共同用于多种影像模式或光学模式下的显影、显像，如钼靶、超声、MRI、DBT（digital breast tomography）、光学、光声成像（photoacoutic tomography）；金属靶和包覆物结合在一起，形成影像学与术中肉眼可见的功

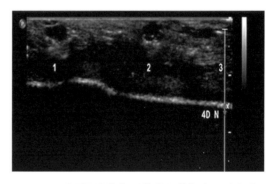

图7-11　胶原蛋白靶标活体植入的超声显影实验
胶原蛋白靶标植入活体后逐渐溶胀，声像图上的无回声体积渐渐增大，最后形态饱满而稳定

能复合材料乳腺靶标，有助于病灶组织的复查、管理，术前及术中的精确定位。

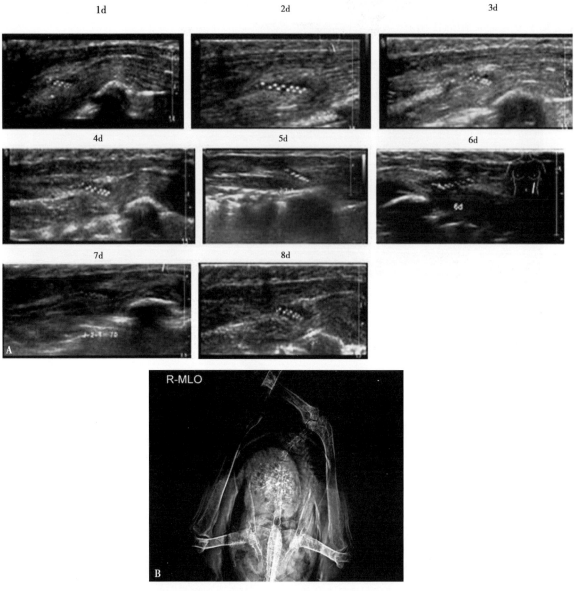

图 7-12 染色复合乳腺定位靶标活体植入的超声显影

A. 复合靶标植入活体后，超声图像上靶标周边最初为稀薄无回声，随着时间变化，靶标中央逐渐清晰显示螺旋条状的钛丝，呈特征性的平行点样的金属强回声；B. 靶标中央的钛丝于 X 线摄影图像上清晰成像

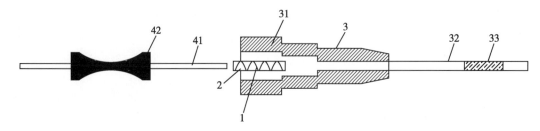

图 7-13 "一种显影靶标及释放靶标的乳腺专用装置"示意图

靶标及其释放装置可实现不同类型靶标的准确释放，实现精准定位、指导切除。已申请发明专利并获得发明授权

（六）靶标的临床应用现状

2015版《乳腺癌新辅助化疗后的病理诊断专家共识》建议：新辅助化疗前行粗针穿刺活检时放置标志物；对于新辅助化疗前腋窝淋巴结穿刺为阳性的病人，建议在阳性淋巴结部位放置金属标志物。超声定位下放置金属标志物，国内目前多用bard产品，即ultraClip Tissue金属标志物，临床应用于不能触及肿块的病人进行保留乳房手术（图7-14A、图7-14B），将有效指导手术切除并降低切缘阳性率，切除的组织量也更少；有文献提出在新辅助治疗前，空芯针穿刺后随即由超声引导下原发灶放置，参见图6-1-7，将有助于疗效的影像和病理评估。新辅助治疗前阳性淋巴结标志物的放置，在国内的临床应用也相继开展，见图7-15，它将从两个方面提高腋窝手术的准确性。首先，提高阳性淋巴结的手术切除率；其次，提高新辅助治疗后前哨淋巴结活检的成功率，对临床N1期病人可显著降低前哨淋巴结活检假阴性率。

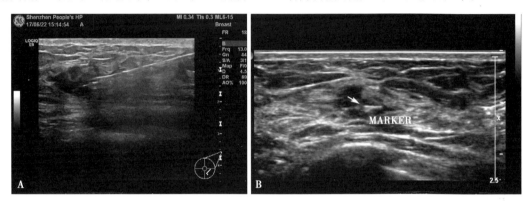

图7-14 超声引导释放Bard-ultraClip Tissue金属标志物

A. 释放装置刺入肿块并释放影像；B. 超声引导释放Bard-ultraClip Tissue金属标志物影像

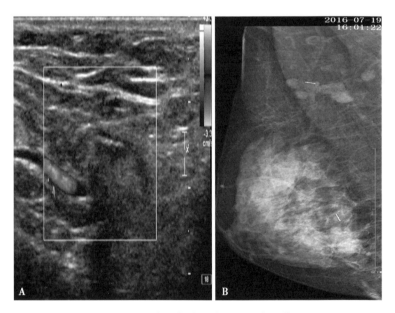

图7-15 金属标志物在淋巴结内影像

A. 超声影像；B. X线影像

（七）靶标的展望

乳腺癌尽早诊治是最具成本效益的防控策略，也是决定预后的关键。早期、精准、个性化的循证诊疗计划实施的节点之一在于应用超声、X线、MRI等多种影像模式引导下植入靶标，对已知、隐匿或可疑病变精确定位、对比追踪、识别监测、分类管理。研发价廉、实用、多功能、多模影像特性的乳腺靶标，并将之向临床推广，尚需多学科协作、多中心应用，厂家、国家医药管理相关部门以及医院的共同努力。

（李 萌 张 海）

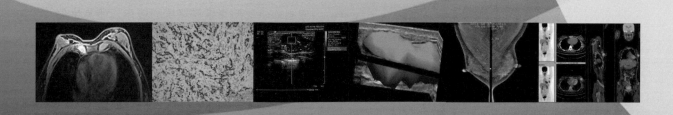

第八章　乳腺影像学应用及进展

第一节　乳腺癌的超声诊断新进展

超声是诊断乳腺病变的主要影像检查方法之一，随着超声弹性成像、超声造影、三维成像等新技术的应用及迅速发展，超声检查在乳腺癌诊断中发挥更加重要的作用，现就其应用进展作简要概述。

一、乳腺弹性成像在乳腺癌中的应用

（一）定义与原理

超声弹性成像（ultrasonic elastography，UE）或 E-成像是近年来用于临床的一种新的成像模式，它能反映生物组织的弹性信息，对于疾病的诊断具有重要的参考价值。由于乳腺癌病灶硬度通常高于正常乳腺组织，并且在癌症早期就会出现硬化过程，因此使用超声测量和评估组织弹性的成像技术成为了一种有效、无创的诊断方式。

超声弹性成像的基本原理是对组织施加一个内部（包括自身的）或外部的动态/静态/准静态的激励。在弹性力学、生物力学等物理规律作用下，组织将产生一个响应，例如位移、应变、速度的分布产生一定改变。利用超声成像方法，结合数字信号处理或数字图像处理技术，从而间接或直接反映组织内部的弹性模量等力学属性的差异，评估组织内部的相应情况。

由于人体软组织的不可压缩性，衡量软组织的弹性参数通常所指的是杨氏模量或剪切模量，计算公式为：

$$E = \sigma / \varepsilon$$

其中，E 表示杨氏模量，σ 表示正向应力，ε 表示正向应变。

剪切波（shear wave）与杨氏模量：剪切波就是横波，形象的说是质点振动的方向垂直于振动传播方向的一种波，该剪切波速度可以反映被测组织或器官的质地。

通过模型简化，得到剪切波速度与杨氏模量的计算公式：

$$E = 3\rho C^2$$

其中 E 为杨氏模量，C 为剪切波速度，ρ 为组织密度。只要测得剪切波的传播速度，即可估算组织的杨氏模量。

测量原理：发射脉冲到组织或器官内的指定位置，使组织局部产生微小形变，应用敏感的探测技术检测出因组织形变产生的剪切波传导速度。

（二）超声弹性成像的分类

目前国内外推出超声弹性成像技术的各类超声仪非常多，目前按施加激励源的不同，弹性成像分类方法有以下三种：①基于应变的静态法（应变弹性成像）（表 8-1-1，图 8-1-1A～图 8-1-1C）；②基于剪切波的动态法（剪切波弹性成像）（表 8-1-2，图 8-1-1D，图 8-1-1E）；③基于外加应力的机械法（瞬时弹性成像）（表 8-1-2，图 8-1-1F）。而临床应用较多的是前两种方法。

表 8-1-1　应变弹性成像技术分类

应变成像　strain imaging	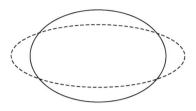 图 8-1-1A

（A）应变弹性成像（压迫式弹性成像）

激励方法	成像系统	超声仪厂家	检测内容
手动施压或受试者自身心脏及血管波动、呼吸运动等	ElaXto™ Real-time tissue elastography™ Elastography ElastoScan™ eSieTouch™ Elasticity Imaging	Esaote Hitachi Aloka GE Philips Toshiba Mindray Samsung Siemens　Ultrasonix	应变弹性成像图及评分 弹性应变率及弹性应变率比值（Strain ratio） 弹性及灰阶图像面积比值（EI/B size ratio）

成像示意图

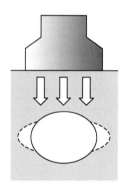

图 8-1-1B

（B）声辐射力脉冲弹性成像或 ARFI 弹性成像

激励方法	成像系统	超声仪厂家	检测内容
声辐射力脉冲激励	VirtualTouch™ Imaging（VTI／ARFI）	Siemens	应变弹性成像图及弹性评分 弹性应变率及弹性应变率比值（Strain ratio） 弹性及灰阶图像面积比（EI/B size ratio）

成像示意图

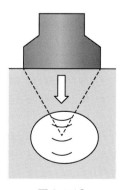

图 8-1-1C

表 8-1-2　剪切波成像技术分类

剪切波成像 shear wave imaging

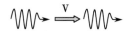

图 8-1-1D

（A）点剪切波速测量

激励方法	成像系统	超声仪厂家	检测内容
声辐射力脉冲激励	Virtual Touch™ Quantification （VTQ/ARFI） ElastPQ™	Siemens Philips	剪切波速度（米/秒） 杨氏模量（kPa）

（B）剪切波速成像

激励方法	成像系统	超声仪厂家	检测内容	
声辐射力脉冲激励	ShearWave™ Elastography：（SWE TM） Virtual Touch™ Image Quantification （VTIQ/ARFI）	SuperSonic-Imagine Siemens	应变弹性成像图及弹性评分 杨氏模量（kPa）	剪切波速度（m/s）

成像示意图

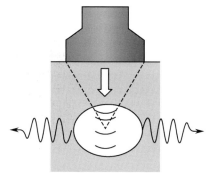

图 8-1-1E

（C）瞬时弹性成像（点横波速度测量）

激励方法	成像系统	超声仪厂家	检测内容
外部可控机械振动	FibroScan™	Echosens	剪切波速度（m/s） 杨氏模量（kPa）

成像示意图

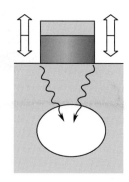

图 8-1-1F

（三）超声弹性成像在乳腺癌诊断中的应用

1. 压迫式弹性成像在乳腺癌诊断中的应用 1998 年由 Krouskop 等报道，乳腺内不同组织的弹性系数各不相同，弹性系数由小到大依次为浸润性导管癌>非浸润性导管癌>乳腺纤维化>乳腺腺体组织。临床上采用超声弹性分级对乳腺病灶的硬度进行半定量参数分析，以灰阶或彩色超声图像表示感兴趣区组织的硬度，大多采用日本筑波大学 Itoh 教授提出的 5 分法对病变组织进行 UE 评分。其评分标准为表 8-1-3。

表 8-1-3 UE 评分标准

评分	病灶形变	显示颜色
1 分	整体发生变形	绿色
2 分	大部分发生变形，部分没有变形	但小绿色和蓝色相间的马赛克
3 分	边缘发生变形，中心部分没有变形	病灶中心为蓝色
4 分	全体没有变形	病灶整体为蓝色
5 分	全体和周边组织都没有变形	病灶和周边组织为蓝色

在此评分标准下，评分为 4~5 分者提示组织硬度大而诊断为恶性；1~3 分者提示组织硬度相对小而诊断为良性病变，并且乳腺>脂肪组织（图 8-1-2，图 8-1-3）。

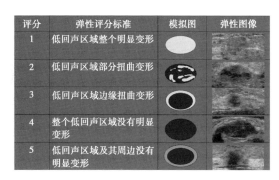

图 8-1-2 压迫式弹性成像评分示意图

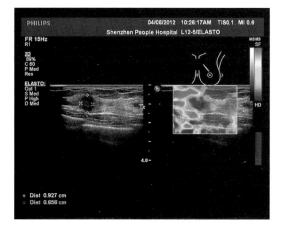

图 8-1-3 乳腺二维与弹性超声图

女，36 岁，左乳 11 点实性肿块，肿块质地较硬，弹性评分为 5 分，病理：浸润性导管癌

2. 剪切波弹性成像在乳腺癌诊断中的应用 正常组织与乳腺癌组织对比，两者的弹性模量存在较大差异。通过对手术标本的实验监测，乳腺癌的弹性模量值要比正常脂肪、腺体组织、纤维腺瘤高 5~

20 倍。乳腺癌与乳腺内不同组织的弹性系数各不相同，各种组织硬度从大到小的顺序为：浸润性导管癌组织>非浸润性导管癌组织>乳腺纤维化组织>乳腺组织>脂肪组织，组织弹性系数越大，表示该组织的硬度越大，故可将超声弹性成像应用于乳腺肿瘤的定量分析诊断。应用剪切波弹性成像，可以直接显示出组织弹性的最大值、平均值和最小值，通过对各种乳腺组织和不同大小肿块弹性值的量化检测，组织弹性特征有助于肿瘤的良恶性鉴别，区分不同类型的良性病变，识别病灶是否是正常脂肪嵌入腺体等（表 8-1-4，图 8-1-4）。

表 8-1-4　乳腺不同组织杨氏模量值

介质	乳腺			
	脂肪	腺体	纤维组织	恶性肿瘤
杨氏模量（kPa）	18~24	28~66	96~244	22~560

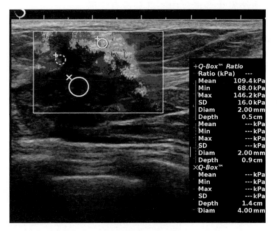

图 8-1-4　乳腺肿块弹性定量研究

女，43 岁，右乳 10 点实性肿块，最大弹性值 146kPa，

病理：乳腺浸润性导管癌

3. 弹性成像在 BI-RADS 分类中的应用　应用弹性成像，可以无创、简便的定性、定量评估肿块力学弹性特征，结合 BI-RADS 分类，有助于区别肿瘤的良恶性，该技术正受到越来越多的关注。

2015 年 5 月世界超声医学与生物工程联合会（WFUMB）发布了超声弹性成像技术临床应用指南，在指南建议中认为 80kPa（5.2m/s）可以作为阈值来区分 BI-RADS 3 和 4a 类的肿物，这样能够明显提升 BI-RADS 诊断的特异性（表 8-1-5）。

E 成像的测值（E_{max}，E_{mean}，单位：kPa）以及肿物与脂肪硬度之比（E ratio）等参数，是较好的乳腺肿瘤良恶性区分指标。将 E 成像加入到 BI-RADS 分类标准中之后，其诊断的特异性由单用传统超声的 57.4% 提升至 76.4%。

该指南建议：

（1）所有的弹性成像特征均可以提高 BI-RADS 分类的受试者曲线下面积。因此，E-成像使用时，应该与 B 模式特征相结合，不建议单独使用。

（2）对诊断最有帮助的弹性成像数值是肿物的最大硬度值——E_{max}（Q-box）或者 5 级颜色评估。

（3）论文建议了积极型和保守型两套 BI-RADS 修正原则（使用不同的阈值），来帮助乳腺肿物进入 BI-RADS 分类的可疑恶性（4 类）分类：

A. 所有的 BI-RADS3 类肿物如果 E_{max} 值高于 160kPa（7.3m/s）或者弹性成像的彩色硬度为 5 级红色［scale 为 180kPa（7.7m/s）］，可以升级为活检。经统计表明：利于早期诊断乳腺癌。

B. BI-RADS4a 类的肿物，如果硬度低，可以降为随访病例。相对传统超声，这样可以提高穿刺的特异性和阴性预测值。

表 8-1-5　不同类型乳腺弹性成像与 BI-RADS 分类参考对照

项目	评分				
压迫式弹性成像评分	1	2	3	4	5
面积比		EI/B<1	EI/B=1		EI/B>1
应变比		strain ratio<2.8	strain ratio>2.8，<4.5		strain ratio>4.5
剪切波速或杨氏弹性模量		<2.6m/s or 20kPa	>2.6m/s and<4.5m/s or>20kPa and<60kPa	>4.5m/s and<5.2m/s or>60kPa and<80kPa	>5.2m/s or 80kPa
BI-RADS	1	2	3	4	5

（四）超声弹性成像的局限性及展望

超声弹性成像为乳腺肿块的良恶性鉴别诊断提供了新信息，但仍有一定误诊率，尤其是其灵敏度相对较低，例如伴有钙化和胶原化的良性肿块可能硬度较大，而髓样癌和黏液腺癌等恶性病灶则硬度较小。

周建桥认为乳腺超声弹性成像目前尚不成熟，软组织内剪切波能量非常微弱、衰减非常大、传播距离非常短和传播速度非常慢，前三个非常导致了超声系统对病变内剪切波传播的识别、捕捉异常困难，有时难以将其与背景噪声信号相区别。结果或是出现传播速度的计算错误，或是出现信号丢失造成"充盈缺损"现象。由于不同厂家的仪器激励组织振动，产生剪切波的能力有差异；识别和捕捉剪切波的能力有差异，导致同一病变使用不同厂家机器测得的剪切波速度难以一致，甚至相差悬殊。

英国伦敦帝国大学 Cosgrove 教授主持乳腺疾病多中心新技术研究合作项目，基于乳腺组织弹性绝对值——杨氏模量的研究，表明实时剪切波弹性成像技术具有非常好的可重复性，能显著提升良恶性病变的鉴别，有助于疾病的分类并可以修正 BI-RADS 分类，而提高诊断的精确性，减少不必要的穿刺。因此，众多专家认为：实时剪切波弹性成像是弹性成像发展的未来，将为临床研究和诊断带来全新的理念和方法。

生物组织构成的复杂性、疾病病理特征的多样性，使得病变的弹性特征也呈现多样性；而且不同的超声弹性检测技术可能存在不同的技术缺陷，在临床实践中，超声工作者应充分了解所使用弹性成像仪器的基本技术原理与进展，根据该仪器的具体成像技术，确定采用何种参考标准诊断良恶性乳腺病变。相信随着超声弹性成像设备的不断完善、临床应用技能的不断成熟，超声弹性成像技术将在临床工作中发挥越来越重要的辅助作用。

二、超声造影在乳腺癌中的应用

（一）定义与原理

超声造影（ultrasonic contrast，UC）又称声学造影（acoustic contrast，AC）是利用造影剂使后散射回声增强，明显提高超声诊断的分辨力、敏感性和特异性的技术。超声造影能有效地增强实质性器官的二维超声影像和血流多普勒信号，反映和观察正常组织和病变组织的血流灌注情况，已成为超声诊断一个十分重要和很有前途的发展方向。

（二）超声造影在乳腺癌诊断及鉴别诊断中的应用

超声造影检查可以较直观地显示肿瘤血管的走行及分布，从毛细血管水平实时地描述肿瘤血管的循环情况，可以更清晰地显示低流速等检测困难的血管，可以精确地显示血管的分布及走行，而不会受到周围组织及脏器运动伪像的干扰。

目前的研究分为两个方面：一方面是通过观察乳腺病变造影增强模式的变化，如造影剂出入的快慢、灌注的顺序、造影剂的分布以及周边微小血管的显示情况等，来判断乳腺肿瘤的良恶性质；另一方面是通过观察超声造影时间-强度曲线的形态学特征和血流灌注参数的情况来对乳腺病变进行判断（图 8-1-5）。

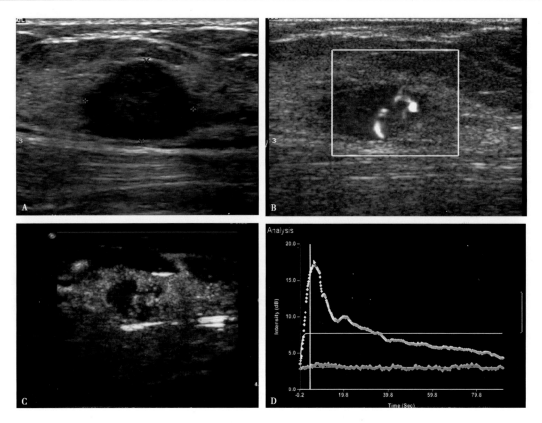

图 8-1-5　乳腺肿块超声造影

女，49 岁。左乳 2 点实性肿块。A. 乳腺肿块二维图像，卵圆形，低回声，周边见微小叶；B. 乳腺肿块彩色能量图像显示：滋养血管于肿块内；C. 乳腺肿块声学造影图像：滋养动脉快速灌注声学造影剂；D. 乳腺肿块声学造影时间-强度曲线：快进-缓出，术后病理为浸润型导管癌

资源8-1-5B

　　乳腺良恶性病变具有不同的超声造影特征，具体表现为：造影增强后，恶性病变显示比良性病变更多的血流，增强速度快，强化明显，血管多在肿块周边显示，早期增强比例高；恶性病变周边可见粗细不均放射状血管分布，呈扭曲状穿行于肿瘤内；良恶性病变内部造影剂分布情况及增强顺序不一样；恶性病变造影后肿瘤增强范围较造影前增大，而良性病变很少出现造影后范围增大的征象；超声造影还可以帮助鉴别其他影像学检查难以定性的肿瘤。

　　乳腺良恶性肿瘤的超声造影时间-强度曲线也具有不同的特征：用超声造影仪所配备的分析软件包，进行超声造影定量分析应用，对超声造影的动态过程进行分析，生成时间-强度曲线。良恶性肿瘤时间-强度曲线形态学特征及血流灌注参数之间存在差异。恶性肿瘤的时间-强度曲线与周围正常乳腺组织曲线相差较大，上升支的斜率大，达峰时间短，峰值高，下降缓慢，曲线下面积大，呈"速升缓降"型；而良性肿瘤的时间-强度曲线形态与周围正常乳腺组织相似，呈"缓升速降"或"速升速降"型。超声造影明显高于常规超声，但在诊断恶性肿瘤的特异性上与常规超声没有差别。

　　乳腺超声造影的局限性：同腹部脏器一样，乳腺肿瘤的超声造影研究同样存在一定的局限性，如造影剂反射信号的强度除与局部造影剂的浓度有关外，还受许多因素的影响，如微泡直径及分布的差异、微泡的聚集程度、仪器对回声信号的采集与后处理方式。另外，还与个体的代谢、病灶的解剖结构、微泡的代谢、仪器的性能和调节等诸多因素有关。

　　乳腺超声造影的应用前景：目前三维超声造影已经开始应用。三维超声与二维相比，能够更加立体观察病灶，与超声造影相结合，能够从不同角度更好地显示病灶的血流灌注情况，有利于鉴别诊断。病灶的良恶性与三维超声造影评估的血管密度有一定的相关性。超声造影应用于增强多普勒信号，在较长一段时间内，是超声造影在乳腺肿瘤应用方面的主要研究方向。不可否认，对于多普勒信号的增强，在

一定程度上有利于我们对于肿瘤性质的鉴别诊断，但是，大多数研究的诊断参数，如：血管数目、血管走行、造影后总体血流灌注增强情况以及增强模式等，都具有很强的主观性，极大程度依赖于操作者的手法和评估者的经验。

三、三维及全容积成像在乳腺癌中的应用

在乳腺癌的影像学诊疗过程中，仅凭常规二维超声单个层面的影像形态学观察已经逐渐不能满足临床的需求了，随着三维超声（three-dimensional ultrasound，3D-US）在乳腺疾病检查中应用，为乳腺癌的诊疗带来了新的视角。三维超声成像能够多角度、多切面、多方位观察病灶特征，提供的信息量较丰富，随着 3D-US 技术的不断进步，该技术在乳腺疾病诊断中的优越性也将不断得到体现。

（一）3D-US 在乳腺癌诊断中的应用概况

应用 3D-US 可以对乳腺肿块进行多平面成像、表面成像和体积测量、多平面断层扫查、薄层三维、动态 z 平面、四维超声、血管立体结构图、血管分布百分比等，从而观察病变的大小、形态、与周边组织关系及血流分布情况等，协助判断病变性质。

1. 冠状切面在乳腺癌中的应用　3D-US 进行多平面成像时，可调节三个平面（A、B、C）及各平面上 X、Y、Z 三个不同的方向；也可设置角度范围使三维图像动态显示。由于它能提供二维超声所无法显示的冠状面，因此可更直观地显示乳腺肿瘤的三维空间结构。在 3D-US 冠状面上，恶性肿瘤边界呈条索状的中等或高回声，由肿瘤中心向外周组织呈放射状伸展，而呈现"星芒状"汇聚的征象，或称"太阳征"或"汇聚征"。研究表明该征象在乳腺良恶性肿瘤鉴别中具有临床意义（图 8-1-6，图 8-1-7），其病理基础是乳腺纤维组织增生牵拉及病灶向周围组织浸润。

计算机辅助诊断系统（computer-aided diagnosis，CAD）已在乳腺 MRI 及 X 线检查中得到临床的广泛认可。Sahiner 联合运用 3D-US 和 CAD 的研究结果表明：它不仅明显提高了乳腺良恶性肿瘤鉴别的准确率，还有效提高了检查医师正确诊断的敏感性及一致性。

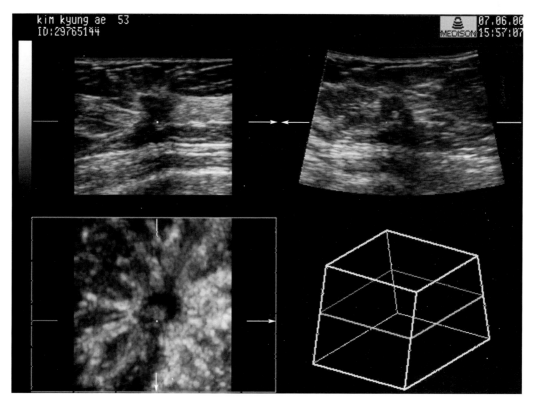

图 8-1-6　乳腺导管癌

三维超声冠状面成"太阳征"

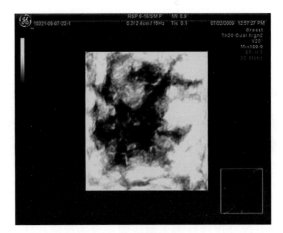

资源8-1-7

图 8-1-7　乳腺导管癌
冠状面向周围组织浸润

2. 三维血流成像在乳腺癌中的应用　三维彩色多普勒成像（three-dimensional colour doppler imaging，3D-CDI）和三维彩色血管能量成像（three-dimensional color power angiography，3D-CPA）3D-CDI 能立体、完整地反映肿瘤的血供，可用于获得整个肿瘤的血流情况。

早期研究提出血流动力学参数，如肿瘤血管峰值流速、阻力指数等可作为协助鉴别乳腺良恶性肿瘤的指标，其诊断准确性高于二维超声，有助于乳腺恶性肿瘤的鉴别诊断。

三维彩色血管能量成像利用三种直方图参数——血管指数（VI）、血流指数（FI）和血管血流指数（VFI），代表了肿瘤的血管及血流情况，可分别反映肿瘤的血管密度、血流及组织灌注，能在定量水平客观地评价肿瘤的血供情况。VI ＝血管体元/容积总体元，代表血管体积所占整个感兴趣容积的比例，反映感兴趣区内有多少血管被检测到。FI ＝彩色血管辉度/容积总辉度，代表感兴趣区内血流速度，对显示血供丰富的肿瘤很有意义。VFI＝VI×FI，即 VI 与 FI 的乘积值。

国内周南、张海学者通过三维超声检查测量数据：通过勾勒肿块容积，分别记录并计算肿块内血管指数（VI1）、血流指数（FI1）和血管血流指数（VFI1）；包含肿块周边 3mm 组织的血管指数（VI2）、血流指数（FI2）、血管血流指数（VFI2），及两组参数的比值 G1（VI2/VI1）、G2（FI2/FI1）、G3（VFI2/VFI1）共 9 个参数。绘制受试者工作特征（ROC）曲线比较各项参数的诊断价值。

FI2、G2 参数诊断乳腺恶性肿瘤的特异性和敏感性均较高，能够较好的评价乳腺肿瘤内及肿瘤周边的血流灌注状态，具有一定鉴别肿瘤性质的价值。FI2 的最佳临界值为≥27.385，G2 的最佳临界值≥1.005，可作为辅助乳腺恶性肿瘤诊断的新参考指标，有助于乳腺良恶性肿瘤的鉴别诊断。三维超声 vocal、FI2、VF2 参数与乳腺癌 her2 表达有良好相关值。

3D-CPA 具有彩色多普勒能量图敏感和准确的特性，可显示二维所不能显示的细小终末血管，能充分、详细、完整地显示出肿块内部血流的多少及血管走行情况（图 8-1-8，图 8-1-9）。3D-CPA 可在获得肿块容积的基础上观察血管形态并测量各种血流参数，从而提高良恶性肿瘤鉴别的准确性，为鉴别乳腺肿瘤的性质提供了新的途经和方法。

3. 自动乳腺全容积扫描（automated breast value system，ABVS）　是由西门子公司最新开发并应用于乳腺检查的一种全新的三维容积成像系统，通过该系统可获得全乳横断面扫查数据，利用这些数据，系统可自动进行三维重建，获得全乳包括矢状面和冠状面的影像。

该技术能快速自动完成六个切面的扫查，呈现任意 3 个正交切面的三维容积（图 8-1-10，图 8-1-11）。扫查容积厚度最大可达 60mm，显示层厚最小为 0.5mm，完成整个扫查过程约 5 分钟，适用于普查。欧美三个乳腺肿瘤研究中心的早期临床试用结果初步认为：自动化的图像采集使超声检查降低了对操作者的依赖，提高了成像的标准化程度；超声图像也能像其他医学影像一样胶片化；并且自动乳腺扫查功能使医生的工作时间大大减少。

GE 公司也随后开发了类似的 Invenia ABUS 自动乳腺超声诊断系统。

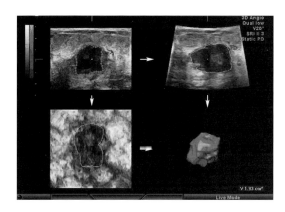

图 8-1-8　3D-CPA 乳腺肿块容积图

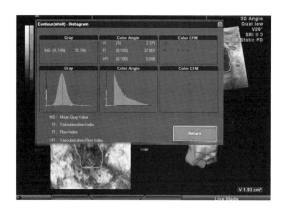

图 8-1-9　乳腺肿块内 3D-CPA 血管参数图

资源8-1-10

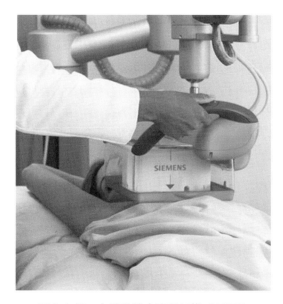

图 8-1-10　自动乳腺全容积扫描（ABVS）

4. 三维弹性成像　与二维超声弹性成像相比，三维超声弹性成像技术具有形象直观、空间定位准确、及可多角度观察的临床应用优势，有效提升弹性成像的质量和准确性，具有非常重要的研究意义。研究结果表明三维超声弹性成像能准确反映模型周边空间立体组织结构及硬度，为其临床推广应用提供了基础（图 8-1-12）。

5. 在乳腺定位穿刺活检中的应用　乳腺三维立体定位穿刺技术，是先通过二维图像确定感兴趣目标，然后对乳腺病灶进行三维准确定位后，再行穿

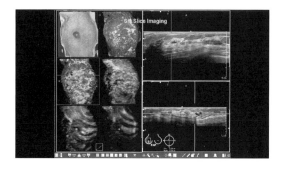

图 8-1-11　ABVS 六个切面的显示

刺取活体组织进行组织病理学检查。3D-US 介导乳腺肿瘤穿刺活检时，其优于二维超声的特点是不必更换扫查切面，操作简单、易掌握，并可减少穿刺活检的假阴性率。X 线和 3D-US 联合定位时，定位准确、降低活检假阴性率的优越性尤为明显，尤其对小病灶。

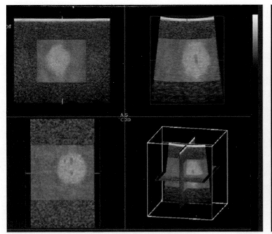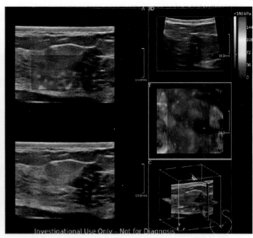

图 8-1-12 乳腺癌的三维弹性成像

6. 在新辅助化疗中的应用 对于中晚期乳腺癌的病人而言，新辅助化疗旨在缩小肿块体积。3D-US 后处理技术之一的—体器官计算机辅助分析（VOCAL）根据选择旋转角度不同，勾勒多个基础二维平面的组织轮廓，再由计算机自动计算出所勾勒的组织容积。较二维超声能更精确地描述肿瘤体积的变化，因此是新辅助化疗期间监测肿瘤大小变化行之有效的技术。而如何准确的勾勒肿块边界，精确测量肿瘤体积，除操作者经验与熟练程度外，旋转角度的选择与勾勒层面层数的多少也是至关重要的影响因素。

7. 在外科手术中的应用 为求更高的生存质量，对于早期乳腺癌病人多提倡行保乳手术治疗。如何彻底切除癌组织，缩小手术范围，保护上肢功能并兼顾乳房美容效果，是手术治疗的关键所在。实时三维超声及导航系统联合在保乳手术中的应用，能有效减少术后癌组织残留并大大改善术后乳房外观，该技术在术前、术中及术后的使用具有以下优势：术前准确定位病灶；设计并执行完成创伤最小的手术路径；完整切除病灶；病灶切除后即时局部检查以确保无癌组织残留。

8. 在放疗定位中的应用 保乳术后病人行乳腺局部放疗时，使用 3D-US 联合平扫 CT 能使 95% 的病人拟订放疗照射范围明显缩小。相比单独使用 CT 成像，两者联合能有效地提高检查者操作的一致性和定位放疗区域的准确性，其优越性在致密型乳腺组织中尤为明显。

（二）三维及容积超声成像的优势与不足

与传统的二维超声成像相比，三维成像具有如下优势：①通过多角度、多切面对病灶进行切割、重建，可以更直观、更形象地观察病灶的内部结构、表面特征以及与邻近组织器官的空间关系；②三维超声提供了多种图像后处理方式，能够采用各种工具进行数据加工和处理，提供充分的诊断信息；③为医学教学和手术方案的制订提供了一种便利、有效的方法和手段。

但三维成像也有不足之处，比如成像过程烦琐、探头不易操作以及因设置不当引起的伪像；二维图像的质量直接影响到三维图像的质量；三维超声征象在某些疾病也有一定交叉，良性病灶如乳腺炎性（结核）肿块、乳腺叶状肿瘤和某些纤维腺瘤也可以出现类似于"汇聚征"的表现和"富血管"征象。此时，需要结合临床病史，综合分析，达到正确诊断的目的。

综上所述，多种 3D-US 技术在乳腺癌的诊疗中已得到迅速的发展。它弥补了二维超声空间显像不足的弱点，拓展了超声技术的空间显像功能。除形态学特征之外，3D-US 还能从肿瘤的血管形态及各种血流参数等各种指标中提高良恶性肿瘤鉴别的准确性及特异性。但如何使 3D-US 更真实、准确地反映乳腺肿瘤的整体信息，同时减少扫查时间及漏诊率，都是更待解决的问题。我们相信随着医学超声工程技术的飞速进步和发展，3D-US 将以更加快速、准确、规范和高效的特点和优势，为乳腺肿瘤的诊断和治疗带来更为广阔的应用前景。

四、超声"萤火虫"成像技术在乳腺癌中的应用

临床大量的研究工作已表明，微小钙化的确认对许多疾病的鉴别诊断会起到举足轻重的作用，呈簇

状的微小钙化在乳腺肿瘤的良恶性判定上，更是具有极其重要的意义。但是由于技术所限，超声对微小钙化的显示一直以来都难以尽如人意，很难做到类似 X 线检查所能显示的那样。

　　超声"萤火虫"成像技术又称为微钙化点增强技术或 MicroPure 技术，是将超声采集到的原始信号重新进行分析处理，获得背景完全"黑化"，微小钙化得以凸显的"滤波后图像"，再将此图像与原始图像复合，并将此复合图"蓝化"，将微小钙化醒目的凸显在蓝色背景的图像中。微钙化此图像中表现为肿块内、腺体内及沿导管走行的高亮度、散在点状回声，在"蓝色"背景下似夜空中的萤火虫，因此，将此项技术命名以超声"萤火虫"成像技术（图 8-1-13，图 8-1-14）。

资源8-1-13

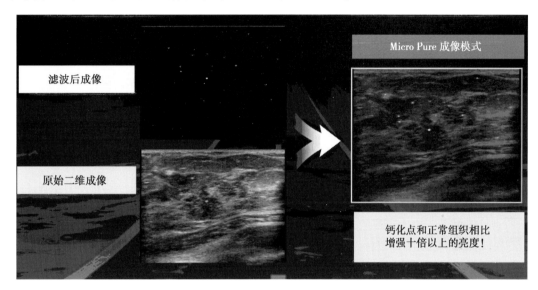

图 8-1-13　"萤火虫"技术成像流程

资源8-1-14

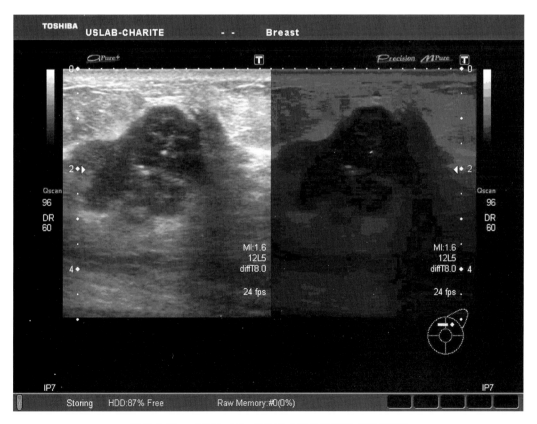

图 8-1-14　"萤火虫"成像技术显示乳腺癌"微钙化"

然而超声并不能代替 X 线摄影，因为超声检出的微小钙化灶可能存在假阳性，而 X 线摄影的整体性较强，不易漏诊结节外的簇状钙化，可提高乳腺浸润性导管癌的早期检出率。此外，超声"萤火虫"成像虽能提高乳腺内的微钙化的检出率，但不能仅根据微钙化而判断病灶的良恶性。超声"萤火虫"成像以声学为基础显示微钙化，超声"萤火虫"成像检出的微钙化是否均为真正的钙化，还有待大样本病理切片证实。有学者认为短棒状缺乏闪烁感、位于结节外的强回声一般是纤维组织强回声。发现乳腺病灶微小钙化时，应结合病史、常规超声及 X 线片综合诊断，确诊还需要进一步检查或行穿刺活检。

超声"萤火虫"成像技术在提高乳腺肿块微钙化检出的灵敏度、准确度及特异度，显示微钙化分布特征具有重要的价值，可以提高超声诊断乳腺恶性肿瘤的准确度。

（吴一彬　张　海）

第二节　乳腺癌 MRI 应用及进展

一、概述

现在乳腺 MRI 检查均在 1.5T 以上的高场强仪器上完成，3T MRI 应用逐渐增多，较之 1.5T，前者有更高的 SNR 和空间分辨力，但 3T MRI 的磁场不均匀性更明显，可弱化强化程度，但磁场不均匀性可通过缩小 FOV、缩短 TE 时间和增加翻转角来补偿。MRI 的无创，多平面，多参数，高软组织分辨力优于其他影像手段。快速序列的开发，使 MRI 的时间分辨力明显提高。MRI 已从传统的显示解剖结构变化的模式深入到在组织、细胞甚至分子水平测评生物学行为的变化。对乳腺癌敏感度接近或高于 90%；对侵袭性癌的敏感性接近 100%；对导管原位癌（DCIS）约 88%。对乳腺癌高危组特异性达 93%～99%；对所有组群 75%～92%。通过 MRI 引导下定位或穿刺活检对提高诊断的准确性十分重要。大量研究表明 MRI 是评估肿瘤大小最准确的方法。15%～30% 的乳癌治疗计划在 MRI 检查后更改。

二、MRI 应用指征

1. 高风险人群筛查　主要针对一生中患乳癌风险 ≥20% 的人群。
2. 乳癌术后阳性切缘的病人。
3. 有腋窝淋巴结转移，原发灶不清楚的病人。
4. 监测新辅助化疗的疗效。
5. 新诊断的乳癌病例术前评估。
6. 评价硅胶假体的完整性。
7. 乳头溢液其他影像学检查阴性，而临床怀疑阳性的病人。
8. 不能确定是术后瘢痕抑或肿瘤复发者。
9. 超声阴性，但 X 线诊断不明确的病人。

三、MRI 诊断乳腺疾病的优势

1. 微小病灶的检出较 X 线靶及超声更敏感（图 8-2-1）。
2. 对多中心及多发病灶敏感性和特异性较高（图 8-2-2）。
3. 直观显示病灶的位置，与乳头和胸壁的关系（图 8-2-3）。
4. 对于钙化不明显的导管原位癌及肿块不明显的小叶癌的检出有明显优势（图 8-2-4）。
5. 对多发病灶，通过功能成像能遴选出最可疑的病灶活检。
6. 对其他影像诊断不能明确的病例给出较准确的信息。
7. 目前是检查新辅助化疗最有效、准确的方法。
8. 目前是评价假体最好的影像方法。
9. 是诊断乳头溢液最好的无创方法。

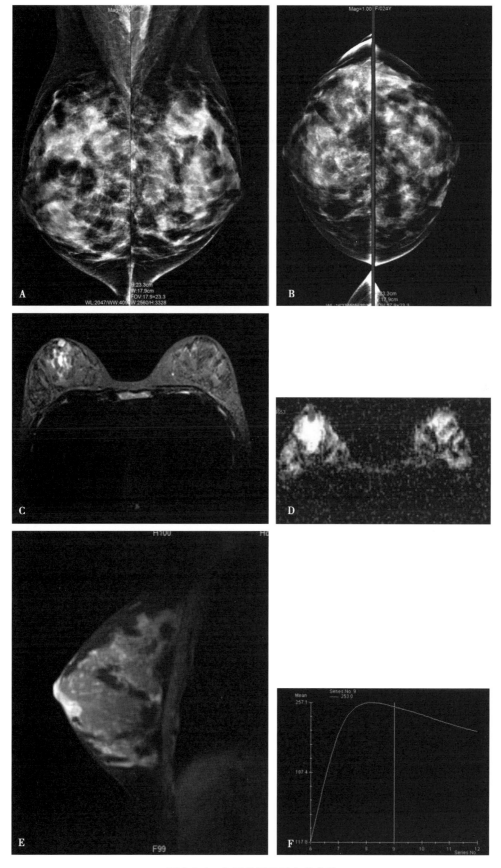

图 8-2-1　右侧乳晕后区小乳癌灶

A、B. X 线未能显示乳腺病灶；C~F. MRI 清楚显示右乳晕下部小瘤灶，
肿瘤累及邻近大导管，明显弥散受限并Ⅲ型强化曲线提示恶性肿瘤

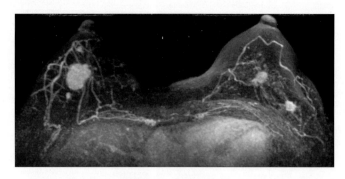

图 8-2-2 多中心肿块
MRI 最大信号投影 MIP 成像显示双乳多发大小不等的强化肿块，肿块的性质需结合形态、强化特征、弥散及动态曲线综合考虑

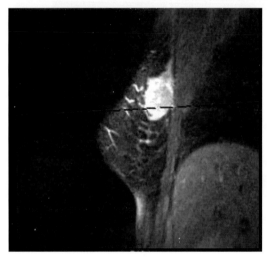

图 8-2-3 肿块与周围结构的关系
MRI 矢状位增强显示右乳后上部不规则强化肿块，
肿块与胸大肌关系密切

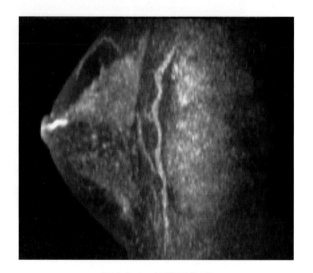

图 8-2-4 导管原位癌
MRI 矢状位增强显示沿导管分布的线性
非肿块样强化，是导管原位癌的影像特征

四、MRI 诊断乳腺疾病的劣势

1. 价格昂贵。

2. 检查时间长，长时间俯卧、制动对病人造成不适，需病人配合度高。

3. 对钙化不敏感，钼靶怀疑恶性或可疑钙化而 MRI 阴性时，仍需遵守钼靶 BI-RADS 分级进行处理。

4. 对腋下淋巴结的微浸润的检出尚不理想。

5. 对直径<5mm 的结节定性困难。

6. 有 MRI 检查禁忌证的病人（如幽闭恐惧症、体内有金属及医疗装置、肾功能不全、有肾原性系统性纤维化风险的病人、有中度及重度钆造影剂过敏的病人、缺乏静脉通道、孕妇、不能合作的病人）及体重超过 135kg 的病人不宜行 MRI 检查。

7. 穿刺活检设备昂贵。

五、MRI 主要序列的特点及作用

（一）T₁WI 序列

主要发现短 T_1 信号灶，如脂肪（错构瘤、脂肪坏死、淋巴结门）、急性出血、导管内沉积物。

（二）T₂WI 序列

高信号灶主要见于囊肿、淋巴结、黏液性纤维腺瘤、黏液腺癌、部分叶状肿瘤、坏死水肿明显的浸润型导管癌。大部分恶性肿瘤 T_2WI 是等、低信号。

（三）3D 压脂 T₁ 平扫及系列动态增强

1. 动态增强后 MRI 图像与增强前图像剪影生成减影图像　对比增强早期及晚期病灶强化的形态改变，如强化程度，强化的均匀性，随时间离心或向心型强化，强化程度随时间增强-减弱、增强-平衡、增强-持续增强，病灶边缘。

2. 生成最大信号投影（maximum intensity projection，MIP）三维图像　用强化最明显序列与平扫蒙片减影并叠加而成。能直观显示病灶位置、形态、分布、大小及乳腺血供情况。患侧乳腺血管增加、增粗，瘤周血管增多有助于乳癌的诊断。瘤周血管征的敏感性和特异性分别为 74% 和 89%（图 8-2-5）。

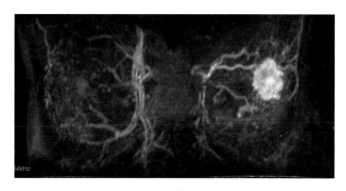

图 8-2-5　乳腺癌的 MIP 特征
MIP 成像显示左乳外上象限不规则富血供肿块，
肿块边缘可见明显毛刺，瘤周血管明显增粗、增多

3. 生成时间-密度强化曲线（图 8-2-6）：

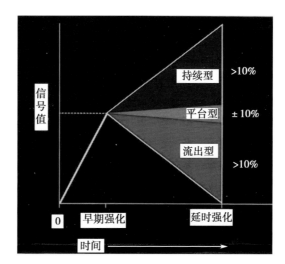

图 8-2-6　病灶动态强化时间-密度曲线
动态曲线模式：I 型曲线：持续型；II 型曲线：
平台型；III 型曲线：流出型

Ⅰ型曲线：持续型，活检阳性预测值13%，恶性占9%，良性占83%。

Ⅱ型曲线：平台型（早期强化，延时期强化波动幅度小于10%），活检阳性预测值20%，恶性占34%，良性占12%（图8-2-7）。

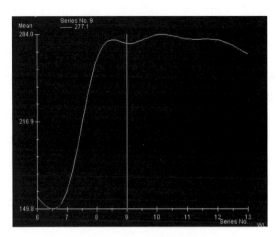

图8-2-7　平台型强化曲线

Ⅲ型曲线：流出型，即早期强化，延时期强化减弱。活检阳性预测值46%，恶性57%，良性占6%（图8-2-8）。

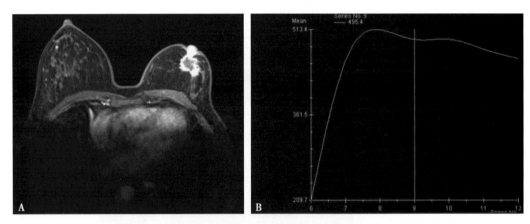

图8-2-8　流出型曲线常见于恶性肿瘤

A. 左侧乳晕后区不规则肿块，环形肿块，乳头受侵犯，
呈典型乳腺癌影像特征；B. 动态增强肿块呈流出型强化模式

（四）弥散加权（diffusion-weighted imaging，DWI）

肿瘤内细胞数增多使细胞外水分子活动受限，弥散受限，表观弥散系数（apparent diffusion coefficient，ADC值）下降。ADC值：囊肿>良性肿瘤>正常腺体>恶性肿瘤。有学者报道ADC<1.2的乳腺病灶提示为恶性肿瘤，ADC <1.09提示为侵袭性肿瘤。术后6月内瘢痕强化特征多样，放疗12月内正常腺体明显强化均对疗效判断带来极大困难，可通过DWI序列进行疗效监测。DWI对腋下及内乳肿大淋巴结的定性及转移淋巴结在治疗后变化观察十分有效。DWI序列能降低诊断的假阳性率（图8-2-9）。

（五）磁共振波谱成像（magnetic resonance spectroscope，MRS）

是检测活体内代谢和生化信息的一种无创技术。乳腺病变的诊断主要是检测组织中复合Cho含量，胆碱化合物升高对诊断乳腺癌的敏感性和特异性分别为70%～92%，81%～100%。对腋下淋巴结转移的

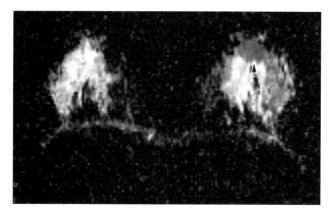

图 8-2-9　乳腺癌弥散受限

ADC 图（同图 8-2-8 病例），右侧乳晕后区肿瘤 ADC 值明显低于正常的纤维腺体

敏感性和特异性分别为 82%，100%。将复合胆碱峰根据其构成进一步解析诊断的特异性可达 100%，敏感性无变化。应注意波谱测量的兴趣区应放置在存活瘤灶处，可通过弥散和增强扫描明确靶区的位置。另外哺乳期乳腺复合 Cho 含量，可造成假阳性诊断。

六、乳腺磁共振诊断

1. 用 MIP 评估乳腺背景强化及乳腺的大体血供情况。

2. 形态及功能相结合，综合评价乳腺肿块、小于或等于 4mm 的小灶、非肿块样强化及腋下、锁骨上下及内乳淋巴结情况。

3. 乳腺间质、皮下脂肪及皮肤情况。

4. 根据 BI-RADS 标准对病灶进行分类。需注意的是 MRI 阴性并不能排除肿瘤的诊断，如部分导管原位癌病人 X 线显示异常钙化，超声可测出异常占位，但由于病灶强化弱，MRI 不能检出，仍然需要钼靶或超声引导下活检。

七、乳腺癌诊断的挑战

发现早期病灶；影像特征不典型病灶定性；多中心病灶的检出和定性；肿瘤神经、血管及胸壁侵犯；淋巴结微浸润检出；无钙化及强化的 DCIS 的检出。

八、对策

多种影像方法、多种成像参数及多方位成像互相参照综合评价。

九、展望

相信采用优良的 MRI 设备，合理科学的扫描序列及成像方法，客观综合分析 MRI 影像资料，结合临床、乳腺 X 线摄影及超声将使乳腺癌早期诊断率、敏感性和特异性进一步提高。

（李　莹）

第三节　乳腺癌新辅助化疗疗效评估

乳腺癌是一种全身性疾病，因此其治疗不仅局限于手术切除，而是以手术为主的综合治疗。

一、定义

乳腺癌新辅助化疗（neoadjuvant chemotherapy，NAC）也称术前化疗（induction chemotherapy，IC）。

指在手术或手术加放疗的局部治疗前，以全身化疗作为乳腺癌的第一步治疗，后再行局部治疗。

二、乳腺癌新辅助化疗的起源及研究背景

Goldie 等的假说认为，肿瘤细胞的耐药性源于其自身的基因突变，耐药细胞与肿瘤细胞成正比增加。然而 Gunduz 等在小鼠动物模型研究中发现，切除小鼠的肿瘤原发灶后，其远处微小转移病灶的肿瘤细胞增殖指数和外周血液循环中生长因子水平增高，大量静止期细胞进入增殖期，加速微小转移灶的扩散。以上实验结果为术前化疗提供了生物学的理论基础，因此在术前开始全身的药物治疗，可以防止微小转移病灶的肿瘤细胞出现加速增殖，并达到尽早控制原发灶的目的，同时减少肿瘤细胞在增殖过程中对药物的耐受。

20 世纪 70 年代初，意大利米兰研究所首次引入了局部进展期乳腺癌（LABC）的治疗，目前 NAC 作为乳腺癌综合治疗的重要组成部分，已成为局部进展期乳腺癌的首选治疗。NAC 对乳腺癌总体生存率的影响结论不一，目前的共识认为：NAC 与术后辅助化疗的无病生存率和总体生存率无统计学差异，但达到病理完全缓解者无病生存率和总体生存率得到明显改善；新辅助化疗总体有效率为 60%~90%，3%~30% 可以达到病理完全缓解，不过也有 5% 病人在治疗期间可能进展，如果不及早更换治疗方案会延误手术时机；因此当病人化疗早期疗效不明显时，临床医生会面临是继续化疗还是手术的难题，所以对 NAC 进行早期准确的疗效评估十分必要，可使化疗无效的病例及早更换有效的治疗，也可以使化疗有效的病人不会提早中断化疗疗程而失去病理完全缓解和保乳的机会，准确的疗效评估，对指导临床选择适当的保乳病例也十分重要。

三、乳腺癌新辅助化疗的适用人群及治疗的意义

新辅助化疗的适用人群为：临床 Ⅱ、Ⅲ 期的乳腺癌病人及隐匿性乳腺癌，且无新辅助化疗禁忌证的病人。

新辅助化疗的意义：①新辅助化疗是局部进展期乳腺癌或炎性乳腺癌的规范疗法，可以使肿瘤降期以利于手术，或增强病人的手术机会；②通过对化疗效果的影像评估，预测远期疗效，如能达到病理完全缓解，则预示较好的远期效果；③对于肿瘤较大且有保乳意愿的病人可以提高保乳率。现阶段临床上 NAC 多选择含蒽环类和紫杉类的联合或序贯化疗方案。

四、疗效评估

疗效评估分为临床疗效评估、影像学评估与病理评估。

（一）临床疗效评估

标准采用 WHO 肿瘤实体瘤疗效评定标准，该标准对治疗前、后肿瘤的双径乘积进行比较，分为：完全缓解（complete response，CR），即无肿瘤残留；部分反应（partial response，PR），肿瘤缩小 50% 以上；进展型病变（progressive disease，PD），肿瘤增大超过 25% 或出现新发病灶；静止型病变（stable disease，SD），肿瘤变化介于 PR 与 PD 之间。Therasse 等对其进行了改进，新的标准中肿瘤变化仍分为 4 个等级，其评价标准为肿瘤的最大直径，CR 仍定义为无肿瘤残留；PR 为病变的最大直径之和减少大于 30%；PD 为病变最大直径之和增长超过 20% 或者出现新发病变；SD 为肿瘤最大直径变化介于 PR 及 PD 之间。

（二）病理疗效评估

标准参照 Miller&Payne 的评价分级方法，将化疗反应从病灶无反应到肿瘤完全消失分为 5 级：1 级为肿瘤细胞较前无变化；2 级为肿瘤细胞密度减少<30%；3 级为肿瘤细胞密度减少 30%~90%；4 级为大量肿瘤细胞减少超过 90% 以上；5 级为肿瘤完全消失，镜下未见浸润癌残留（可含有原位癌）。病理反应性分级是以细胞密度变化为基础，并不考虑残留肿块的大小。

病理完全缓解即 pCR（pathologic complete response，pCR）的定义有两种：①一般是指乳腺原发灶中找不到恶性肿瘤的组织学证据，或仅存原位癌成分；②严格意义上是指乳腺原发灶和转移的区域淋巴

结均达到 pCR。

新辅助化疗后肿瘤的退缩模式对疗效的准确评估也有重要影响。NAC 有效的乳腺癌病理学改变包括肿瘤实质和间质病理变化：实质肿瘤细胞有明显的蜕变，如肿瘤细胞坏死、瘤巨细胞的形成、细胞核浓缩、细胞内空泡形成、细胞凋亡等；肿瘤间质变化包括间质水肿、坏死、出血、玻璃样变性、钙化、纤维化和炎细胞浸润等。化疗后肿瘤的退缩模式主要有 2 种，一种为同心圆似的向心性退缩，一种为多灶式的蜂窝状或巢状退缩，前者肿瘤体积缩小，而后者大小可以没有明显改变，而肿瘤细胞的密度及结构发生改变，表现为肿瘤原位消散，肿瘤组织失去正常结构，同时伴有大量炎症细胞浸润及纤维组织增生，大小不等的癌巢、癌细胞团被纤维组织分隔，此种肿瘤退缩方式可能增加局部复发风险。NAC 后肿瘤内部的纤维化炎性反应，临床触诊无法与肿瘤残留鉴别，也无法判断肿瘤的退缩模式，由于临床评估标准与病理评估标准不同，临床缓解率与病理缓解率会有较大差异，所以临床评估不能准确判断乳腺癌化疗疗效；而病理评估作为评价化疗后肿瘤反应的金标准，准确性高，但病理学检查须在手术切除组织后进行，结论的获得较为延迟，因此各种影像学技术在局部进展期乳腺癌新辅助化疗疗效评价中的作用受到了广泛的重视。

（三）影像学评估

1. 几种常见影像方法优劣的比较　常用的影像学评估方法有乳腺 X 线摄影、超声、MRI 等。B 超及乳腺 X 线摄影主要是通过测量肿瘤大小、观察肿块形态、数目、淋巴结情况等方面来进行综合评价，但 B 超对表现为钙化及结构扭曲的乳腺癌敏感度差，对这一类病人的疗效无法正确评判，而乳腺 X 线摄影对于软组织肿块的显示不如 B 超敏感、肿块边缘往往因周围腺体重叠或肿块本身的浸润而无法准确观察，从而不能准确测量肿块大小变化，且 X 线及超声都不能对化疗后肿瘤残留和化疗引起的纤维化作出鉴别。MRI 不仅具有良好的软组织分辨率，多方位、多参数成像能力，能三维显示乳腺病变，可以发现 B 超及乳腺 X 线无法发现的病灶，还可以进行动态增强、弥散成像及波谱等功能成像，从血流动力学及分子水平综合观察乳腺癌化疗前后的变化。

2. MRI 检查中各种序列及成像方法的应用价值

（1）平扫 T_1WI、T_2WI 在乳腺癌疗效评估中的价值不大，当乳腺癌化疗后出现液化坏死时 T_2WI 信号不均匀，当肿瘤退缩方式为向心性退缩时，T_2WI 上可以观察化疗前后肿瘤大小的变化，当肿瘤退缩方式为蜂窝状或巢状时，平扫 T_1WI、T_2WI 均无法准确评估肿瘤变化。

（2）增强磁共振（DCE-MRI）是目前国际上公认的术前评价 NAC 疗效最准确的方法。DCE-MRI 不仅可显示病变的大小形态，还可了解病灶的血流灌注情况，其血流动力学参数包括时间-信号强度曲线（time-signal intensity curve，TIC）、早期强化率、最大增强斜率及定量指标如 SI、V_{max} 等，时间-信号强度曲线是按照不同时间的强化信号强度值绘制的对病变血流动力学特点的形象直观的表达方法，反映组织微血管密度和血管通透性。

1）TIC 分为 3 型：Ⅰ型为渐进型，在观察时间内信号强度缓慢持续上升；Ⅱ型为平台型，早期快速增强，中晚期信号基本维持不变（上升或下降在 10% 范围内）；Ⅲ型为廓清型，早期快速明显强化，达到峰值后信号迅速降低，超过峰值强度的 10%，流出型为恶性表现。肿瘤早期强化与肿瘤血管数目相关，肿瘤中晚期的强化模式（持续渐进、平台和流出）与肿瘤毛细血管通透性有关，即能反映基底膜的完整性。目前一般认为流出型曲线倾向为恶性，而流入型曲线相对倾向为良性病变。化疗药物有抗肿瘤血管生成作用，且能使异常的毛细血管正常化，因此肿瘤的血供、灌注及血管通透性都会发生相应的变化。NAC 后第一疗程肿瘤血流动力学尚未发生明显变化，NAC 有效的病人血流动力学改变发生在第二个疗程之后，表现为 TIC 曲线曲度变得平滑，转折点（breakpoint）消失，曲线类型降低，如由Ⅲ型降为Ⅱ型、Ⅰ型，或由Ⅱ型降为Ⅰ型。

2）早期强化率、最大增强斜率反映组织的血流灌注情况，与肿瘤新生血管的密度相关。肿瘤的新生毛细血管越丰富，时间-信号强度曲线早期时相越陡峭，早期强化率及最大增强斜率越高；NAC 后肿瘤早期强化率及最大强化斜率降低，表明 NAC 后肿瘤血管闭塞及肿瘤内纤维化，使造影剂流入减少、流速减慢。

3）DCE-MRI 除了观察血流动力学改变，也可以测量肿瘤大小及形态变化，评价内容包括：

肿瘤最大径：在增强图像横断位肿瘤最大层面测量，一般肿瘤大小变化发生在化疗后第二疗程以后；用这种方法测量的准确性较 MG、超声或临床触诊均高，且与病理检查的相关系数较高。

肿瘤退缩率：化疗前后横断位最大径差/化疗前横断位最大径×100%，有研究显示完全缓解病人的肿瘤退缩率明显高于未完全缓解病例，李鹍等学者提出当肿瘤退缩率>54.44%时，预示化疗效果较好。

肿瘤退缩模式：退缩模式在增强 MRI 图像上观察，MRI 可以在化疗前预判肿瘤的退缩模式，化疗前强化方式不同的肿瘤，在化疗后的退缩模式也有不同的倾向性。胡芸等研究发现化疗前呈肿块样强化的病灶中，化疗后 96% 呈向心性退缩。而呈非肿块样强化的病灶中 64% 呈蜂窝状多灶退缩。向心性退缩的肿瘤最大径线及肿瘤退缩率减小。而蜂窝状退缩的肿瘤范围相比化疗前可能缩小，也可能不变，肿瘤内残留病灶呈散在斑片状强化灶，病灶整体类似蜂窝状或筛状改变，残留病灶强化程度减低，TIC 曲线降级，早期强化率及最大强化斜率减低。

（3）弥散加权成像是唯一可以活体观察人体水分子微观运动的检查方法，可以检测出与组织含水量改变有关的病理早期改变，组织内水分子的弥散运动与细胞膜、基底膜等膜结构的分布、核浆比以及大分子物质密切相关。

DWI 观察内容包括 2 种：

1）病变在 DWI 图像上的信号：恶性肿瘤细胞繁殖旺盛，细胞密度较高，细胞外间隙减少；以及大分子物质如蛋白质对水分子的吸附作用和细胞生物膜的限制增强，这些因素共同作用阻碍了恶性肿瘤细胞内水分子的有效运动，限制了扩散，因而恶性肿瘤的 DWI 信号增高，多 b 值 DWI 图像能更加动态的描述这一征象，NAC 后肿瘤弥散受限减轻，于 DWI 图像上表现为信号降低，但对肿瘤信号变化的观察无法量化，且易受观察者的主观影响，尤其化疗早期肿瘤变化不明显时，无法及时评价疗效，因此在应用 DWI 评价 NAC 疗效中，ADC 值较多 b 值信号的变化更有效。

2）ADC 值：目前主要采用表观弥散系数（ADC 值）来半定量评估水分子弥散大小，良恶性病变的 ADC 值差别有统计学意义，不同 MRI 机器测得的 ADC 值会有差异，目前多数以 1.0×10^{-3} mm^2/s 作为乳腺良恶性病变的临界值，乳腺癌化疗后癌灶内细胞凋亡、脱落，细胞间隙增大，弥散受限减轻，ADC 值增高，这种变化在新辅助化疗第一个疗程末即可观察，早于动态增强各指标的改变，所以 ADC 值可以作为早期评估 NAC 化疗疗效的指标。也有研究提出化疗前后 ADC 差异没有统计学意义，推测原因可能与检查时间有关，一般认为新辅助化疗后 1 周为最佳检查时间，表现为 ADC 值升高，随着化疗时间的延长，肿瘤内纤维化形成，ADC 值可能不再升高甚至降低，从而影响疗效评估。

（4）氢质子 MRS（1H-MRS）是目前最常用的乳腺 MRI 波谱技术，其诊断依据是瘤体内检测到明显的胆碱复合物，NAC 后 PCR 的肿瘤总胆碱含量降低。

（5）MRI 灌注成像（PWI）是一种半定量分析评价肿瘤血管灌注、监测化疗后血流动力学变化的功能成像方法，乳腺癌化疗后 PWI 表现与化疗药物的抗血管生成作用、肿瘤退缩、胶原纤维化等有关。NAC 后肿瘤微血管灌注下降、最大信号强度丢失率下降。乳腺波谱及灌注成像由于空间分辨率低、易受多种因素影响等原因，并不作为乳腺 MRI 检查的常规方法。

因此以 MRI 为首的影像诊断为乳腺癌新辅助化疗提供了丰富的诊断信息（图 8-3-1～图 8-3-5），不仅能准确评估化疗前后肿块大小的变化，通过增强动态曲线、灌注及强化范围了解化疗药物对肿瘤新生血管、毛细血管通透性的影像，通过弥散加权 ADC 值的改变了解治疗后肿瘤内细胞密度及细胞内核浆比的改变，通过波谱分析了解治疗后肿瘤组织代谢的变化。这些综合指标对准确评估近期疗效、判断预后，为临床及时调整治疗方案、特别是化疗后选择适合病例行保乳手术提供客观依据。

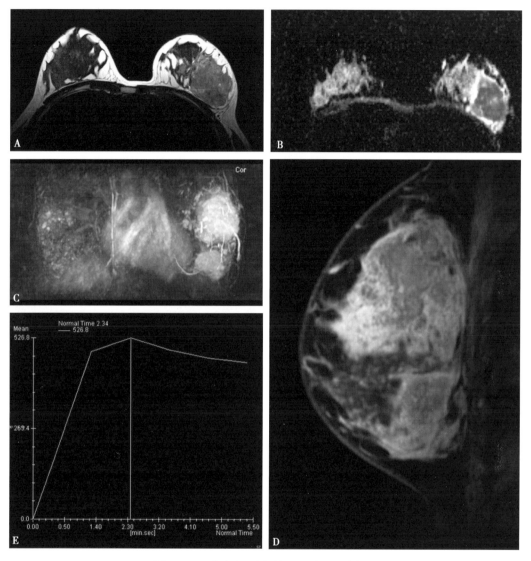

图 8-3-1　乳腺癌 NAC 前 MRI 表现（例一）

A~E：女，24 岁。左乳浸润性乳腺癌，术前 MRI 检查，病变位于左乳外上象限，平扫 T_2WI 病变呈稍高信号，DWI 弥散明显受限呈低信号，ADC 值为 $0.867 \times 10^{-3} \, mm^2/s$，动态增强后明显强化，TIC 曲线呈流出型。A 图平扫常规 T_2WI 横断位；B 图 ADC 图；C 图增强 MIP 图像；D 图增强矢状位；E 图 TIC 曲线（下同）

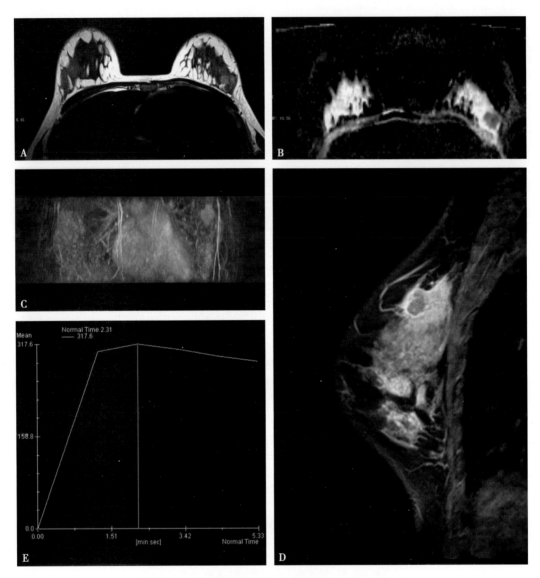

图 8-3-2　乳腺癌 NAC 后 2 个疗程 MRI 表现（例一）

A~E 与上组同一病人，新辅助化疗 2 个疗程后，可见肿块缩小，

ADC 值增高，达 $1.2×10^{-3}\,mm^2/s$，动态增强曲线强化峰值减低

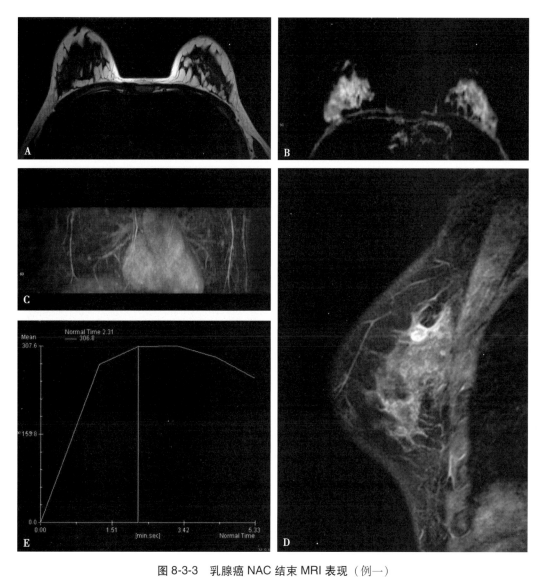

图 8-3-3 乳腺癌 NAC 结束 MRI 表现（例一）

A~E 与上组图同一病人，化疗结束后复查 MRI，肿块明显缩小，平扫及 ADC 图上残留肿瘤病灶未见
显示，动态增强后 MIP 图像可见灶性强化，TIC 曲线强化峰值进一步降低

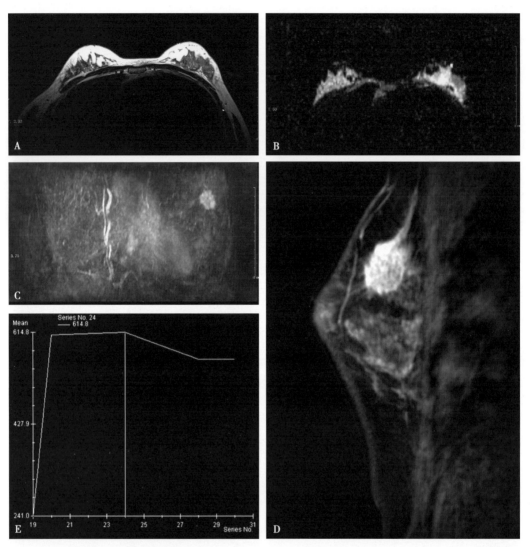

图 8-3-4　乳腺癌 NAC 前 MRI 表现（例二）

A~E：女，29 岁。左乳浸润性乳腺癌，于术前 MRI 检查，病变位于左乳外上象限，平扫 T_2WI 呈等信号，DWI 受限呈高信号，ADC 值为 $0.732 \times 10^{-3} mm^2/s$，动态增强后呈肿块样强化，强化曲线为流出型。A 图平扫常规 T_2WI 横断位；B 图 ADC 图；C 图增强 MIP 图像；D 图增强矢状位；E 图 TIC 曲线

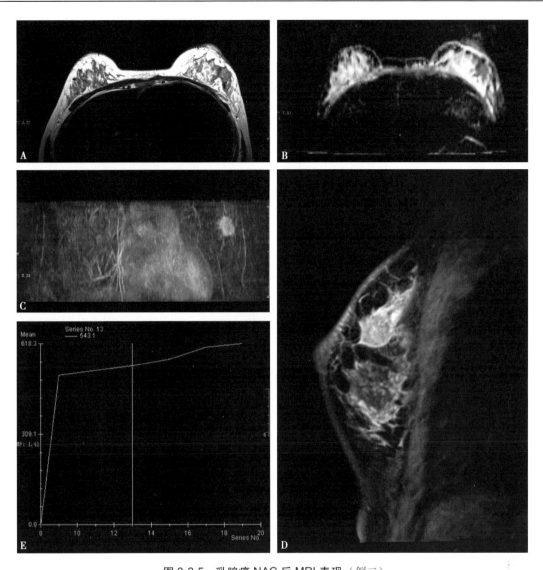

图 8-3-5　乳腺癌 NAC 后 MRI 表现（例二）

A~E 与上组图同一病人，化疗 2 疗程后肿瘤体积未见明显缩小，ADC 值升高，为 $1.3×10^{-3}mm^2/s$，

增强曲线由原来 3 型降为 2 型，强化峰值降低，提示病灶部分缓解

（贾桂静）

第四节　PET/CT 在乳腺癌中的临床应用

正电子发射断层显像（positron emission tomography-computed tomography，PET/CT）具有一次检查而全身不同部位及器官同时显像的优势，能将病灶的代谢特点与解剖结构相融合，是集功能、形态学检查于一体的影像学检查手段。在良恶性肿瘤鉴别、肿瘤分期及复发灶检出等方面优于传统影像学检查，尤其在乳腺癌中的应用显示出了重要的价值。

一、对乳腺癌及其腋窝淋巴结转移的诊断

准确诊断乳腺癌灶及其腋窝淋巴结转移极其重要，术前准确分期对决定治疗方案和判断预后具有重要意义，目前 B 超和 X 线摄影是诊断乳腺癌的首选方法，但对致密型乳腺、植入假体的乳腺诊断受到限制。FDG PET/CT 依据肿瘤细胞对葡萄糖的高摄取，通过观察病灶对葡萄糖的摄取程度进行诊断，对良恶性肿瘤进行鉴别，同时显示肿瘤的部位、形态、大小及数量等信息（图 8-4-1、图 8-4-2）。

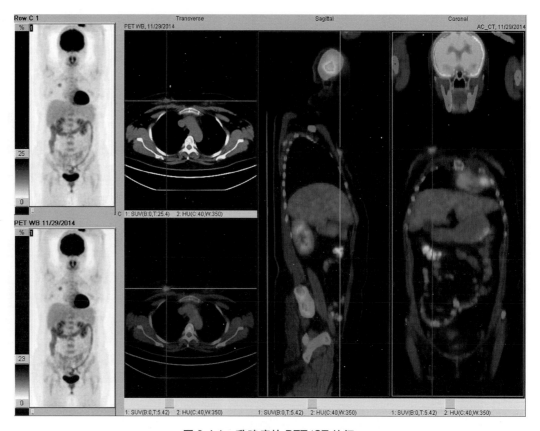

图 8-4-1 乳腺癌的 PET/CT 特征

右侧乳腺上部肿块并葡萄糖代谢活性增高，病理：浸润性导管癌

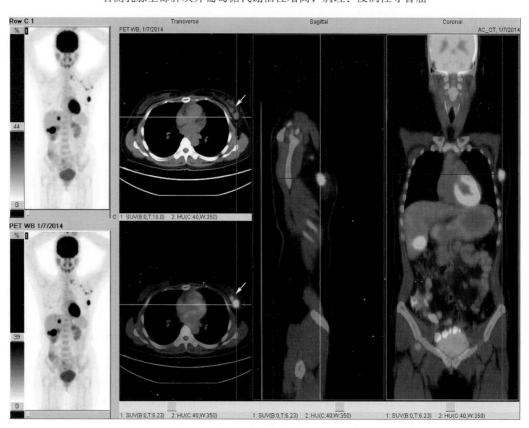

图 8-4-2 多灶性乳腺癌的 PET/CT 特征

左侧乳腺外上象限两个局灶性代谢活性增高灶，伴同侧腋窝多发淋巴结和肝脏多发转移

文献报道 PET/CT 术前检查能使约 20% 乳腺癌病人治疗方案改变，从而提高病人生存质量。FDG PET/CT 对于乳腺病灶的定位、定性均具有明显的优势，PET/CT 可分别从 PET 代谢和 CT 形态改变两个方面来评价病灶的良恶性，相对来说准确率更高。但 FDG PET/CT 对于部分直径 <10mm 的病灶和分化较好的肿瘤及小叶癌会有假阴性可能。这种灵敏度降低可能与部分容积效应和肿瘤的分化代谢影响有关。

乳腺癌易发生转移，淋巴结转移是最常见的转移途径，特别是区域淋巴结即同侧腋窝淋巴结。是否伴有腋窝淋巴结转移，可作为肿瘤复发和预后的一个高度可信的指标，对于肿瘤的临床分期、治疗和预后具有重要意义。PET/CT 对乳腺瘤灶和腋窝淋巴结转移具有独特优势，能较早确定有无腋窝淋巴结转移，为正确分期、选择最佳的手术方式及新辅助化疗等方案提供参考，弥补常规传统检查方法的不足（图 8-4-3、图 8-4-4）。

既往判断腋窝淋巴结转移的方法是腋窝淋巴结清扫（axillary lymph node dissection，ALND），但其创伤较大，术后并发症多，影响病人生存质量。前哨淋巴结活检（sentinel lymph node biopsy，SLNB），证实首先受累的前哨淋巴结为阴性则可免行 ALND，但仍为有创检查。鉴于 PET/CT 的显像优势，术前行 F-FDG PET/CT 检查很有意义，阳性结果者，可考虑免行 SLNB 而直接行 ALNDD。

二、对乳腺癌新辅助化疗疗效的评估

乳腺癌明确诊断后应该尽早进行新辅助化疗，目的在于减少术中扩散和术后复发可能性，缩小肿块，争取保乳手术。临床上乳腺癌新辅助化疗的疗效评估多采用测量肿瘤的形态大小，但很难在早期对化疗疗效做出正确的评价，进而造成不必要的全身化疗，使化疗无效的病人延误手术时机。肿瘤组织葡萄糖代谢率的降低早于肿瘤体积的缩小，早期葡萄糖摄取率降低可以预示病理意义上的缓解，与其他常规影像检查相比，能更早且准确地反映化疗疗效。且可通过对比化疗前后肿瘤代谢活性变化的百分数来判断敏感性，对乳腺癌个性化精准化疗、减少无效病人的不必要化疗，争取手术时间具有重要临床意义（图 8-4-5、图 8-4-6）。

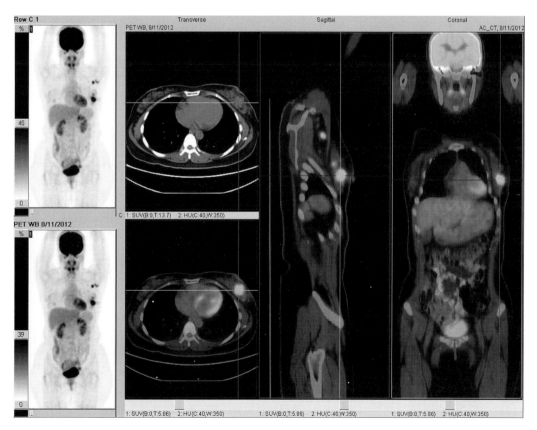

资源8-4-3

图 8-4-3 乳腺癌伴腋窝淋巴结转移 PET/CT 特征
左侧乳腺外上象限多发乳腺癌伴腋窝淋巴结转移

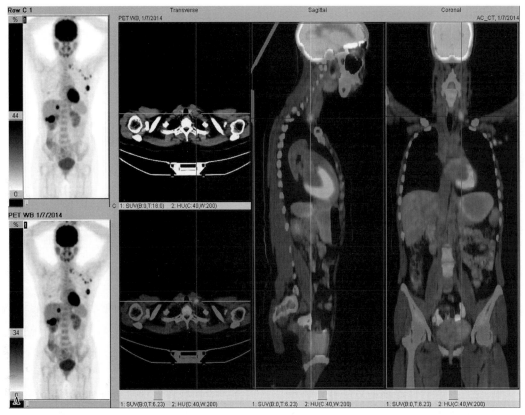

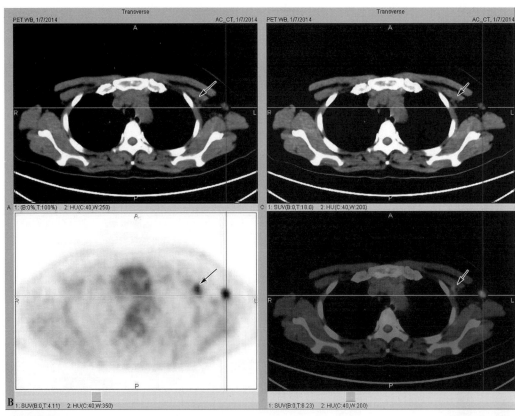

图 8-4-4 乳腺癌伴锁骨上窝、胸大肌深面及腋窝
多发淋巴结转移 PET/CT 特征
左侧锁骨上窝、胸大肌深面及腋窝多发淋巴结转移和肝转移

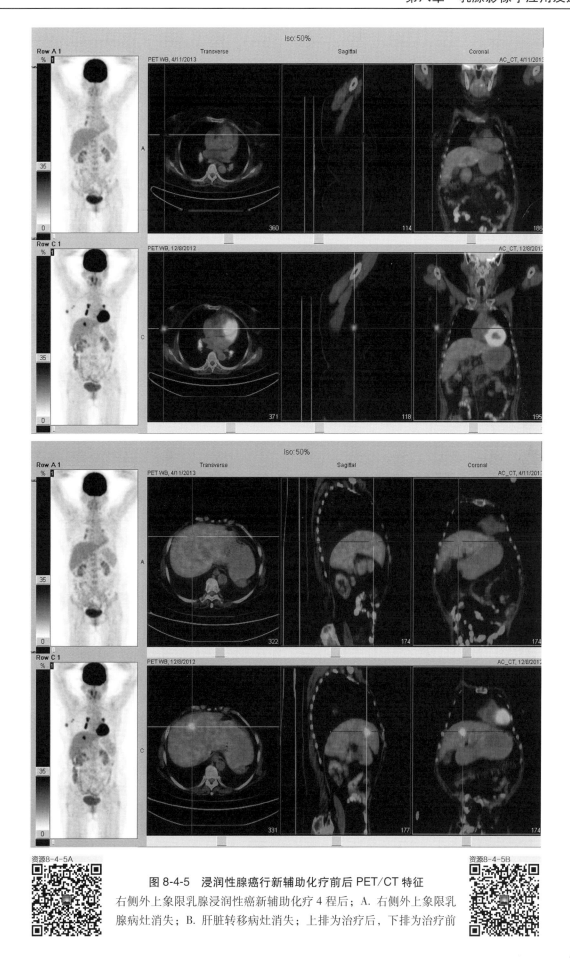

图 8-4-5 浸润性腺癌行新辅助化疗前后 PET/CT 特征

右侧外上象限乳腺浸润性癌新辅助化疗 4 程后；A. 右侧外上象限乳腺病灶消失；B. 肝脏转移病灶消失；上排为治疗后，下排为治疗前

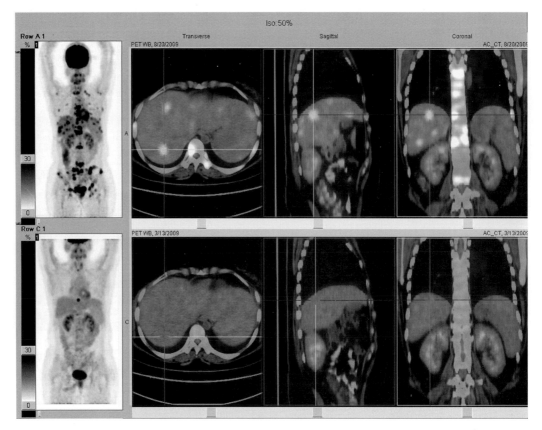

图 8-4-6　浸润性乳腺癌行新辅助化疗前后 PET/CT 特征
右侧乳腺浸润性导管癌术后并化疗后，治疗效果不佳，肝脏、骨骼出现多发转移

三、对乳腺癌术后复发和转移的探测

乳腺癌术后复发率高达 30%，乳腺癌最常见的远处转移为骨、肺及肝脏，早期探测乳腺癌复发及转移尤为重要。目前 B 超、X 线、CT 常被用于术后随访，这些传统影像检查是通过病灶的形态学改变来判断复发及转移，敏感性较低，早期病变易被漏诊。在鉴别复发与瘢痕组织的能力上也有限，而且只能提供局部诊断信息。研究证明，18F-FDG PET/CT 全身显像不仅能敏感诊断复发及转移灶，而且能提供全身诊断信息，因此有重要的临床价值，18F-FDG PET/CT 具有一次检查、全身显像的优势，能从代谢功能和形态结构方面全面准确地探测局部和全身情况，能更准确诊断乳腺癌复发及转移病灶，为指导临床制定精准的治疗方案提供重要信息。

四、雌激素受体显像剂

F-氟雌二醇（F-FES）是特异性的雌激素受体示踪剂，PET/CT 显像能将体内雌激素亲和能力表达出来，监测乳腺癌组织中相关受体的分布和浓度，对乳腺癌进行诊断、分期和疗效观察。临床研究发现，病灶内 F-FES 摄取高，提示癌细胞表面雌激素受体亲和力高，表示乳腺癌的浸润性行为较低，且对内分泌治疗较为敏感，适合采用内分泌治疗；而阴性者多数不适合内分泌治疗。从而为乳腺癌病人精准治疗提供有力的评价方法。

五、结语

PET/CT 的优势在于将病灶的代谢特点与解剖结构进行融合，使其在乳腺癌诊断、淋巴结转移、术后复发转移、疗效检测及指导治疗等方面已广泛应用于临床。目前各种影像检查手段是呈互补关系，多种影像学方法融合已成为准确诊断和精准治疗的重要保证。这不仅能够使病人真正受益，还具有重要的临床和社会卫生经济学意义。

（韩丽君）

第五节　乳腺超声、X 线、MRI 融合影像小结

在乳腺癌诊治中，超声、X 钼靶和 MRI 融合影像正发挥着越来越重要的作用。乳腺超声、钼靶及 MRI 检查是乳腺癌早期诊断最主要的影像方法。多种影像融合诊断近年来受到国内外乳腺专家的广泛重视，应用国内外认可的先进影像技术及诊断方法对病人进行乳腺检查及综合分析诊断，并追踪手术病理。我们所做的是，致力于推进超声、放射、核医学领域在乳腺医学领域安全、有效地跨学科应用，这是在国内一次融合影像的有益尝试。

乳腺癌是女性最常见的恶性肿瘤，并已成为妇女死亡的最主要原因。乳腺癌的五年生存率：原位癌为 100%，Ⅰ期为 84%~100%，Ⅱ期为 76%~87%，Ⅲ期为 38%~77%。目前对乳腺癌一级预防尚无良策，因此乳腺癌早诊早治、精准诊治，才能使病人得到及时治疗，明显改善预后。融合影像具有举足轻重的作用，能够共同提高乳腺影像诊断治疗水平。

乳腺影像学检查目的在于检出病变并对其进行诊断及鉴别诊断；对检出的乳腺癌进行准确分期；治疗后追踪、随诊；间接评估肿瘤生物学行为及其预后。

目前，超声和 X 线摄影是主要的乳腺影像学检查方法，两者结合是当前国际上广泛采用的检查方法并被认为是最佳的组合，MRI 因其具有的成像优势，也已成为超声及 X 线检查的重要补充方法。

1. 高频乳腺超声的应用范围

（1）确诊乳腺内占位肿块并正确分辨囊性肿块及实质肿块；

（2）鉴别乳腺肿瘤良恶性及肿瘤定位；

（3）无创确诊乳腺导管扩张；

（4）确诊腋窝及胸廓旁淋巴结肿大并提供肿大淋巴结的性质；

（5）无射线，适于普查，年轻人；小乳房；边缘肿瘤；可疑病变动态随访；

（6）受检查医师影响大，标准化困难。

2. 高频超声的特点及优点

（1）从断层解剖的角度上观察，声像图上无论乳腺内有较厚脂肪还是丰富腺体，病灶仍能清楚显示。

（2）位于肿块内的钙化易检出，可以与 X 线相媲美。

（3）彩色多普勒、弹性等新指标参数。

3. 高频超声的缺点

（1）因为高频超声的诊断是建立在断层解剖上的，它的整体性差。

（2）彩色多普勒反映的病灶血流供应丰富程度及脉冲多普勒测量的最大流速及阻力指数目前缺乏诊断的特异性。

（3）对于部分没有明确肿块的，而只有腺体或导管微小钙化表现的乳腺癌易漏诊。

4. 乳腺 X 线检查的应用价值和限度

X 线检查主要用于乳腺疾病的普查和乳腺癌的早期发现和早期诊断。乳腺导管造影主要适用于有乳头溢液的病人。乳腺 X 线摄影操作简单，价格相对便宜，诊断准确。若熟练掌握正确诊断技能，X 线摄影能够对乳腺癌作出早期诊断，是唯一被美国 FDA 认可的用于筛查乳腺癌的影像学方法，但对致密型乳腺敏感性低，而亚洲女性多数为致密型腺体。

乳腺病变的 X 线检出是依据病灶与正常乳腺之间密度差及病变形态学表现，乳腺病变和其他系统病变相同，也存在"同病异影，异病同影"的诊断难题。

由于乳腺影像特征的多变性，乳腺 X 线诊断仍有较高的假阳性，在美国依据 X 线普查而建议活检的妇女中只有 25% ~ 29% 为乳腺癌，低的阳性预期值是乳腺 X 线平片公认的另一局限性所在。尽管如此，全球而言，X 线摄影至今仍是诊断乳腺疾患最基本的影像学检查方法。

多家研究机构通过临床试验证实：通过超声检查，能将乳腺癌诊断阳性率从 7.6‰ 提升至 11.8‰；诊断准确率从 0.78 提升至 0.91。

5. 乳腺 MRI 检查的应用价值和限度

（1）致密型乳腺的病灶检出敏感度高（X 线摄影对致密型乳腺内的病变诊断较为困难，良性肿瘤或小的癌灶可能被掩盖，故误诊或漏诊率较高）；

（2）评价乳腺特殊部位的病灶；

（3）评价乳腺 X 线检查不能确诊的病变；

（4）对腋下淋巴结肿大病人能排查乳腺隐性乳腺癌；

（5）适用于乳腺癌术前分期。

MRI 的多参数成像、高软组织分辨率、动态增强使其不仅有极高的敏感度，特异性也优于其他影像方法。

MRI 对乳腺癌分期、对多灶和多中心性乳腺癌（发生率为 14% ~ 47%）、有胸壁浸润的乳癌和腋下及内乳淋巴结转移的乳癌均优于其他影像方法，对肿瘤的手术及放化疗方案的制订有重要意义。

一项 67 例致密型乳癌病人研究中，20 位多灶性或多中心病变，MRI 检查发现全部病变，检出率 100%；X 线发现 35%，超声发现 31% 的多发病变。

6. MRI 适用范围

（1）适用于乳腺术后或放疗后病人；

（2）适用于乳腺癌高危人群普查；

（3）适用于乳房成形术后病人；

（4）适用于对乳腺癌新辅助化疗后的评价。

7. 乳腺 MRI 检查的局限性

诊断时便开始系统的计划，包括如何开展新辅助治疗、手术、前哨淋巴结活检、腋窝淋巴结清扫及后续的辅助治疗等。

优化流程需要严格的技术支持，同样也需要大家在理念上的接受。影像医师既要参考指南，也要结合临床经验和实际，从而做出最适当的选择。任何一种诊断技术都有其严格的适应证和禁忌证，优化流程是希望大家能正确、合理地使用现有技术。正如有些学者所担心的，要注意警惕单一技术的过度使用，即多进行综合或融合影像尝试。此外，影像引导下微创活检，立体定位：有辐射；耗时长；费用高；所需设备多；可以在影像科进行。

超声引导活检：无辐射；耗时少；费用低；设备少；可以在影像科进行。

书写诊断报告应当结合乳腺 X 线检查和超声检查结果。MRI 诊断报告应当注重与 X 线和超声检查结果相参照，特别是对 MRI 阳性发现与触诊、X 线和超声检查的阳性发现者，在空间位置的对应关系是否一致，对非一致的病灶尤其需要强调，以引起临床医生的关注。

一项由 14 家科研单位参与的"十一五"科技课题，筛查了 5 万多例病人，其中约 1.3 万例为高风险人群。建组一年后诊断出 30 例乳腺癌病人，其中彩超诊断 29 例，X 线诊断 16 例。首诊选用高频超声还是 X 线，可以根据两者各自的优势来决定。对于首选方法诊断阴性的病人，都有必要选用另一种方法作为补充手段。MRI 观察乳癌范围较有优势（如浸润性小叶癌），乳腺 MRI 检查优于临床触诊和 X 线摄影。

同时，新影像技术日新月异，追踪国际/国内学科发展，积极开展 ABUS、乳腺断层等新影像技术，我们临床乳腺医学实践必须融合乳腺其他各种影像技术，结合分析各种表现的病理基础，同临床资料相结合，指导正确的诊疗。

综上所述，高分辨多参数超声、全数字 X 线、高场强多功能成像 MRI 给乳腺癌的诊治带来巨大的技术进步，前景广阔。我们所做的一切，只是个开始，融合影像对乳腺癌诊断、术前分期、疗效预后评估非常必要，仍在探索发展之中。

（张　海）

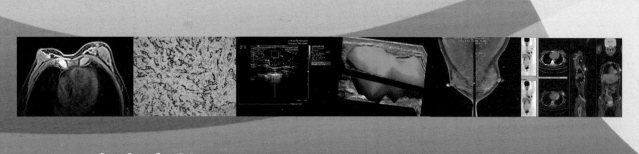

参考文献

［1］ Berg W A., Wang W T, Yang W T. Diagnostic imaging：breast. 2nd ed. Philadelphia：Lippincott Williams & Wilkins，2013.

［2］ Yang W T, Lane D L, Le-Petross H T, et al. Breast lymphoma：imaging findings of 32 tumors in 27 patients. Radiology，2007，245（3）：692-702.

［3］ William E, Creech, Priscilla F, et al. ACR BI-RADS atlas breast imaging reporting and data system. New York：Springer，2013.

［4］ 郭启勇，周纯武. 中华临床医学影像学——乳腺分册. 北京：北京大学医学出版社，2016.

［5］ 沈镇宙. 乳腺肿瘤学. 上海：上海科学技术出版社，2005.

［6］ 王骏，赵海涛，张益兰. 医学影像技术学. 北京：人民军医出版社，2011.

［7］ 于兹喜. 医学影像检查技术学. 2 版. 北京：人民卫生出版社，2010.

［8］ Liu H, Peng W. Morphological manifestation of nonpuerperal mastitis on magnetic resonance imaging. Journal of magnetic resonance imaging，2011，33（6）：1369-1374.

［9］ Gautier N, Lalonde L, Tran-ThanhD, et al. Chronic granulomatous mastitis：Imaging, pathology and management. European journal of radiology，2013，82（4）：e165-175.

［10］ Larsen LJH, Peyvandi B, Klipfel N, et al. Granulomatous lobular mastitis：imaging, diagnosis and treatment. AJR Am J Roentgenol，2009，193（2）：574-581.

［11］ 姜军. 现代乳腺外科学. 北京：人民卫生出版社，2014.

［12］ 程流泉，龙莉艳. 乳腺 MRI 手册. 北京：人民军医出版社，2013.

［13］ 王颀. 乳腺癌筛查与诊断技术手册. 广州：广东科技出版社，2009.

［14］ Boetes C, Mus R D, Holland R, et al. Breast tumors：comparative accuracy of MR imaging relative to mammography and US for demonstrating extent. Radiology，1995，197（3）：743-747.

［15］ Wen Y H, Weigelt B, Reis-Filho JS. Microglandular adenosis：a non-obligate precursor of triple-negative breast cancer? Histol Histopathol，2013，28（9）：1099-1108.

［16］ Shin S J, Simpson P T, Da Silva L, et al. Molecular evidence for progression of microglandular adenosis（MGA）to invasive carcinoma. Am J Surg Pathol，2009，33（4）：496-504.

［17］ Khalifeh I M, Albarracin C, Diaz L K, et al. Clinical, histopathologic, and immunohistochemical features of microglandular adenosis and transition into in situ and invasive carcinoma. Am J Surg Pathol，2008，32（4）：544-552.

［18］ 丁华野，张祥盛，步宏，等. 乳腺病理诊断和鉴别诊断. 北京：人民卫生出版社，2014.

［19］ 李二妮，周纯武，李静. 乳腺腺病的 X 线及超声表现. 放射学实践，2009，24（6）：625-628.

［20］ 李坤成，孙泽民. 乳腺影像诊断学. 北京：人民卫生出版社，2003.

[21] Trimboli R M, Carbonaro L A, Cartia F, et al. MRI of fat necrosis of the breast: the "black hole" sign at short tau inversion recovery. Eur J Radiol, 2012, 81 (4): e573-579.

[22] Taboada J L, Stephens T W, Krishnamurthy S, et al. The many faces of fat necrosis in the breast. AJR Am J Roentgenol, 2009, 192 (3): 815-825.

[23] Daly C P, Jaeger B, Sill D S. Variable appearances of fat necrosis on breast MRI. AJR Am J Roentgenol, 2008, 191 (5): 1374-1380.

[24] Gatta G, Pinto A, Romano S, et al. Clinical, mammographic and ultrasonographic features of blunt breast trauma. Eur J Radiol, 2006, 59 (3): 327-330.

[25] Tan P H, Lai L M, Carrington E V, et al. Fat necrosis of the breast--a review. Breast, 2006, 15 (3): 313-318.

[26] Chala L F, Barros N de, Moraes P de C, et al. Fat necrosis of the breast: mammographic, sonographic, computed tomography, and magnetic resonance imaging findings. Curr Probl Diagn Radiol, 2004, 33 (3): 106-126.

[27] Resetkova E, Khazai L, Albarracin C T, et al. Clinical and radiologic data and core needle biopsy findings should dictate management of cellular fibroepithelial tumors of the breast. Breast J, 2010, 16 (6): 573-580.

[28] Sanchez R, Ladino-Torres M F, Bernat J A, et al. Breast fibroadenomas in the pediatric population: common and uncommon sonographic findings. Pediatr Radiol, 2010, 40 (10): 1681-1689.

[29] Harvey J A, Nicholson B T, Lorusso A P, et al. Short-term follow-up of palpable breast lesions with benign imaging features: evaluation of 375 lesions in 320 women. AJR Am J Roentgenol, 2009, 193 (6): 1723-1730.

[30] Park Y M, Kim E K, Lee J H, et al. Palpable breast masses with probably benign morphology at sonography: can biopsy be deferred? Acta Radiol, 2008, 49 (10): 1104-1111.

[31] Schrading S, Kuhl C K. Mammographic, US and MR imaging phenotypes of familial breast cancer. Radiology, 2008, 246 (1): 58-70.

[32] Sohn Y M, Park S H. Comparison of sonographically guided core needle biopsy and excision in breast papillomas: clinical and sonographic features predictive of malignancy. J Ultrasound Med, 2013, 32 (2): 303-311.

[33] Lee K A, Zuley M L, Chivukula M, et al. Risk of malignancy when microscopic radial scars and microscopic papillomas are found at percutaneous biopsy. AJR Am J Roentgenol, 2012, 198 (2): W141-145.

[34] Zhu Y, Zhang S, Liu P, et al. Solitary intraductal papillomas of the breast: MRI features and differentiation from small invasive ductal carcinomas. AJR Am J Roentgenol, 2012, 199 (4): 936-942.

[35] Lewis J T, Hartmann L C, Vierkant R A, et al. An analysis of breast cancer risk in women with single, multiple, and atypical papilloma. Am J Surg Pathol, 2006, 30 (6): 665-672.

[36] Brennan S B, Corben A, Liberman L, et al. Papilloma diagnosed at MRI-guided vacuum-assisted breast biopsy: is surgical excision still warranted? AJR Am J Roentgenol, 2012, 199 (4): W512-519.

[37] Chang J M, Han W, Moon W K, et al. Papillary lesions initially diagnosed at ultrasound-guided vacuum-assisted breast biopsy: rate of malignancy based on subsequent surgical excision. Ann SurgOncol, 2011, 18 (9): 2506-2514.

[38] Langer S A, Horst K C, Ikeda D M, et al. Pathologic correlates of false positive breast magnetic resonance imaging findings: which lesions warrant biopsy? Am J Surg, 2005, 190 (4): 633-640.

[39] Woodhams R, Matsunaga K, Kan S, et al. ADC mapping of benign and malignant breast tumors. MagnReson Med Sci, 2005, 4 (1): 35-42.

[40] Liberman L, Morris E A, Dershaw D D, et al. Ductal enhancement on MR imaging of the breast. AJR Am J Roentgenol, 2003, 181 (2): 519-525.

[41] Kamal M, Evans A J, Denley H, et al. Fibroadenomatoid hyperplasia: a cause of suspicious microcalcification on

mammographic screening. AJR Am J Roentgenol, 1998, 171（5）：1331-1334.

［42］Tan P E, Looi L M. Fibroadenomatoid mastopathy：another distractive breast lesion? Malays J Pathol, 1991, 13（2）：101-104.

［43］Nielsen B B. Fibroadenomatoid hyperplasia of the male breast. Am J Surg Pathol, 1990, 14（8）：774-777.

［44］Chen Y, Bekhash A, Kovatich A J, et al. Positive association of fibroadenomatoid change with HER2-negative invasive breast cancer：aco-occurrence study. PLoS One, 2015, 10（6）：e0129500.

［45］鲍润贤. 中华影像医学：乳腺卷. 2 版. 北京：人民卫生出版社，2010.

［46］Harris JR. 王永胜，吴炅，于金明，等译. 乳腺病学. 4 版. 济南：山东科学技术出版社，2012.

［47］Berg W A, Birdwell R L, Gombos E, et al. Diagnostic imaging：breast. Salt Lake City：Amirsys Inc，2006.

［48］顾雅佳，周康荣，陈彤箴，等. 乳腺癌的 X 线表现及病理基础. 中华放射学杂志，2003, 37（5）：439-444.

［49］任国胜，厉红元，Brettes J Ph，等. 乳腺小叶原位癌：当前的概念和争论（附 145 例分析报告）. 内分泌外科，2006, 5（4）：9-12.

［50］关印，徐兵河. 三阴性乳腺癌的临床病理特征及预后分析. 中华肿瘤杂志，2008, 30（3）：196-199.

［51］顾军，于泽平，李宁. 三阴性乳腺癌的研究进展. 医学研究生学报，2010, 23（1）：105-109.

［52］张爱红，张建刚，王红，等. 三阴性乳腺癌与非三阴性乳腺癌超声、MRI 影像学对比分析. 新疆医学，2012, 42（8）：75-79.

［53］黄绮国，倪仰鹏，陈蔓，等. 炎症性乳癌 16 例临床病理分析. 当代医学，2011, 17（8）：64-65.

［54］李勋，陈世孝，张瑾. 炎性乳腺癌的诊断及治疗. 川北医学院学报，2001, 16（2）：31-31.

［55］秦贤举，吴军. 炎性乳腺癌（综述）. 国际外科学杂志，1994（3）：147-149.

［56］徐向红，张晓，王海彦. 炎性乳腺癌的临床及影像学特征. 临床放射学杂志，2009, 28（12）：1615-1617.

［57］Maluf H M, Koerner F C. Solid papillary carcinoma of the breast. A form of intraductal carcinoma with endocrine differentiation frequently associated with mucinous carcinoma. American Journal of Surgical Pathology, 1995, 19（11）：1237-1244.

［58］Tavassoli F A, Devilee P. World health organization classification of tumors：Pathology and genetics, tumors of the breast and female genital organs. Lyon：IARC Press. 2003.

［59］Lakhani S R, Ellis I O, Schnitt S J, et al. World health organization classification of tumors of the breast. Lyon：IARC Press，2012.

［60］尤超，顾雅佳，彭卫军，等. 乳腺实性乳头状癌的影像表现及病理特征. 中华放射学杂志，2014, 48（3）：193-196.

［61］Saremian J, Rosa M. Solid papillary carcinoma of the breast：a pathologically and clinically distinct breast tumor. Arch Pathol Lab Med, 2012, 136（10）：1308-1311.

［62］Rakha E A, Gandhi N, Climent F, et al. Encapsulated papillary carcinoma of the breast：an invasive tumor with excellent prognosis. Am J Surg Pathol, 2011, 35（8）：1093-1103.

［63］龚西瑜，丁华野. 乳腺病理学. 北京：人民卫生出版社，2009.

［64］Inoue S, Kunitomo K, Okamoto H, et al. A case of male noninvasive intracystic papillary carcinoma forming a tumor in the nipple duct. Breast Cancer, 2003, 10（1）：85-88.

［65］林敏，何以牧，林礼务，等. 导管内乳头状癌与外周型导管内乳头状瘤的超声鉴别诊断. 中国超声医学杂志，2013, 29（11）：979-982.

［66］Collins L C, Carlo V P, Hwang H, et al. Intracystic papillary carcinoma of the breast：a reevaluation using a panel of myoepithelial cell markers. Am J Surg Pathol, 2006, 30（8）：1002-1007.

［67］ Hill C B, Yeh I T. Myoepithelial cell staining patterns of papillary breast lesions: from intraductal papillomas to invasive papillary carcinomas. Am J Clin Pathol, 2005, 123（1）: 36-44.

［68］ Berg W A., Wang W T, Yang W T. Diagnostic imaging: breast. 2nd ed. Salt Lake City: Lippincott Williams & Wilkins, 2013.

［69］ Yang W T, Lane D L, Le-Petross H T, et al. Breast lymphoma: imaging findings of 32 tumors in 27 patients. Radiology, 2007, 245（3）: 692-702.

［70］ 刘佩芳. 乳腺影像诊断必读. 北京: 人民军医出版社, 2007.

［71］ Park Y M, Park J S, Jung H S, et al. Imaging features of benign adenomyoepithelioma of the breast. J Clin Ultrasound, 2013, 41（4）: 218-223.

［72］ Adejolu M, Wu Y, Santiago L, et al. Adenomyoepithelial tumors of the breast: imaging findings with histopathologic correlation. AJR Am J Roentgenol, 2011, 197（1）: W184-190.

［73］ Choi B B, Shu K S. Metaplastic carcinoma of the breast: multimodality imaging and histopathologic assessment. Acta Radiol, 2012, 53（1）: 5-11.

［74］ Lee H, Jung S Y, Ro J Y, et al. Metaplastic breast cancer: clinicopathological features and its prognosis. J Clin Pathol, 2012, 65（5）: 441-446.

［75］ Simpson P T, Reis- Filho J S, Lakhani S R. Breast pathology: beyond morphology. Semin Diagn Pathol, 2010, 27（1）: 91-96.

［76］ Perou C M, Sorlie T, Eisen M B, et al. Molecular portraits of human breast tumours. Nature, 2000, 406（6797）: 747-752.

［77］ Hu Z, Fan C, Oh D S, et al. The molecular portraits of breast tumors are conserved across microarray platforms. BMC Genomics, 2006, 7: 96.

［78］ Blows F M, Driver K E, Schmidt M K, et al. Subtyping of breast cancer by immunohistochemistry to investigate a relationship between subtype and short and long term survival: a collaborative analysis of data for 10, 159 cases from 12 studies. PLoSMed, 2010, 7（5）: e1000279.

［79］ Goldhirsch A, Wood W C, Coates A S, et al. Strategies for subtypes—dealing with the diversity of breast cancer: highlights of the St. Gallen international expert consensus on the primary therapy of early breast cancer 2011. Ann Oncol, 2011, 22（8）: 1736-1747.

［80］ Geyer F C, Rodrigues D N, Weigelt B, et al. Molecular classification of estrogen receptor- positive/luminal breast cancers. AdvAnat Pathol, 2012, 19（1）: 39-53.

［81］ Coates A S, Winer E, Goldhirsch A, et al. Tailoring therapies-improving the management of early breast cancer: St Gallen international expert consensus on the primary therapy of early breast cancer 2015. Annals of oncology official journal of the European society for medical oncology, 2015, 26（8）: 1533-1546.

［82］ 江泽飞, 许凤锐. 乳腺癌分子分型对治疗的影响. 中华普外科手术学杂志（电子版）, 2015（6）: 12-15.

［83］ 张晓晓, 周建桥, 朱樱, 等. 乳腺癌超声征象与分子亚型相关性的研究. 诊断学理论与实践, 2011, 10（2）: 153-157.

［84］ 黄旋. 不同分子分型浸润性乳腺癌彩色多普勒超声图像特征对比研究. 福建医科大学, 2014.

［85］ 陈慧琪, 郭顺华, 过新民. 乳腺癌超声征象与分子分型相关性分析. 中国超声医学杂志, 2015, 31（6）: 498-500.

［86］ Jiang L, Ma T, Moran M S, et al. Mammographic features are associated with clinicopathological characteristics in invasive breast cancer. Anticancer Res, 2011, 31（6）: 2327-2334.

[87] 王宁, 刘金彪, 王新征. 乳腺癌钙化类型与分子亚型间关系的临床研究. 中国实用医药, 2014, (16): 13-15.

[88] 李骥, 闫金银, 李丹丹, 等. 乳腺癌 MRI 表现与其分子分型的相关分析. 山东医药, 2015, 55 (9): 50-51.

[89] Lee S H, Cho N, Kim S J, et al. Correlation between high resolution dynamic MR features and prognostic factors in breast cancer. Korean J Radiol, 2008, 9 (1): 10-18.

[90] Jeh S K, Kim S H, Kim H S, et al. Correlation of the apparent diffusion coefficient value and dynamic magnetic resonance imaging findings with prognostic factors in invasive ductal carcinoma. J MagnReson Imaging, 2011, 33 (1): 102-109.

[91] 韩晓蓉, 连臻强, 杨剑敏, 等. 超声、X线及 MRI 对不同分子亚型乳腺癌的诊断价值. 中国妇幼保健, 2014, 29 (3): 457-460.

[92] Wang X, Chao L, Chen L, et al. Correlation of mammographic calcifications with Her-2/neu overexpression in primary breast carcinomas. Journal of digital imaging, 2008, 21 (2): 170-176.

[93] 水若鸿, 杨文涛, 龚西騟, 等. 腔面型乳腺癌的临床病理特征和研究进展. 临床与实验病理学杂志, 2013, 29 (3): 235-239.

[94] 王新昭, 左文述, 刘琪, 等. 2013 年 St Gallen 乳腺癌会议国际专家共识荟萃. 中华肿瘤防治杂志, 2013, 20 (23): 1859-1864.

[95] 李澄, 胡春洪, 孙红光. 比较影像学. 南京: 江苏科学技术出版社, 2011: 285-286.

[96] Strauss B. Best hope or last hope: access to phase Ⅲ clinical trials of HER-2/neu for advanced stage breast cancer patients. J Adv Nurs, 2000, 31 (2): 259-266.

[97] Kaplan S S, Racenstein M J, Wong W S, et al. US-guided core biopsy of the breast with a coaxial system. Radiology, 1995, 194 (2): 573-575.

[98] Burbank F, Forcier N. Tissue marking clip for stereotactic breast biopsy: initial placement accuracy, long-term stability, and usefulness as a guide for wire localization. Radiology, 1997, 205 (2): 407-415.

[99] Phillips S W, Gabriel H, Comstock C E, et al. Sonographically guided metallic clip placement after core needle biopsy of the breast. AJR Am J Roentgenol, 2000, 175 (5): 1353-1355.

[100] Thomassin-Naggara I, Lalonde L, David J, et al. A plea for the biopsy marker: how, why and why not clipping after breast biopsy? Breast Cancer Res Treat, 2012, 132 (3): 881-893.

[101] 尹成方, 赵慧娟, 高维仁. X线三维立体定位术诊断临床检查阴性乳腺病变. 中国医学影像技术, 2010, 26 (8): 1492-1494.

[102] 任贺, 吴景艳, 梁另双, 等. 超声引导金属针定位触诊阴性乳腺病变的价值研究. 人民军医, 2013, 56 (1): 77-78.

[103] 张琴. 超声对乳腺癌前哨淋巴结的定位检测进展. 中华超声影像学杂志, 2010, 19 (1): 80-81.

[104] Uematsu T. Commercially available titanium clip placement following a sonographically guided core needle biopsy of the breast. Breast J, 2007, 13 (6): 624-626.

[105] Vázquez F C, Giménez C J, Fliquete P M V, et al. Locating the sentinel node in breast cancer by gamma probe and staining agent. Preliminary study. Rev Esp Med Nucl, 2000, 19 (3): 207-210.

[106] Erpelding T N, Kim C, Pramanik M, et al. Sentinel lymph nodes in the rat: noninvasive photoacoustic and US imaging with a clinical US system. Radiology, 2010, 256 (1): 102-110.

[107] Yang W T, Goldberg B B. Microbubble contrast-enhanced ultrasound for sentinel lymph node detection: ready for prime time? AJR Am J Roentgenol, 2011, 196 (2): 249-250.

[108] Yu Y, Liu J B, Yin L X. Application progress of lymphography in oncology. Front Med China, 2009, 3 (1):

13-19.

［109］ 夏黎明，朱文珍. 功能性磁共振诊断. 北京：人民卫生出版社，2011.

［110］ 钟美花，吕敦召，杨志宏. 自制探针对乳腺导管造影作用的探讨. 影像诊断与介入放射学，2009，18（1）：
20-21.

［111］ Ahmed M，Douek M. Radioactive seed localization（RSL）in the treatment of non-palpable breast cancers：
systematic review and meta-analysis. Breast，2013，22（4）：383-388.

［112］ Luini A，Zurrida S，Galimberti V，et al. Radioguided surgery of occult breast lesions. Eur J Cancer，1998，34
（1）：204-205.

［113］ Barentsz M W，Van den Bosch M A，Veldhuis W B，et al. Radioactive seed localization for non-palpable breast canc-
er. Br J Surg，2013，100（5）：582-588.

［114］ Hughes J H，Mason M C，Gray R J，et al. A multi-site validation trial of radioactive seed localization as an alternative
to wire localization. Breast J，2008，14（2）：153-157.

［115］ Eby P R，Calhoun K E，Kurland B F，et al. Preoperative and intraoperative sonographic visibility of collagen-based
breast biopsy marker clips. Acad Radiol，2010，17（3）：340-347.

［116］ Trop I，David J，El Khoury M，et al. Microcalcifications around a collagen-based breast biopsy marker：complication
of biopsy with a percutaneous marking system. AJR Am J Roentgenol，2011，197（2）：W353-W357.

［117］ Arentz C，Baxter K，Boneti C，et al. Ten-year experience with hematoma-directed ultrasound-guided（HUG）breast
lumpectomy. Ann Surg Oncol，2010，17（Suppl 3）：378-383.

［118］ Thompson M，Henry T R，Margulies A，et al. Hematoma-directed ultrasound-guided（HUG）breast lumpectomy.
Ann Surg Oncol，2007，14（1）：148-156.

［119］ Talpade D A，Pathak C. Biopsy marker with in situ-generated imaging properties：US，20100010341. 2010-01-14.

［120］ Rosen E L，Baker J A，Soo M S. Accuracy of a collagen-plug biopsy site marking device deployed after stereotactic
core needle breast biopsy. AJR Am J Roentgenol，2003，181（5）：1295-1299.

［121］ Sung J S，King V，Thornton C M，et al. Safety and efficacy of radioactive seed localization with I-125 prior to
lumpectomy and/or excisional biopsy. Eur J Radiol，2013，82（9）：1453-1457.

［122］ Klein R L，Mook J A，Euhus D M，et al. Evaluation of a hydrogel based breast biopsy marker（Hydro MARK®）as
an alternative to wire and radioactive seed localization for non-palpable breast lesions. J Surg Oncol，2012，105（6）：
591-594.

［123］ 李萌，张海，马捷. 乳腺影像学靶标的应用及研究进展. 中国介入影像与治疗学，2014，11（12）：827-830.

［124］ Fan L，Strasser W K，Li JJ，et al. Breast cancer in China. Lancet Oncology，2014，15（7）：279-289.

［125］ 宋健宁. 浅议超声弹性成像. 世界医疗器械，2010，16（11）：1-5.

［126］ Yamakawa M，Nitta N，Shiina T，et al. High-speed Freehand Tissue Elasticity Imaging for Breast Diagnosis.
Japanese Journal of Applied Physics，2003，42（Part 1，No. 5B）：3265-3270.

［127］ Krouskop T A，Wheeler T M，Kallel F，et al. Elastic moduli of breast and prostate tissues under compression. Ultra-
son Imaging，1998，20（4）：260-274.

［128］ Itoh A，Ueno E，Tohno E，et al. Breast disease：clinical application of US elastography for diagnosis. Radiology，
2006，239（2）：341-350.

［129］ 罗葆明，欧冰，智慧，等. 改良超声弹性成像评分标准在乳腺肿块鉴别诊断中的价值. 现代临床医学生物工
程学杂志，2006，12（5）：396-398.

［130］ 罗葆明，欧冰，冯霞，等. 乳腺疾病实时组织弹性成像与病理对照的初步探讨. 中国超声医学杂志，2005，

21（9）：662-664.

［131］李俊来，黄炎，万文博，等．实时剪切波弹性成像技术在乳腺疾病中的定量研究．中华医学会超声医学新进展研讨会论文集，2010：379-380.

［132］黄炎，李俊来，王知力，等．实时剪切波弹性成像定量评价乳腺良恶性病变．中国医学影像技术，2011，27（3）：561-564.

［133］Bamber J，Cosgrove D，Dietrich C F，et al. EFSUMB guidelines and recommendations on the clinical use of ultrasound elastography. Part 1：Basic principles and technology. Ultraschall in Der Medizin，2013，34（2）：169-184.

［134］Barr R G，Nakashima K，Amy D，et al. WFUMB guidelines and recommendations for clinical use of ultrasound elastography：Part 2：Breast. Ultrasound in Medicine & Biology，2015，41（5）：1148-1160.

［135］周建桥．尚不成熟的乳腺超声弹性成像：兼论世超联乳腺弹性指南的瑕疵．［2016-5-29］．https：//www. vzan. com/t/d-4092785.

［136］张建兴．乳腺超声诊断学．北京：人民卫生出版社，2012.

［137］蔡丽珊，张建兴，宋光辉，等．超声造影在乳腺癌早期诊断中的临床应用研究．第十三届全国中医及中西医结合乳腺病学术年会论文集，2013.

［138］罗葆明，欧冰，文艳玲，等．超声造影时间强度曲线分析在乳腺良恶性肿瘤鉴别诊断中的应用．中国超声医学工程学会第九届全国超声医学学术会议论文汇编，2006.

［139］董晓秋，王思明，胡成乙，等．超声造影在典型及非典型乳腺癌诊断中的价值．中华超声影像学杂志，2010，19（10）：874-877.

［140］刘赫，姜玉新，刘吉斌，等．超声造影增强形式对乳腺病变的诊断价值．中华超声影像学杂志，2009，18（5）：414-417.

［141］滕飞，吴长君．超声造影的不同增强模式对乳腺良、恶性结节的鉴别诊断．中国超声医学工程学会第四届全国浅表器官及外周血管超声医学学术会议论文汇编，2013.

［142］王小燕，康利克，蓝春勇，等．乳腺恶性肿块超声造影特征表现及诊断．中国超声医学工程学会第十一届全国超声医学学术大会论文集，2012.

［143］安绍宇，刘健，高砚春，等．超声造影定性与定量分析鉴别乳腺肿块的对比研究．中华超声影像学杂志，2012，21（6）：492-495.

［144］罗长锐，李泉水，李振洲，等．超声造影灌注模式及定量分析在乳腺良恶性肿块鉴别诊断中的应用价值．中国超声医学工程学会第十一届全国超声医学学术大会论文集，2012.

［145］Huang S F，Chang R F，Moon W K，et al. Analysis of tumor vascularity using three-dimensional power Doppler ultrasound images. IEEE Transactions on Medical Imaging，2008，27（3）：320-330.

［146］Detmer P R，Bashein G，Hodges T，et al. 3D ultrasonic image feature localization based on magnetic scanhead tracking：in vitro calibration and validation. Ultrasound in Medicine & Biology，1994，20（9）：923-936.

［147］Saegusa-Beecroft E，Machi J，Mamou J，et al. Three-dimensional quantitative ultrasound for detecting lymph node metastases. Journal of Surgical Research，2013，183（1）：258-269.

［148］白志勇，张武，苗立英，等．三维超声重建冠状断面检查诊断乳腺良恶性肿物的探讨．中国医学影像技术，2002，18（4）：355-357.

［149］Hsiao Y H，Huang Y L，Kuo S J，et al. Characterization of benign and malignant solid breast masses in harmonic 3D power Doppler imaging. European Journal of Radiology，2009，71（1）：89-95.

［150］Fenster A，Surry K J，Mills G R，et al. 3D ultrasound guided breast biopsy system. Ultrasonics，2004，42（1-9）：769-774.

［151］张冰. 三维超声在乳腺癌诊疗中的应用进展. 医学综述，2013，19（24）：4519-4521.

［152］周南，张海. 三维彩色血管能量成像鉴别乳腺肿瘤良恶性的应用价值. 中华超声影像医学杂志，2012：8：698-700.

［153］周南，张海. 三维超声在乳腺癌诊疗中的应用进展. 中华超声影像医学杂志，2010，19（12）：1085-1086.

［154］周南，张海，陈立新，等. 三维超声 VOCAL 参数与乳腺癌 HER2 表达的相关性. 中国超声医学杂志，2014，30（6）：496-499.

［155］谢波. 准静态三维超声弹性成像方法研究. 华南理工大学，2013.

［156］冉慕光，刘林，邓树芳，等. 乳腺三维立体定位穿刺技术在乳腺可疑病灶中的应用. 现代中西医结合杂志，2009，18（2）：161-162.

［157］周瑜，刘佳，岳庆雄. 超声微钙化点增强成像对乳腺肿瘤内微钙化的检出及价值. 中国超声医学工程学会第三次全国浅表器官及外周血管超声医学学术会议（高峰论坛）论文汇编，2011.

［158］赵敏，张步林，何冰玲，等. 超声"萤火虫"成像技术在乳腺肿块微钙化检出中的价值及临床意义. 中国超声医学杂志，2015，31（8）：690-693.

［159］冯彦红，钱林学，胡向东，等. 超声"萤火虫"成像技术在乳腺肿物微钙化探查中的应用. 临床超声医学杂志，2011，13（11）：737-740.

［160］Machado P，Eisenbrey J R，Cavanaugh B，et al. New image processing technique for evaluating breast microcalcifications：a comparative study. Journal of Ultrasound in Medicine，2012，31（6）：885-893.

［161］Machado P，Eisenbrey J R，Cavanaugh B C，et al. Evaluating microcalcifications on surgical breast specimens using a new US image processing technique. Radiological Society of North America 2011 Scientific Assembly and Meeting. 2011.

［162］Shankar P. A statistical model for the ultrasonic backscattered echo from tissue containing microcalcifications. IEEE Transactions on Ultrasonics Ferroelectrics & Frequency Control，2013，60（5）：932-942.

［163］Greenwood H I，Heller S L，Kim S，et al. Ductal carcinoma in situ of the breasts：review of MR imaging features. Radiographics，2013，33（6）：1569-1588.

［164］Ei K R H，Jacobs M A，Mezban S D，et al. Diffusion-weighted imaging improves the diagnostic accuracy of conventional 3. 0-T breast MR imaging. Radiology，2010，256（1）：64-73.

［165］Peters N H，Borel R I H，Zuithoff N P，et al. Meta-analysis of MR imaging in the diagnosis of breast lesions. Radiology，2008，246（1）：116-124.

［166］Schnall M D，Blume J，Bluemke D A，et al. Diagnostic architectural and dynamic features at breast MR imaging：multicenter study. Radiology，2006，238（1）：42-53.

［167］Rahbar H，Partridge S C，Demartini W B，et al. In vivo assessment of ductal carcinoma in situ grade：A model incorporating dynamic contrast-enhanced and diffusion-weighted breast MR imaging parameters. Radiology，2012，263（2）：374-382.

［168］D'Orsi C J，Sickles E A，Mendelson E B，et al. （2013）ACR BI-RADS® atlas，breast imaging reporting and data system. Reston，VA，American College of Radiology. http：//www. acr. org/Quality-Safety/Resources/BIRADS/About-BIRADS/How-to-Cite-BIRADS. Zugegriffen：18. Mai 2014.

［169］Spear S L，Willey S C，Robb G L，et al. Surgery of the breast：principles and art-two-volume set. Philadelphia：Lippincott Williams & Wilkins，2011.

［170］Harris J R，Lippman M E，Osborne C K，et al. Diseases of the breast. Philadelphia：Lippincott Williams & Wilkins，2012.

［171］Gazhonova V. 3D automated breast volume sonography：A practical guide. Switzerland：Springer，2016.

［172］Dixon A. Diagnostic breast imaging：mammography，sonography，magnetic resonance imaging，and interventional procedures. 3rd ed. Ultrasound，2014，22（3）：182-183.

［173］Stavros A T. Breast ultrasound. Philadelphia：Lippincott Williams & Wilkins，2004.

［174］Berg W A，Birdwell R L，Gombos E，et al. Diagnostic imaging：breast. Salt Lake City：Amirsys Inc，2006.

［175］（瑞典）拉斯洛·塔巴，（芬）彼得·迪安. 杜红文主译. 乳腺X线摄影教学图谱. 4版. 郑州：河南科学技术出版社，2015.

［176］薛卫成. 介绍乳腺癌TNM分期系统（第7版）. 诊断病理学杂志，2010，17（4）：241-244.

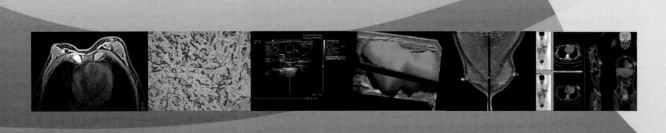

中英文名词对照索引

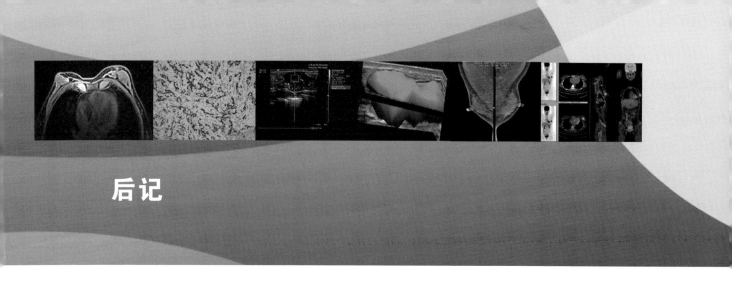

后记

　　三十多年前的我，大学毕业进入基层医院超声科工作。回想当时，科室里使用的还是 A 超，医院领导就告诉我：干超声吧！基层很需要，医院将来购买 B 超，会送你去省城的医院学习。我想，B 超在省城的医院也是刚刚进口，何时能够普及到基层医院啊，从事超声诊断这门技术，能有发展吗？心里充斥着不乐意⋯⋯以后的学习和工作也历经艰难。

　　二十五年前的我，习书卷、睡板凳、起五更，苦心人、天不负、事竟成，终于如愿以偿，考上了同济医科大学的研究生，争取到二次德、美出国学习的机会。虽年少不经事，却得到了同济老师们的循循善诱和寒窗同学们的思想启迪，经历了我人生最值得留念的研修学习时光。

　　二十一世纪的我，已在深圳经济特区的医院从事临床超声诊断工作 20 余年。我所在的超声科，拥有 100 多位职工，80 余台各种品牌的超声医学设备。在这个科学技术日新月异，知识爆炸、"互联网+"的变革时代，我们思索：比较、综合影像不断发展，能为乳腺影像学科发展做点什么。导师与前辈的教诲，学长的鼓励，同道的鞭策，增强了我将积累了 5 年多的病例资料整理成册的勇气。于是，我诚邀南方诸多仁人志士，结合学科的国际最新发展，推出了这本《乳腺融合影像学》专著。

　　现代传媒技术的发展，使得云盘与网上的图片能够承载海量知识，彩色图片二维码能够在短时间内传递大量的信息。数字影像技术是推动临床医学进步的高科技，多种影像融合与技术互补是实现乳腺癌早期诊断、早期治疗策略的最佳路径。《乳腺融合影像学》一书对乳腺癌超声、钼靶、磁共振、光声成像下的影像表征及病理改变等，进行了条理式提炼与归纳，希望对从事乳腺疾病诊治的医学工作者和受乳腺疾病威胁的病人有所裨益。

张　海